வளம் தரும் நெல்லி

கே.எஸ். சண்முகம்
வேளாண் வல்லுநர்

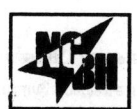

நியூ செஞ்சுரி புக் ஹவுஸ் (பி) லிட்.,
41-பி, சிட்கோ இண்டஸ்டிரியல் எஸ்டேட்,
அம்பத்தூர், சென்னை - 600 050.
☎: 044 - 26251968, 26258410, 48601884

Language: Tamil
Valam Tharum Nelli
Author: **K.S. Shanmugam**
First Edition: December, 2022
Copyright: Publisher
No. of Pages: 206
Publisher:
New Century Book House Pvt. Ltd.,
41-B, SIDCO Industrial Estate,
Ambattur, Chennai - 600 050.
Tamilnadu State, India.
Email: info@ncbh.in
Online: www.ncbhpublisher.in

ISBN. 978-81-2344-389-8
Code No. A4743
₹ 260/-

Branches

Ambattur (H.O.) 044 - 26359906 Spenzer Plaza (Chennai) 044-28490027
Trichy 0431-2700885 Pudukkottai 04322- 227773 Thanjavur 04362-231371
Tirunelveli 0462-4210990, 2323990 Madurai 0452-2344106, 4374106
Dindigul 0451-2432172 Coimbatore 0422-2380554 Erode 0424-2256667
Salem 0427-2450817 Hosur 04344-245726 Krishnagiri 04343-234387
Ooty 0423-2441743 Vellore 0416-2234495 Villupuram 04146-227800
Pondicherry 0413-2280101 Nagercoil 04652-234990

வளம் தரும் நெல்லி
ஆசிரியர்: கே.எஸ்.சண்முகம்
முதல் பதிப்பு: டிசம்பர், 2022

அச்சிட்டோர்: **பாவை பிரிண்டர்ஸ் (பி) லிட்.,**
16 (142), ஜானி ஜான் கான் சாலை, இராயப்பேட்டை, சென்னை - 14
☎: 044-28482441

All rights reserved. No part of this book may be reprinted or reproduced or utilised in any form or by any electronic, mechanical, or other means, now known or hereafter invented, including photocopying and recording, or in any information storage or retrieval system, without permission in writing from the publishers.

முன்னுரை

நெல்லி மரம் இந்தியாவின் சொந்த மரம். அதனால்தான் அதற்கு இண்டியன் கூஸ்பெர்ரி (Indian Gooseberry - இந்தியப் பழமரம்) என்ற ஆங்கிலப் பெயர் சூட்டப்பட்டுள்ளது. நெல்லியின் தாயகம் இந்தியா. இமயம் முதல் குமரி வரை எல்லா இடங்களிலும் நெல்லி மரங்கள் உள்ளன.

இந்தியாவிலுள்ள இலையுதிர் காடுகளில் ஏராளமான நெல்லி மரங்கள் தன்னிச்சையாக வளர்ந்து, காட்டு மரங்களாகக் காணப்படுகின்றன. இந்தக் காட்டு நெல்லி மரங்களிலிருந்து காய்கள் பறிக்கப்பட்டு பயன்படுத்தப்படுகின்றன. காட்டு மரமான நெல்லி மரம் இப்போது நல்லதொரு தோட்ட மரமாக நாடெங்கிலும் பயிரிடப்படுகிறது. இதற்கு ஏதுவாகப் பல புதிய நெல்லி ரகங்கள் உருவாக்கப்பட்டுள்ளன. இவைகள் பெரிய நெல்லிக் காய்களை நிறையக் காய்க்கின்றன. இந்தப் புதிய நெல்லி ரகங்கள் இந்திய நெல்லி விவசாயத்தில் **'தங்கப்புரட்சி'** செய்து வருகின்றன.

நெல்லி, வறட்சியைத் தாங்கி வளரக்கூடியது. குறைந்த நீர்த் தேவை கொண்டது. வளங்குறைந்த வறண்ட நிலங்களில் பயிரிடுவதற்கு ஏற்றது. இதை மானாவாரிப் பயிராகவும், பாசனப் பயிராகவும் பயிரிடலாம். நெல்லி சாகுபடி சிரமம் குறைந்தது. செலவு குறைந்தது. நெல்லி சாகுபடிக்கு அரசு மானியம் அளிக்கப்படுகிறது. இது சிறுகுறு விவசாயிகளுக்கு சாலச் சிறந்தது. முதல் மூன்று ஆண்டுகள் நெல்லிப் பயிரை முறையாகப் பராமரித்துவிட்டால் போதும். அதற்குப் பிறகு அது தானாகவே தன்னைப் பராமரித்துக் கொள்ளும். மூன்றாம் ஆண்டு முடிவில் காய்ப்புக்கு வந்துவிடும். ஐம்பது ஆண்டுகள் வரை காய்த்துக் கொண்டிருக்கும். நெல்லி நல்லதொரு பணப்பயிர்.

நெல்லிக் காயில் ஊட்டச்சத்துப் பண்புகளும், உடல் நலப் பண்புகளும் ஒருங்கே நிறைந்துள்ளன. அதன் காரணமாக நெல்லிக் காய் மக்களிடையே நல்ல வரவேற்பைப் பெற்றுவருகிறது. நெல்லிக் காய்களுக்கு நல்ல சந்தை வாய்ப்பு உள்ளது. நல்ல விலை கிடைத்து வருகிறது. இன்று நெல்லி நல்லதொரு இலாபகரமான பணப்பயிராக நாடெங்கும் பயிரிடப்பட்டுவருகிறது. ஆண்டுதோறும் நெல்லி சாகுபடி பரப்பு அதிகரித்துவருகிறது. பழப்பயிர் சாகுபடியில் நெல்லி **தங்கப்புரட்சி** செய்துவருகிறது. நெல்லி, 21 ஆம் ஆண்டின் **'சீர்மிகு பழப்பயிர்'** என்று போற்றப்படுகிறது.

உலகளவில் இந்தியாவில்தான் நெல்லி அதிகப் பரப்பளவில் பயிரிடப்படுகிறது. நெல்லிக் காய்களின் உற்பத்தியும் அதிகமாக உள்ளது. நெல்லி சாகுபடிக்கான புதிய நெல்லி ரகங்களும், நவீன சாகுபடி முறைகளும் இந்தியாவில் உருவாக்கப்பட்டுள்ளன. நெல்லிக் காய்களை நல்ல முறையில் மதிப்புக் கூட்டுதல் செய்வதற்கான. நவீன தொழில் நுட்பங்களும், நவீன இயந்திரங்களும் உருவாக்கப்பட்டுள்ளன. அவைகள் மூலம் விதவிதமான நெல்லிப் பண்டங்களும், நெல்லிப் பானங்களும் தயாரிக்கப்படுகின்றன. அவைகள் மக்களிடையே நல்ல வரவேற்பைப் பெற்றுள்ளன. அவைகளின் விற்பனை ஆண்டுதோறும் அதிகரித்துவருகிறது.

நெல்லிக் காய்களை முக்கிய மூலப் பொருளாகக் கொண்டு தயாரிக்கப்படுகின்ற சயவன்பிராஷ் லேகியம், திரிபலா சூரணம், கூந்தல் தைலங்கள் மக்களிடையே நல்ல வரவேற்பைப் பெற்றுள்ளன.

இயற்கை வேளாண்மை முறையில் விளைவிக்கப்படும் நெல்லிக் காய்களுக்கு நல்ல ஏற்றுமதி வாய்ப்புகள் உள்ளன. அவைகளுக்கு கூடுதல் விலைகள் கிடைக்கவும் வாய்ப்பு உள்ளது.

இத்தகைய சிறப்பான பண்புகள் மற்றும் பயன்பாடுகள் காரணமாக **"நெல்லி 21 ஆம் நூற்றாண்டின் சீர்மிகு பழப்பயிர்"** என்றப் பாராட்டைப் பெற்றுள்ளது.

இத்தகைய சீர்மிகு நெல்லிப் பயிரை சிறப்பாகச் சாகுபடி செய்வதற்கு உதவும் வகையில் **"வளம் தரும் நெல்லி"** எனும் இந்த நூல் வெளியிடப்பட்டுள்ளது. இந்த நூல் நெல்லி பற்றிய முழு நூல் (Monograph) ஆகும். நெல்லி பற்றிய முழு நூல் இதுவரை தமிழில் வெளியிடப் படவில்லை என்பது ஈண்டு குறிப்பிடத்தக்கது.

இந்த முழுநூலில் நெல்லிப் பயிரை வெற்றிகரமாக சாகுபடி செய்வதற்கான அதிநவீன அறிவியல் தொழில்நுட்பங்கள், இயற்கை வேளாண்முறை தொழில்நுட்பங்கள் யாவும் முழுமையாகத் தரப்பட்டுள்ளன. குறிப்பாக புதிய நெல்லி ரகங்கள், மண் மேலாண்மை, பாசன மேலாண்மை, உரமேலாண்மை, சொட்டுநீர் பாசனம், ஒருங்கிணைந்த பயிர்பாதுகாப்பு, அறுவடை முறைகள், அறுவடை பின்சார் முறைகள், மதிப்புக் கூட்டுதல் ஆகியவை பற்றி விரிவாகவும், விளக்கமாகவும் கூறப்பட்டுள்ளன.

நெல்லி மரத்தின் அருமை பெருமைகள், தெய்வீகச் சிறப்புகள், தலவிருட்சக் கோயில்கள், நெல்லியின் தாயகம், நெல்லி சாகுபடி

புள்ளிவிபரங்கள், நெல்லியின் தாவரவியல், ஊட்டச்சத்துப் பண்புகள், மருத்துவப் பண்புகள் மற்றும் பயன்பாடுகள் பற்றிய தகவல்கள் யாவும் நல்ல முறையில் தொகுத்துத் தரப்பட்டுள்ளன.

நெல்லி பற்றிய புராணக் கதைகள்... குறிப்பாக அவ்வையார் - அதியமான் கதை, குபேரன் கதை, சயவன் முனிவர் கதை ஆகியன கூறப்பட்டுள்ளன. இலக்கியச் செய்திகள், பழமொழிகள், விடுகதைகள் போன்றவைகளும் சுவையாகச் சொல்லப்பட்டுள்ளன.

நெல்லி பற்றிய எல்லாத் தகவல்களையும் ஒருங்கே தரும் வகையில் இந்த முழுநூல் எழுதப்பட்டுள்ளது. எல்லோரும் படித்துப் புரிந்து கொள்ளும் வகையில் எளிய தமிழில் எழுதப்பட்டுள்ளது.

இந்த நூலை நல்ல முறையில் எழுதுவதற்கு பல வேளாண் வல்லுநர்களும், நெல்லி விவசாயிகளும் மற்றும் பலரும் உதவி செய்துள்ளார்கள். அவர்கள் அனைவருக்கும் எனது மனமார்ந்த நன்றியைத் தெரிவித்துக்கொள்கிறேன். அவர்களில் கீழ்க்கண்டவர் களைப் பற்றி இங்கு குறிப்பிட்டுக் கூற விரும்புகிறேன்.

தமிழ் நாடு வேளாண்மைப் பல்கலைக்கழகத்தின் தோட்டக்கலைக் கல்லூரியின் முன்னாள் முதல்வர் முனைவர் இ.இருளப்பன், சேலம் நாற்றுப்பண்ணை உரிமையாளர், தெய்வத்திரு எஸ்.எஸ். மேத்தா, பட்டிவீரன்பட்டி ஏந்தல் நாற்றுப்பண்ணை உரிமையாளர் திரு. அருண் நாகராஜன், தமிழ்நாடு வனத்துறையின் முன்னாள் தலைமை வனப்பாதுகாவலர் திரு.எம்.தினகரன் இ.வ.ப, தமிழ்நாடு வேளாண்மைப் பல்கலைக்கழகத்தின் மண்ணியல் துறைப் பேராசிரியர் முனைவர் கே.எம். செல்லமுத்து, தமிழறிஞர் இ.ஜே.சுந்தர், பட்டறிவு வேளாண் வித்தகர் திரு.கே.சேவுகப்பெருமாள் ஆகியோர்களுக்கு எனது மனமார்ந்த நன்றியைத் தெரிவித்துக் கொள்கிறேன்.

இவர்களில் தெய்வத்திரு எஸ்.எஸ். மேத்தா அவர்கள் மிகவும் குறிப்பிடத்தக்கவர். அவர் கடந்த 22.10.2021 அன்று காலமாகிவிட்டார். அவர் அளித்த அறிவியல் கட்டுரைகள் மற்றும் "ஆம்லா இன் இண்டியா" என்ற நூல் மிகவும் பயனுள்ளவைகளாக இருந்தன. அவருக்கு நான் பெரிதும் கடமைப்பட்டுள்ளேன்.

வளம் தரும் நெல்லி என்ற இந்த நூலை அழகுற வடிவமைத்து, சிறப்பாக வெளியிட்டுள்ள **நியூ செஞ்சுரி புக் ஹவுஸ் (பி) லிட்** நிறுவனத்திற்கு எனது மனமார்ந்த நன்றியைத் தெரிவித்துக் கொள்கிறேன். இந்த நிறுவனம் வேளாண் நூல்களை அதிக எண்ணிக்கையில் தமிழில்

வெளியிட்டு வருகிறது. அவர்களின் இந்த முயற்சி பெரிதும் பாராட்டுதலுக்குரியது. அவர்களுக்கு எனது உளமார்ந்த வாழ்த்துகளை உரித்தாக்குகிறேன்.

கே.எஸ். சண்முகம்
வேளாண் வல்லுநர்
ஜி.3. தேவஸ்ரீ அடுக்ககம்
5.வி.ஜி.பி. நிழற்சாலை
சீதாபதி நகர், வேளச்சேரி
சென்னை - 600 042

பொருளடக்கம்

1. வளம் தரும் நெல்லி — 9
2. நெல்லியின் தாயகம் — 21
3. இந்தியாவில் நெல்லி — 23
4. தமிழ்நாட்டில் நெல்லி — 27
5. நெல்லியின் தாவரவியல் — 34
6. நெல்லி இனங்கள் — 45
7. நெல்லி இரகங்கள் — 53
8. புதிய நெல்லித் தோட்டம் அமைக்கும்போது கடைப்பிடிக்க வேண்டிய செயல்முறைகள் — 60
9. நெல்லி சாகுபடி தொழில்நுட்பங்கள் — 66
10. நிலம் தயாரிப்பு — 78
11. கவாத்து செய்தல் — 86
12. நீர் மேலாண்மை — 90
13. உர மேலாண்மை — 98
14. களை மேலாண்மை — 106
15. நெல்லித் தோட்டத்தில் ஊடுபயிர் சாகுபடி — 110
16. மூடாக்கு போடுதல் — 112
17. பயிர் பாதுகாப்பு — 114
18. நெல்லி அறுவடை — 123
19. நெல்லி மகசூல் — 130
20. நெல்லி மதிப்புக் கூட்டுதல் — 132
21. நெல்லி சாகுபடி வெற்றிக்கதைகள் — 146

22.	இயற்கை விவசாய முறையில் நெல்லி சாகுபடி	152
23.	இயற்கை நெல்லி விவசாயத்தின் வெற்றிக்கதை	166
24.	ஒட்டு நெல்லிக் கன்றுகள் உற்பத்தி	169
25.	நெல்லி மரம் சரியாகக் காய்ப்பதில்லை?	175
26.	நெல்லி மரங்களைப் புதுப்பித்தல்	177
27.	நெல்லி வளர்ச்சிக்குப் பாடுபட்ட நல்லோர்கள்	179
28.	நிறைவுரை	188
29.	இணைப்புகள்	190
	1) நெல்லி சாகுபடி புள்ளிவிபரங்கள் - இந்தியா 2020-21	190
	2) நெல்லி சாகுபடி புள்ளிவிபரங்கள் - தமிழ்நாடு 2020-21	191
	3) நெல்லியின் இந்திய மொழிப் பெயர்கள்	192
	4) தல விருட்சம் நெல்லி	194
	5) அவ்வையாருக்கு அதியமான் அளித்த நெல்லிக்கனி	195
	6) நெல்லி மரங்களை வளர்த்த குபேரனுக்கு செல்வம் சேர்ந்த கதை	197
	7) வாலிபம் திரும்பிய சயவன் ரிஷி கதை	199
	8) அமலாக்கி ஏகாதேசி விரதம்	200
	9) நெல்லிக்காயைத் தின்றுவிட்டு தண்ணீர் குடித்தால் இனிப்பது ஏன்?	201
	10) நெல்லி பற்றிய பழமொழிகள், சிறுவர் பாடல், புதுக்கவிதை மற்றும் விடுகதைகள்	202
	11) தமிழ் இலக்கியங்களில் நெல்லி	204

1. வளம் தரும் நெல்லி

நெல்லி, இறைவன் அளித்துள்ள அற்புதக்கனி. ஆண்டவனின் அருங்கொடை. உடல் நலத்திற்கு உதவும் ஊட்டச்சத்துக்களையும், மருத்துவக் குணங்களையும், ஒருங்கே கொண்டுள்ள ஒப்பற்ற கனி.

மா, பலா, வாழை **'முக்கனிகள்'** என்று போற்றப்படுகின்றன. எலுமிச்சை **'அரசக்கனி'** என்றும், முருங்கை **'காமக்கனி'** என்றும் அழைக்கப்படுகின்றன. அவ்வாறே நெல்லிக்கனி **'அமிர்தக்கனி'** (அமிர்தபல்) என்று அழைக்கப்படுகிறது. நெல்லிக் கனியைத் தின்றால் அமிர்தத்தை உண்டதற்கு ஒப்பான பலன், அதாவது நீண்ட ஆயுள் கிடைக்கும் என்று ஆயுர்வேத மருத்துவம் கூறுகிறது. "நெல்லி உண்டால் நீண்ட ஆயுள்." என்கிறது சித்த மருத்துவம். அதனால்தான் தகடூர் அரசன் அதியமான், தமிழ்ப் புலவர் அவ்வையாருக்கு நெல்லிக் கனியை உண்ணக் கொடுத்தான். அதனை உண்ட அவ்வையார் நீண்ட காலம் உயிர் வாழ்ந்து அன்னைத் தமிழுக்கு அருந்தொண்டாற்றினார்.

பண்டைக் காலத்தில் ரிஷிகளும், முனிவர்களும் நீண்ட காலம் வாழ்வதற்கும், நெடுந்தவம் புரிவதற்கும் நெல்லிக் கனியைத் தினமும் தின்று வந்தனர் என்று புராணங்கள் கூறுகின்றன.

சித்தர்கள், நாள்தோறும் ஓரிரண்டு நெல்லிக்கனிகளைத் தின்று உடலையும், உள்ளத்தையும் என்றென்றும் இளமையாக வைத்திருந்தனர். நெல்லிக் கனியை **காயகல்ப கனி** என்று அழைத்தனர். (காயம் : உடல், கலபம் = உயிர்)

நெல்லிக்கனி ஒரு காயகல்பம் என்பது பற்றி கீழ்க்கண்ட சித்தர் பாடலில் கூறப்பட்டுள்ளது.

"மூப்புளகா யந்தணிந்து மோகம் பிறக்குமிள
மாப்பிளை போலேயழகு வாய்க்குமே சேப்புவருங்
கோமய முறுங்கறியை கொள்ளவி ரண்டுபங்கா
யாமலக முண்ணமுறை யால்"

'யாமலகம்' என்றால் நெல்லிக்கனி. தினம் நெல்லி உண்டால் மூப்புத் தட்டாமல் மாப்பிள்ளை போல இளமை முறுக்குடன் வாழலாம் என்று இந்த சித்தர் பாடல் கூறுகிறது. தேரையர் என்ற சித்தர் எழுதியுள்ள 'தேரன்கண்ட உண்மை' என்னும் நூலில் இந்தப் பாடல் உள்ளது.

கிழவனை குமரன் ஆக்கும் அற்புத ஆற்றல் நெல்லிக்கனிக்கு உள்ளது என்பதைப் பற்றிக் கூறும் புராணக்கதை ஒன்று உள்ளது. அது தான் வயோதிக சயவன் ரிஷி வாலிபன் ஆன கதை: பார்க்க இணைப்பு-7.

நெல்லி ஒரு தெய்வீக மரம்

நெல்லி ஒரு தெய்வீக மரம் என்றும், அதற்கு அதிகமான தெய்வீக சக்திகள் உள்ளன என்றும் இந்துக்கள் நம்புகின்றனர். காக்கும் கடவுளான விஷ்ணு பகவானும், செல்வத்தின் தெய்வமான மகாலக்ஷ்மியும் நெல்லி மரத்தில் வாசம் செய்வதாகப் புராணங்கள் கூறுகின்றன.

நெல்லி மரம் மகாலக்ஷ்மியின் அம்சம். எனவே, நெல்லி மரத்தை வணங்கி வந்தால் செல்வம் சேரும் என்பது ஐதீகம். இது பற்றிக் கூறும் புராணக்கதை ஒன்று உள்ளது. அதுதான் "நெல்லி மரங்களை நட்டு வளர்த்த குபேரனுக்கு செல்வம் சேர்ந்த கதை:" பார்க்க இணைப்பு-6.

தமிழ்நாட்டில் ஒரு சில குலமக்கள், குறிப்பாக தேவாங்க செட்டியார்கள், ஆண்டுதோறும் வனபோஜனம் செய்வது வழக்கம். அப்போது அவர்கள் நெல்லி மரத்திற்கு மஞ்சள் குங்குமம் இட்டு, ஆடை ஆபரணங்கள் அணிவித்து, படையல் போட்டு, வணங்கி வழிபடுவார்கள். அதன் பயனாக அவர்களுக்கு செல்வம் சேரும் என்பது ஐதீகம்.

வட இந்தியாவில் நெல்லி மரத்தை வணங்கி வழிபடுவதற்காக 'அமலாக்கி ஏகாதேசி விரதம்' அனுஷ்டிக்கப்படுகிறது. பார்க்க இணைப்பு-8

தமிழ்நாட்டில் கன்னியாகுமரி மாவட்டத்தில் (நாஞ்சில் நாடு) ஒரு சில குல மக்களிடம் "நெல்லி மரத்தைச் சுற்றி வந்து வழிபட்டால் இளம் பெண்களுக்கு (குமரிகள்) விரைவில் திருமணம் நடக்கும். நல்ல கணவன் கிடைப்பான்" என்ற நம்பிக்கை நிலவுகிறது.

நெல்லி மரத்தின் ஜென்ம நட்சத்திரம் பரணி. இராசி மேஷம். பரணி நட்சத்திரம் மற்றும் மேஷ ராசியில் பிறந்தவர்கள், நெல்லி மரத்தை வீட்டில் வளர்த்து வழிபட்டு வந்தால், செல்வம் சேரும் என்பது ஐதீகம். வீட்டில் நெல்லி மரங்கள் இல்லாதவர்கள், வெளியிடங்களில் வளர்ந்துள்ள நெல்லி மரங்களைச் சுற்றி வந்து வழிபட வேண்டும் என்று சோதிட சாஸ்திரம் சொல்கிறது.

கார்த்திகை மாதத்தில், ஒரு நல்ல நாளில் நெல்லி மரத்தடியில் தம்பதிகளை அமர வைத்து, அன்னதானம் அளித்தால், அன்னதானம் அளிப்பவரின் அனைத்து தோஷங்களும் நீங்கிவிடும் என்றும், அவருக்கு கோடிப் புண்ணியம் கிடைக்கும் என்றும், இறந்த பின்பு அவருக்கு சொர்க்கம் கிடைக்கும் என்றும் புராணங்கள் கூறுகின்றன.

நெல்லி மரத்தடியில் பிதிர்க்கடன் செய்தால் பித்ருக்களுக்கு (இறந்துபோன மூதாதையர்கள்) முக்தி கிடைக்கும் என்று பத்ம புராணத்தில் கூறப்பட்டுள்ளது.

வீட்டின் வட கிழக்கு மூலையில் (ஈசானிய மூலை) நெல்லி மரத்தை வளர்த்து வந்தால் வீட்டில் செல்வம் சேரும், மகிழ்ச்சி பொங்கும் என்று வாஸ்து சாஸ்திரம் கூறுகிறது.

பல இந்துக்கோயில்களில் நெல்லி மரம் தலவிருட்சமாக (கோயில் மரம்) உள்ளது. கோயிலுக்கு வரும் பக்தர்கள் அந்த நெல்லி மரத்தைச் சுற்றி வந்து வழிபடுவது வழக்கம். நெல்லி மரத்தைத் தலவிருட்சமாகக் கொண்டுள்ள கோயில்கள் பற்றிய விபரங்கள் இணைப்பில் கொடுக்கப்பட்டுள்ளன பார்க்க இணைப்பு-4

நெல்லி ஒரு புனிதமரம்

அறநூல்கள் கூறும் பத்து புனித மரங்களில் நெல்லி மரமும் ஒன்று. நெல்லி மரம் புனிதத் தன்மை வாய்ந்தது என்பதற்கு இதுவே சான்று.

நெல்லி ஒரு பஞ்சபூத மரம்.

மனிதர்கள் வாழ்ந்து வரும் இந்தப் பூலோகம் நிலம், நீர், நெருப்பு, காற்று, ஆகாயம் ஆகிய ஐந்து பஞ்சபூதங்களால் ஆனது. இந்தப் பஞ்ச பூதங்கள் ஒவ்வொன்றுக்கும் ஒரு மரம் உரியதாகும். அந்த வகையில் நெல்லி மரம் நீர் எனும் பஞ்சபூதத்திற்கு உரியதாகும்.

நல்வாழ்த்துக்கனி

கடந்த காலங்களில் புத்தாண்டு தினத்தன்று பெரியோர்களை நேரில் சந்தித்து, நெல்லிக் கனியைக் கொடுத்து வாழ்த்து பெறும் வழக்கம் இருந்தது. காலப்போக்கில் இந்த வழக்கம் சற்று மாறிவிட்டது. இன்று நெல்லிக்கனிக்குப் பதிலாக எலுமிச்சைக் கனி கொடுக்கப்படுகிறது. காலம் செய்த கோலம் இது.

நெல்லிக்கனி - உணவே மருந்து

'உணவே மருந்து' என்பதற்கிணங்க நெல்லிக்கனி நல்லதொரு உணவுக்கனியாகவும், கைகண்ட மருந்துக்கனியாகவும் ஒருங்கே பயன்படுகிறது. உணவே மருந்து என்பதற்கு நெல்லிக் கனிதான் சரியான உதாரணம் ஆகும். இது பற்றிய விபரங்கள் வருமாறு:

நெல்லிக்கனி, ஊட்டச்சத்துக்கள் நிறைந்துள்ள நல்லதொரு சத்தான உணவுக்கனி. எந்தவொரு கனியிலும் இல்லாத அளவுக்கு மிக அதிக அளவில் வைட்டமின் சி சத்து இதில் உள்ளது. இதில் பயனுள்ள கனிமச்சத்துக்களும், நார்ச்சத்துக்களும் அடங்கியுள்ளன.

நெல்லிக் கனியில் உள்ள ஊட்டச் சத்துக்கள்
(100 கிராம் நெல்லிச் சதையில் உள்ள அளவுகள்)

	ஊட்டச்சத்து	அளவுகள்
1.	நீர்ச்சத்து	81.20 கிராம்
2.	புரதச் சத்து	0.50 கிராம்
3.	கொழுப்புச் சத்து	0.10 கிராம்
4.	மாவுச் சத்து	14.00 கிராம்
5.	நார்ச் சத்து	3.40 கிராம்
6.	தாது சத்து	0.70 கிராம்
7.	சுண்ணாம்பு சத்து	50.00 மில்லி கிராம்
8.	பொட்டாசியம் சத்து	60.00 மில்லி கிராம்
9.	பாஸ்பரஸ் சத்து	20.00 மில்லி கிராம்
10.	சோடியம் சத்து	65.00 மில்லி கிராம்
11.	இரும்புச் சத்து	1.20 மில்லி கிராம்
12.	மெக்னீசியம் சத்து	10.00 மில்லி கிராம்
13.	மாங்கனீஸ் சத்து	0.10 மில்லி கிராம்
14.	துத்தநாகச் சத்து	0.12 மில்லி கிராம்
15.	செலீனியம் சத்து	0.60 மைக்ரோ கிராம்
16.	வைட்டமின் சி சத்து	600.00 மில்லி கிராம்
17.	வைட்டமிச் பி சத்து	30.00 மில்லி கிராம்
18.	வைட்டமின் ஏ சத்து	4.00 மைக்ரோ கிராம்
19.	ஓமேகா - 6	276. மில்லி கிராம்
20.	ஓமேகா - 3	48.00 மில்லி கிராம்
21.	ரிபோபிளேவின்	0.05 மில்லி கிராம்
22.	நிக்கோடினிக் அமிலம்	0.20 மில்லி கிராம்
23.	நியாசின்	0.18 மில்லி கிராம்
24.	மித்தியோனைன்	2.00 மில்லி கிராம்
25.	டிரிப்டோபான்	3.00 மில்லி கிராம்
26.	லைசின்	17.00 மில்லி கிராம்
27.	தையமின்	30.00 மைக்ரோ கிராம்
28.	கரோட்டின்	0.01 மில்லி கிராம்
29.	பாலிபினால்கள் (டானின்கள்)	2.73 கிராம்
30.	சக்தி	59.00 கலோரிகள்
31.	அமிலத் தன்மை	3.28 சதவீதம்

நெல்லிப்பண்டங்கள்

நெல்லிக்கனிகளைக் கொண்டு கீழ்க்கண்ட பண்டங்கள் மற்றும் பானங்கள் தயாரிக்கப்படுகின்றன.

1. நெல்லி ஊறுகாய்,
2. நெல்லி சட்னி
3. நெல்லி பாகுகனி (மொரபா),
4. நெல்லி ஊறுகனி
5. நெல்லி தேன்கனி (தேன் நெல்லி)
6. நெல்லி பழப்பாகு (ஜாம்)
7. நெல்லி பழரச பானம்
8. நெல்லிக்காய் துருவல்
9. தயார்நிலை நெல்லி பானம்
10. நெல்லி பழக்கூழ் (ஜாம்)
11. நெல்லி ஜெல்லி.

மேற்கண்ட நெல்லிப் பண்டங்கள் மற்றும் நெல்லிப் பானங்களில் ஏதேனும் ஒன்றை தினமும் சாப்பிட்டுவந்தால், மனிதர்களின் உடல் ஆரோக்கியம் அதிகரிக்கும். நோய் நொடிகள் அண்டாது. நீண்டகாலம் வாழ முடியும்.

அன்றாடம் நெல்லி உண்டால்
எந்நாளும் அண்டாது நோய்கள்.

மனிதர்கள் உட்கொள்ள வேண்டிய வைட்டமின் சி சத்து அளவு
(மில்லி கிராம் / நாள்)

1. குழந்தைகள் (ஒரு வயதுக்கு கீழ்) = 30-35 மில்லி கிராம்
2. சிறுவர்கள் (1 முதல் 14 வயது வரை) = 40-50 மில்லி கிராம்
3. இளைஞர்கள் (15 முதல் 18 வயது வரை) = 65-70 மில்லி கிராம்
4. பெரியவர்கள் (18 வயதுக்கு மேல்)

   ஆண்கள் = 90 மில்லி கிராம்

   பெண்கள் = 75 மில்லி கிராம்

மனிதர்களுக்கு வைட்டமின் சி சத்தைத் தருவதற்கு நெல்லிக் காய்கள் சாலச் சிறந்தவை. எங்கும் கிடைப்பவை. விலை மலிவானவை. 100 கிராம் நெல்லிக்கனியில் 600 கிராம் வைட்டமின் சி சத்து உள்ளது. அதாவது, ஒரு நெல்லிக்கனியில் இரண்டு ஆரஞ்சுப் பழங்களில் உள்ள

அளவுக்கு வைட்டமின் *சி* சத்து உள்ளது. அனைவரும் அன்றாடம் உணவில் நெல்லிக் காயை கட்டாயம் சேர்த்துக்கொள்ள வேண்டும். அப்போதுதான் நோய் நொடியின்றி ஆரோக்கியமாக வாழ முடியும்.

நெல்லிக்கனியை உண்ணும் முறை

நெல்லிக்கனிகளை உண்பதற்கு பல விதமான பண்டங்கள் உள்ள போதிலும், நெல்லிக்கனிகளைப் பச்சையாகக் கடித்துத் தின்பதுதான் உத்தமம். நெல்லிக்கனிகளைத் தின்றுவிட்டு தண்ணீர் குடித்தால் இனிக்கும். பார்க்க இணைப்பு-9.

நெல்லிக்கனிகள் புளிப்பும் துவர்ப்பும் கலந்த சுவையைக் கொண்டிருப்பதால், நெல்லிக்கனிகளை நேரடியாகத் தின்பதைப் பலரும் விரும்புவதில்லை. நெல்லிக் கனிகளைப் பச்சையாகத் தின்றால் பலருக்கு தொண்டை கட்டிக்கொள்ளும். அவர்கள் நெல்லிக் கனிகளை சிறிய துண்டுகளாக நறுக்கி வைத்துக்கொண்டு, தேன் அல்லது உப்புத் தூளில் தோய்த்துத் தின்னலாம். நெல்லிக்கனிகளைப் பிழிந்து சாறு எடுத்து, அதில் தேன் கலந்து குடிக்கலாம்.

நெல்லி ஒரு அமிர்தக்கனி

ஆண்டவன் அளித்துள்ள கனிகளில் அற்புதமானது நெல்லிக்கனி. எந்தவொரு கனியிலும் இல்லாத அரிய மருத்துவக் குணங்களும், ஊட்டச்சத்து குணங்களும் நெல்லிக்கனியில் நிறைந்துள்ளன. அதனால்தான் இந்து புராணங்களில் (அஸ்வகந்த புராணம், சிவ புராணம், பத்ம புராணம்) நெல்லிக்கனியை அமிர்தக்கனி (அமிர்தபல்) என்று கூறப்படுகிறது. சமஸ்கிருத மொழியில் 'அமிர்தபல்' என்பது 'ஆயுள் தரும் பழம்' என்று பொருள்படும்.

நெல்லிக்கனி ஒரு மருந்துப் பெட்டகம்

நெல்லிக்கனியில் ஏராளமான மருத்துவ குணங்கள் உள்ளன. எனவே, மனித உடலில் ஏற்படும் பல்வேறு நோய்களுக்கும், உடல் உபாதைகளுக்கும் நெல்லிக்கனி கைகண்ட மருந்தாகப் பயன் படுத்தப்படுகிறது. அதனால்தான் நெல்லிக்கனி 'சர்வரோக சஞ்சீவி' எனப்படுகிறது. இந்திய மருத்துவத்தில் நெல்லிக்கனி பயன்படுவது போல் வேறு எந்த மூலிகையும் பயன்படுவதில்லை.

ஆரோக்கியம் தரும் நெல்லிக்கனி

மனிதஉடலில் ஆரோக்கியத்தைப் பராமரிப்பது வாதம், பித்தம், கபம் எனும் மூன்று ஜீவநாடிகள். இவை மூன்றும் சமநிலையில் இருக்க வேண்டும். அப்போதுதான் மனித உடல் நோய்நொடியின்றி ஆரோக்கியமாக இருக்கும். அவைகளின் சமநிலையில் மாற்றம் ஏற்படும்போது, மனித உடலில் நோய்கள் ஏற்படும். நெல்லிக்கனி, மனித

உடலில் வாதம், பித்தம், கபம் ஆகிய மூன்றையும் சமநிலையில் பராமரித்து, உடலுக்கு ஆரோக்கியத்தை அளித்து வருகிறது.

மனிதஉடலில் பித்தம் அதிகரிப்பதுதான் முதுமைக்கு முக்கிய காரணமாகும். உடலில் பித்தத்தைக் குறைத்து, உடலில் தேங்கியுள்ள கொழுப்புகளைக் கரைத்து வெளியேற்றும் ஆற்றல் நெல்லிக்கனிக்கு உள்ளது. அதன் பயனாக இரத்தம் சுத்திகரிக்கப்படுகிறது. உடல் ஆரோக்கியம் அதிகரிக்கிறது. முதுமை தள்ளிப்போகிறது.

மனித உடலில் வாதம் அதிகரிக்கும்போது உடலில் ஏற்படும் உஷ்ணத்தைத் தணித்து, உடலுக்கு குளிர்ச்சியைக் கொடுக்கும் குணம் நெல்லிக்கனிக்கு உள்ளது.

நெல்லிக்கனி மனித உடலில் நோய் எதிர்ப்பு சக்தியை அதிகரிக்கச் செய்கிறது. அதன் மூலம் 'வரும் முன் காப்பு' முறையில் செயல்பட்டு மனித உடலில் நோய்கள் வருவதை முன்கூட்டியே தடுத்துவிடுகிறது.

நெல்லிக்கனியின் சுவை, புளிப்பும் துவர்ப்பும் கலந்தது. ஆனால் அது எலுமிச்சை போல் புளிப்பதில்லை. புளியைப் போல் கெடுதல் செய்வதில்லை. காரணம் நெல்லிக்கனியில் உள்ள புளிப்பு அதிக அமிலத்தன்மை கொண்டதல்ல. புளிப்பு பொதிந்த பழங்களில் அதிக நன்மை தருவது நெல்லிக்கனியே என்பது ஆயுர்வேத மருத்துவத்தின் தந்தையான சுஷ்ருதரின் கருத்து. நெல்லிக்கனியின் புளிப்புச் சுவை இறுதியில் இனிப்புச் சுவையாக மிளிர்கிறது. இதில் உப்புத் தன்மை ஓரளவுக்கு உள்ளது. ஆனால், அது தீமை பயப்பது இல்லை. மற்ற பொருட்கள் இரைப்பையில் தேங்குவதால் ஏற்படும் தீமைகளை குறிப்பாக அமிலங்களின் வீரியத்தை நெல்லிக்கனி தணிக்கிறது. நெல்லி ஊறுகாய் உணவுடன் சென்று ஆற்றும் பணி இதுவேயாகும்.

நாள்தோறும் ஓரிரண்டு நெல்லிக் காய்களைத் தின்றுவந்தால், வெறிநோய், பீனிசம், வாய்ச்சுரப்பு, வாந்தி, மயக்கம், மலபந்தம், பிரமேகம், தலைச்சுற்றல் ஆகியன நீங்கும் என்றும், காமனைப் போன்ற அழகிய இளமைத் தோற்றம் கிடைத்திடும் என்றும் கீழ்க்கண்ட தேரையர் பாடலில் கூறப்பட்டுள்ளது.

பித்தமன லையம் பீநசம்வாய் நீர் வாந்தி
மத்தமலக் காடும் மயக்கமுமில் ஒத்தவுரு
வில்லிக்கா யம்மருங்கா மென்னாட்கா லந்தேர்ந்தே
நெல்லிகா யம்மருந் துணீ

தேரையார் குணவாகடம்

மனித உடலுக்கு நோய் எதிர்ப்பு சக்தியைத் தரக் கூடிய வைட்டமின் சி சத்து நெல்லிக் கனியில் அதிக அளவில் (100 கிராம் நெல்லிக் கனியில் 600-700 மில்லி கிராம்) உள்ளது. இரண்டு ஆரஞ்சுப் பழங்களில் உள்ள வைட்டமின் சி சத்து, ஒரு நெல்லிக் கனியில் உள்ளது.

உலகில் உள்ள கனிகளில் பார்படாஸ் செர்ரி (Malpigia glabra) பழத்தில்தான் மிக அதிக அளவில் (100 கிராம் பழத்தில் 1000-1200 மில்லி கிராம்) வைட்டமின் சி சத்து உள்ளது. அதற்கு அடுத்தபடியாக இரண்டாம் இடத்தில் நெல்லிக்கனி இருக்கிறது. இருப்பினும் இந்தியக் கனிகளைப் பொறுத்த வரையில் நெல்லிக்கனிக்குத் தான் முதலிடம்.

நெல்லிக் காய்களை உலர்த்தும்போதும், உப்பிட்டு ஊறுகாய் போடும்போதும் அதிலுள்ள வைட்டமின் சி சத்து அழிவதில்லை. நெல்லிக் காய்களில் உள்ள பாலிபீனால்கள் (டானின்கள்) வைட்டமின் சி சத்தை அழியாமல் பாதுகாக்கின்றன. இது நெல்லிக்கனியின் தனிச் சிறப்பு. இது வேறு எந்தக் கனியிலும் கிடையாது.

நெல்லிக் கனியின் சிறப்புகளுக்கு முக்கியக் காரணி, அதிலுள்ள அதிக அளவு வைட்டமின் சி சத்துதான். வைட்டமின் சி சத்து இரத்திலுள்ள வெள்ளை அணுக்களின் உற்பத்தியையும், அவைகளின் செயல் திறனையும் அதிகரிக்கச் செய்கிறது. அதன் மூலம் மனித உடலில் நோய் எதிர்ப்புச் சக்தி அதிகரிக்கிறது. நோய் நொடிகளிலிருந்து நம்மைப் பாதுகாக்கிறது. நாம் ஆரோக்கியமாக வாழ்வதற்கு வழி வகுக்கிறது. தினமும் ஒரு நெல்லிக்காயைத் தின்று வந்தால் நூறு ஆண்டுகள் வரை இளமையோடு வாழமுடியும் என்று சித்தர்கள் எழுதி வைத்துள்ளார்கள்.

மனித உடலில் உருவாகும், "இயங்கு அயனிகள்" (Free Radicals) தீங்கு செய்வன. அவைகளை அழிக்கக் கூடிய உயிரக எதிர்ப்பிகளாக (Antioxidants) நெல்லிக்காய்களிலுள்ள பாலிபீனால்கள் (டானின்கள்) செயல்படுகின்றன. அதன் பயனாக மனித ஆரோக்கியம் பாதுகாக்கப் படுகிறது. மனிதன் நோய் நொடியின்று வாழ முடிகிறது.

ஆயுர்வேத மருத்துவத்தின் தந்தையான சுஷ்ருதர் (கி.மு 1500 - 1300) நெல்லிக்கனியின் சிறந்த மருத்துவப் பண்புகள் பற்றி "சுஷ்ருத சம்ஹிதா" என்ற அவரது மருத்துவ நூலில் விரிவாக எழுதியுள்ளார்.

மனித உடலுக்கு நோய் எதிர்ப்பு சக்தியைத் தரக்கூடிய மூலிகைகளில் நெல்லிக்கனி முதலிடத்தில் இருக்கிறது. நெல்லிக்கனிகளுக்கு ஏராளமான மருத்துவக் குணங்கள் இருப்பதால், பல்வேறு மனித நோய்களையும், உடல் உபாதைகளையும் குணப்படுத்துவதற்கு நெல்லிக்கனிகள் பயன்படுத்தப்படுகின்றன.

1939-40 ஆண்டில் ஏற்பட்ட ஹிசார் பஞ்சத்தின்போது வைட்டமின் சி சத்து குறைபாட்டால் மனிதர்களுக்கு ஏற்பட்ட ஸ்கர்வி

நோயைக் குணப்படுத்துவற்கு நெல்லிக்காய்கள் உண்ணக் கொடுக்கப்பட்டன

இரண்டாம் உலகப் போரின் போது போர் வீரர்களுக்கு வைட்டமின் சி சத்து கிடைப்பதற்கு நெல்லிக்காய்கள்தான் கொடுக்கப்பட்டன.

விரதம் (உண்ணா நோன்பு) இருப்பவர்களின் உடலில் ஏற்படும் ஊட்டச்சத்துகள் இழப்பை ஈடு செய்வதற்கு ஏதுவாக அவர்களுக்கு ஒரு மண்டலம் (48 நாட்கள்) தினமும் ஒரு நெல்லிக்காயை உண்ணக் கொடுப்பது இந்து மக்களின் வழக்கம்.

ஏகாதேசி விரதத்திற்காக ஒரு நாள் உண்ணாநோன்பு இருக்கும் போது, வாயில் ஒரு நெல்லிக் காயை வைத்து சப்பிக் கொண்டு இருந்தால் பசி எடுக்காது. 3-4 மணி நேரத்திற்கு பசி எடுக்காமல் இருக்கும். உண்ணாநோன்பின் போது வயிற்றில் சுரக்கும் இரசாயனங்கள் வேகமாகச் செயல்படத் துவங்கிவிடும். அப்போது பித்தநீர் சுரந்து வாந்தி எடுக்கச் செய்யும். இத்தகைய சூழ்நிலையில் துவர்ப்பு சக்தியுள்ள நெல்லிக்காயை மென்று தின்றால். பித்தநீர் சுரப்பது நின்றுவிடும் அதனால் வாந்தி வருவது நின்றுவிடும். இதனால்தான் விரதம் இருக்கும்போது நெல்லிக்காயை மென்று தின்னும் பழக்கம் கடைப்பிடிக்கப்படுகிறது.

நெல்லிமரக் காற்று நோய்க் கிருமிகளை அழித்துவிடக்கூடியது. எனவே நெல்லி மரத்தின் அடியில் நின்று கொண்டு காற்றை சுவாசித்தால் நோய்கள் குணமாகிவிடும். நெல்லி மரத்தின் நிழல் மனித உடலுக்கு குளிர்ச்சியைக் கொடுக்கிறது. அதனால் உடல் ஆரோக்கியம் அடைகிறது.

நெல்லிக்காய்களின் முக்கியத்துவம் பற்றி முழுமையாகத் தெரிந்து வைத்திருப்பவர்கள் மலையாள மக்கள் தாம். அவர்கள் தான் அன்றாட உணவில் நெல்லிக் காய்களைத் தவறாது பயன்படுத்தி வருகின்றனர். அவர்களது அன்றாட உணவில் நெல்லிக்காய் ஊறுகாய், நெல்லிக்காய் துவையல் கட்டாயம் இருக்கும். **“இருக்கிற காலத்தில் (நெல்லி) இல்லாத வீடே இருக்காது”** என்ற மலையாளப் பழமொழி உள்ளது.

நெல்லிக்கனி ஒரு சஞ்சீவி மூலிகை என்பதால், ஆயுர்வேத மருத்துவத்தின் அபூர்வ மருந்துகளான திரிபலா சூரணம், சயவன் பிராஷ் லேகியம், அமிர்தகலாஷ் சூரணம், மதுமேக சூரணம், பிரம்ம லேகியம் ஆகியவைகளில் முக்கிய மூலப்பொருளாக நெல்லிக்காய்கள் சேர்க்கப்படுகின்றன. நெல்லி முள்ளியாக (நெல்லி வற்றல்) நூற்றுக் கணக்கான சித்த, ஆயுர்வேத, யுனானி மருந்துகளில் சேர்க்கப்படுகிறது.

நீலிப் பிருங்காதி, டாபர் அம்லா ஆகிய கூந்தல் தைலங்களில் நெல்லிக்காய் முக்கிய சேர்மைப் பொருளாகும்.

டாபர், இமாலயா, இம்காப்ஸ், அமெரிக்கன் ரெமிடிஸ் போன்ற ஆயுர்வேத மருந்து தயாரிப்பு நிறுவனங்களும், கேரளாவில் உள்ள அனைத்து ஆயுர்வேத வைத்தியசாலைகளும் நெல்லிக்காய்களை, அதிக அளவில் வாங்கிவருகின்றன. அவைகளின் தேவை ஆண்டுக்கு 41000 டன் நெல்லிக்காய்கள் என்று புள்ளிவிபரங்கள் தெரிவிக்கின்றன.

நெல்லியின் இதரப் பயன்கள்

மருத்துவப் பயன்கள் மற்றும் ஊட்டச்சத்துப் பயன்கள் மட்டுமின்றி வேறுபல நல்ல பயன்களையும் நெல்லி தந்துவருகிறது. அவைகள் வருமாறு:

1. இனிக்கும் தண்ணீர்

நெல்லிக்காயைத் தின்றுவிட்டு தண்ணீர் குடித்தால், அது சர்க்கரைத் தண்ணீர் போன்று இனிக்கும். இதன் காரணமாகப் பலர், குறிப்பாக சிறுவர்கள் நெல்லிக்காயைத் தின்றுவிட்டு தண்ணீர் குடித்து இன்பமடைவர். குடிக்கும் தண்ணீருக்கு இனிப்பூட்டும் சக்தி நெல்லிக் காய்க்கு மட்டுமே உள்ளது. பார்க்க இணைப்பு-9.

இராமநாதபுரம் மாவட்டத்தில் நகரத்தார்கள் வாழும் செட்டி நாடு ஊர்களில் ஒவ்வொரு கோயிலுக்கும் எதிரில் ஒரு பெரிய குளம் வெட்டப்பட்டிருக்கும். இந்தக் குளம் ஊரணி என்று அழைக்கப்படுகிறது. இந்த ஊரணிக் கரையில் நெல்லி மரங்கள் வளர்க்கப்படுகின்றன. கோயிலுக்கு வரும் பக்தர்கள், நெல்லி மரங்களிலிருந்து நெல்லிக் காய்களைப் பறித்துத் தின்றுவிட்டு, ஊரணித் தண்ணீரைக் குடித்துவிட்டு, அது தரும் இனிப்புச் சுவையை ருசித்து இன்புறுவார்கள்.

உப்புநீர் நல்ல நீராக மாறிவிடும்

இராமநாதபுரம் மாவட்டத்தில் ஒரு சில ஊர்களில் குடிநீர் தேவைக்காகத் தோண்டப்படும் கிணறுகளில் உப்புநீர்தான் கிடைக்கும். அதைக் குடிக்க முடியாது. அந்தக் கிணறுகளில் நெல்லி மரக்கட்டைகளைப் போட்டு வைப்பார்கள். ஒரு வாரத்திற்குள் கிணற்றிலுள்ள உப்புநீர் நல்ல நீராக மாறிவிடும். அந்த நீரைக் குடிக்க முடியும். இந்தப் பகுதி மக்கள் இந்த வழிமுறையைக் கடைப்பிடித்துதான் குடிநீர்க் கிணற்றில் உள்ள உப்பு நீரை நல்ல நீராக மாற்றி வருகின்றார்கள். இவ்வாறு உப்பு நீரை நல்ல நீராக மாற்றக் கூடிய சக்தி நெல்லிமரக் கட்டைக்கு மட்டுமே உள்ளது.

கோழித் தீவனமாகும் நெல்லிக் காய்கள்

நெல்லிக்காய்களில் வைட்டமின் சி சத்து அதிக அளவில் இருப்பதால், கோழித் தீவனத்தில் வைட்டமின் சி சத்தைச் சேர்ப்பதற்கு

நெல்லிக்காய்கள் பயன்படுத்தப்படுகின்றன. 1000 கிலோ கோழித் தீவனத்தில் 75 கிலோ நெல்லிக்காய்கள் சேர்க்கப்படுகின்றன.

பசுந்தழை உரமாகப் பயன்படும் நெல்லித் தழைகள்

விளை நிலங்களில் நெல்லி மர இலைகளைப் பசுந்தழை உரமாகப் பயன்படுத்தலாம். அதன் மூலம் நிலத்திலுள்ள களர்த்தன்மையைக் குறைத்திட முடியும். அமிலத் தன்மையை அதிகரித்திட முடியும்.

ஏலக்காய் பயிருக்கு மண்ணில் 5.0 - 6.5 என்ற பி.எச். அளவிலான அமிலத் தன்மை தேவைப்படுகிறது. இத்தகைய அமிலத் தன்மையைப் பெறுவதற்கு நெல்லித் தழைகள் பயன்படுத்தப்படுகின்றன. நெல்லித் தழைகளைப் பயன்படுத்துவது மூலம் ஏலக்காய் பயிருக்குத் தேவைப்படும் அமிலத்தன்மையை மண்ணில் பராமரிக்க முடியும்.

நெல்லி மரக்கட்டைகளின் பயன்பாடுகள்

நெல்லி மரக்கட்டைகளுக்கு கலங்கியிருக்கும் தண்ணீரைத் தெளியவைக்கும் சக்தி உள்ளது. உப்பு நீரை நல்ல நீராக மாற்றித் தரக்கூடியது. நெல்லி மரக்குச்சிகளிலிருந்து டானின் தயாரிக்கலாம்.

நெல்லி மரக்கட்டைகள் கடினத்தன்மை கொண்டவை. அவைகளை நீரில் மூழ்கி இருக்கும்படி வைத்தால், அவை அதிக வலிமை பெறுகின்றன. அதனால்தான் புதுக்கிணறு தோண்டும்போது, கட்டு மானத்திற்கு அடியில் வைக்கப்படும் 'சுராவளி' எனப்படும் வட்ட வடிவ மரச்சட்டம் செய்வதற்கு நெல்லி மரக்கட்டைதான் பயன்படுத்தப்படுகிறது.

கட்டடச் சட்டங்கள், ஜன்னல் சட்டங்கள், கதவுகள் மற்றும் அறைக்கலன்கள் செய்வதற்கு நெல்லி மரக்கட்டைகள் மிகவும் நல்லவை.

நெல்லி மரக்கட்டைகள் நல்ல விறகு ஆகும். அதன் வெப்பத் திறன் 5200 கிலோ கலோரிகள் / கிலோ கிராம் மரக்கட்டை என்ற அளவில் உள்ளது. நெல்லி விறகு எரிந்த பின்னர் எஞ்சும் சாம்பல் அளவு 2 சதவீதம் மட்டுமே.

நெல்லி மரம் தீ எதிர்ப்பு சக்தி கொண்டது. எனவே, எளிதில் காட்டுத் தீ பிடிக்கும் காடுகளில் நெல்லி மரங்களையும் சேர்த்து வளர்க்க வேண்டும் என்று பரிந்துரைக்கப்பட்டுள்ளது.

நெல்லி மரம், தமிழ் நாட்டுக்கு ஒரு வரப்பிரசாதம்

தமிழ்நாட்டில் மழைப் பொழிவு குறைந்து வருகிறது. நிலத்தடி நீர் மட்டம் அதல பாதாளத்திற்குச் சென்றுவிட்டது. கிணற்று நீர் உப்பு நீராக மாறிவருகிறது. கிணற்றுப் பாசன நிலங்களில் உப்புகள் படிந்து

உவர் நிலங்களாக மாறிவருகின்றன. பாசன நீர் பற்றாக் குறையால் விளை நிலங்கள் தரிசு நிலங்களாகக் கிடக்கின்றன. இத்தகைய இடர்பாடுகளைத் தாக்குப் பிடித்து வளரக்கூடிய பயிர் நெல்லி மரப் பயிர் மட்டுமே. வறட்சியில் புரட்சி செய்யும் பயிர் என்றும், தரிசு நிலத்தின் தங்கம் என்றும் நெல்லி பாராட்டப்படுகிறது. இத்தகைய நெல்லிப் பயிர் தமிழ்நாட்டுக்கு கிடைத்துள்ள வரப்பிரசாதமாகும்.

நெல்லி சாகுபடி சிரமம் குறைந்தது. செலவு குறைந்தது. வருமானம் நிறைந்தது. நெல்லிப் பயிரை, முதல் மூன்று ஆண்டுகள் முறையாகப் பராமரித்தால் போதும். அதற்குப் பின்னர் அது தானாகவே தன்னைப் பராமரித்துக்கொள்ளும். நான்காம் ஆண்டு முதல் நன்றாக காய்க்கத் தொடங்கிவிடும். நல்ல வருமானம் தந்திடும். ஐம்பது ஆண்டுகள் வரை அதிகமாகக் காய்க்கும். சிறு குறு விவசாயிகளுக்கு நெல்லி ஒரு சிறப்புப் பயிராகும்.

இன்றைய சூழ்நிலையில் விவசாயிகளுக்கு நல்ல வருமானத்தை நிரந்தரமாகத் தரக்கூடிய ஒரு பயிர் உண்டெனில், அது நெல்லியைத் தவிர வேறொன்றுமில்லை என்று அடித்துக் கூறுகிறார், இயற்கை விஞ்ஞானி அரிஸ்டாட்டில் ஆர்.எஸ். நாராயணன். எனவே, அவர் சொல்வதற்கிணங்க விவசாயிகள் நெல்லி பயிரிட்டு நல்ல வருமானம் ஈட்டிட வேண்டும். அதற்கு உதவும் வகையில் **வளம் தரும் நெல்லி** என்ற இந்த நூல் நல்ல முறையில் எழுதப்பட்டுள்ளது; படித்துப் பயன் பெறுவீர்.

2. நெல்லியின் தாயகம்

நெல்லி மரத்தின் தாயகம் இந்தியாவாகும். குறிப்பாக மத்திய இந்தியா மற்றும் தென் இந்தியாவாகும். நெல்லி மரம் இந்தியாவில் தொன்றுதொட்டு இருந்துவரும் பழம்பெரும் மரமாகும். 3500 வருட பாரம்பரியம் கொண்டது. இந்து மதத்தினரால் புனித மரமாகப் போற்றப்படுவது. இந்திய புராணங்களான ஸ்கந்த புராணம், பத்மபுராணம், சிவபுராணம், இராமாயணம், சரக சம்ஹிதா, சுஸ்ருத சம்ஹிதா ஆகியவைகளில் நெல்லி பற்றிய குறிப்புகள் ஏராளமாக உள்ளன.

இந்தியாவில் இமயம் முதல் குமரி வரை எல்லா இடங்களிலும் நெல்லி மரங்கள் உள்ளன. நெல்லியின் பல்லுயிர் பெருக்கம் இந்தியாவில் தான் பெருமளவில் காணப்படுகிறது. நெல்லி மரத்தின் தாயகம் இந்தியா தான் என்பதற்கு இவைகள் வலுவான ஆதாரங்கள் ஆகும்.

நெல்லி மரம் இந்தியாவின் மரம் என்பதால்தான், அதற்கு இண்டியன் கூஸ்பெர்ரி (Indian gooseberry - இந்தியாவின் பழமரம்) என்ற ஆங்கிலப்பெயர் சூட்டப்பட்டுள்ளது. நெல்லியின் மற்றொரு ஆங்கிலப் பெயரான ஆன்லா (Aonla) என்பது ஆம்லா (Amla) என்ற இந்தி மொழிப் பெயரிலிருந்து வந்ததாகும்.

நெல்லி மரத்தின் பிறப்பிடம்

நெல்லி, கடின வளரியல்பு கொண்ட இலையுதிர் தாவரமாகும். மிதமான வெப்பமும், வறண்ட வானிலையும் நிலவும் மித வெப்ப மண்டல இலையுதிர் காடுதான் நெல்லியின் வாழிடமாகும். இத்தகைய வாழிடம்தான் நெல்லியின் பிறப்பிடமாகவும் இருக்கக்கூடும். இத்தகைய வாழிடம் இந்தியாவில் விந்திய மலைக்காட்டில் காணப்படுகிறது. அங்குதான் ஏராளமான நெல்லி மரங்கள் தன்னிச்சையாக வளர்ந்து வருகின்றன. எனவே, விந்தியமலைக் காடுதான் நெல்லியின் பிறப்பிடமாக இருக்கக்கூடும். இது பற்றி ஆய்வு நடத்தப்பட வேண்டும்.

நெல்லி, குறிஞ்சி மற்றும் நெய்தல் நிலத்து மரமாகும். மருதம் மற்றும் நெய்தல் நிலத்திலும் நெல்லி மரம் நன்றாக வளர்கிறது. பாலை நிலம் நெல்லிக்கு ஆகாது.

இந்தியாவில் இமயமலை அடிவாரம், விந்தியமலை, ஆரவல்லி மலை, மேற்குத் தொடர்ச்சி மலை, கிழக்குத் தொடர்ச்சி மலைகளில் உள்ள காடுகளில் ஏராளமான நெல்லி மரங்கள் தன்னிச்சையாக வளர்ந்து, காட்டு மரங்களாகக் காணப்படுகின்றன. இந்தக் காட்டு

நெல்லி மரங்களிலிருந்து ஆண்டுதோறும் சுமார் 50,000 டன் நெல்லிக் காய்கள் பறிக்கப்பட்டு ஆயுர்வேத மருந்து நிறுவனங்களுக்கு விற்கப்படுகின்றன. இது மலைவாழ்மக்களுக்கு நல்லதொரு வாழ்வாதாரமாக உள்ளது.

இந்தியாவைத் தவிர, பாகிஸ்தான், பங்களாதேஷ், ஸ்ரீலங்கா, மியான்மர், மலேசியா, சிங்கப்பூர், தெற்கு சீனா, வியட்நாம், தாய்லாந்து கம்போடியா, பிலிப்பைன்ஸ், லாவோஸ் ஆகிய நாடுகளிலும் நெல்லிமரங்கள் காடுகளில் தன்னிச்சையாக வளர்ந்து காணப்படுகின்றன. இவைகளிலிருந்து நெல்லிக்காய்கள் பறிக்கப்பட்டு பயன்படுத்தப் படுகின்றன. இந்த நாடுகளில் நெல்லி மரம் தனிப்பயிராகப் பயிரிடப்படுவதில்லை. இந்த நாட்டு மொழிகளில் நெல்லிக் காய்களுக்கு தனிப் பெயர்கள் உள்ளன. இந்த நாடுகளை நெல்லி மரத்தின் இரண்டாம் நிலைத் தாயகமாக ஏற்றுக்கொள்ளலாம். இந்தியாதான் நெல்லி மரத்தின் முதன்மைத் தாயகம். இதில் எவ்வித கருத்து வேறுபாடும் கிடையாது.

அமெரிக்காவில் நெல்லி மரங்கள்

நெல்லிக்காய்களில் அதிக அளவு வைட்டமின் சி சத்து இருப்பதை அறிந்த அமெரிக்க வேளாண்மைத் துறை நெல்லி மரங்களை அமெரிக்காவில் வளர்ப்பதற்கான முயற்சிகளை மேற்கொண்டது. இதற்காக 1901 ஆம் ஆண்டு ரீசனர் பிரதர் மற்றும் புளோரிடா சீட்ஸ் என்ற இரண்டு பிரசித்தி பெற்ற விதை நிறுவனங்களிடமிருந்து நெல்லி விதைகள் வாங்கப்பட்டன.

புளோரிடா மாநிலத்தில் வீட்டுத் தோட்டங்களில் நெல்லி மரங்களை வளர்க்கும் பொருட்டு, அம் மாநில மக்களுக்கு நெல்லி விதைகள் வழங்கப்பட்டன. பெர்முடா, கியூபா, போர்ட்டோ ரீகோ, டிரினிடாட், பனாமா, ஹவாய் ஆகிய மாநிலங்களில் பூங்காக்கள் மற்றும் ஆராய்ச்சி நிலையங்களில் நெல்லி மரங்கள் வளர்க்கப்பட்டன. எல்லா இடங்களிலும் நெல்லி மரங்கள் நன்றாக வளர்ந்து வந்தன. நன்றாக காய்க்கவும் செய்தன.

அந்தக் காலகட்டத்தில் பார்படாஸ் செர்ரி பழங்களில், நெல்லிக் கனிகளைவிட அதிக அளவு வைட்டமின் சி சத்து இருப்பது தெரிய வந்ததால், பார்படாஸ் செர்ரி மரங்களை வளர்ப்பதற்கான முயற்சிகள் மேற்கொள்ளப்பட்டன. அதன் விளைவாக நெல்லி மரங்கள் கைவிடப்பட்டன. பராமரிப்பு இல்லாத காரணத்தினால் பெரும்பாலான நெல்லி மரங்கள் பட்டுவிட்டன. பல இடங்களில் சாலை போடுதல், கட்டடங்கள் கட்டுதல் போன்ற வளர்ச்சிப் பணிகளைச் செய்வதற்காக நெல்லி மரங்கள் வெட்டப்பட்டுவிட்டன. தெற்கு புளோரிடாவில் மட்டும் ஒரு சில நெல்லி மரங்கள் இன்றும் உயிரோடு நின்று கொண்டிருக்கின்றன என்பது குறிப்பிடத்தக்கது.

3. இந்தியாவில் நெல்லி

முன்காலத்தில் இந்தியாவில் நெல்லி மரங்கள் காடுகளில்தான் இருந்தன. நாட்டுப் பகுதிகளில் நெல்லி மரங்கள் இல்லை. காடுகளிலும், மலைகளிலும் நெல்லி மரங்கள் தன்னிச்சையாக வளர்ந்து வந்தன. அவைகள் காட்டு நெல்லி என்றும், மலை நெல்லி என்றும் அழைக்கப்பட்டன. அவைகளிலிருந்து நெல்லிக் காய்களைப் பறித்து மனிதர்கள் உண்டு வந்தனர். தங்களுடைய நெல்லிக் காய் தேவைகளுக்கு மனிதர்கள் முழுக்க முழுக்க காட்டு நெல்லி மரங்களைத்தான் நம்பி இருந்தனர். இன்றும்கூட இந்தியக் காடுகளிலிருந்து ஆண்டுதோறும் சுமார் 50,000 டன் நெல்லிக்காய்கள் சேகரிக்கப்பட்டு வருகின்றன. பார்க்க படங்கள்

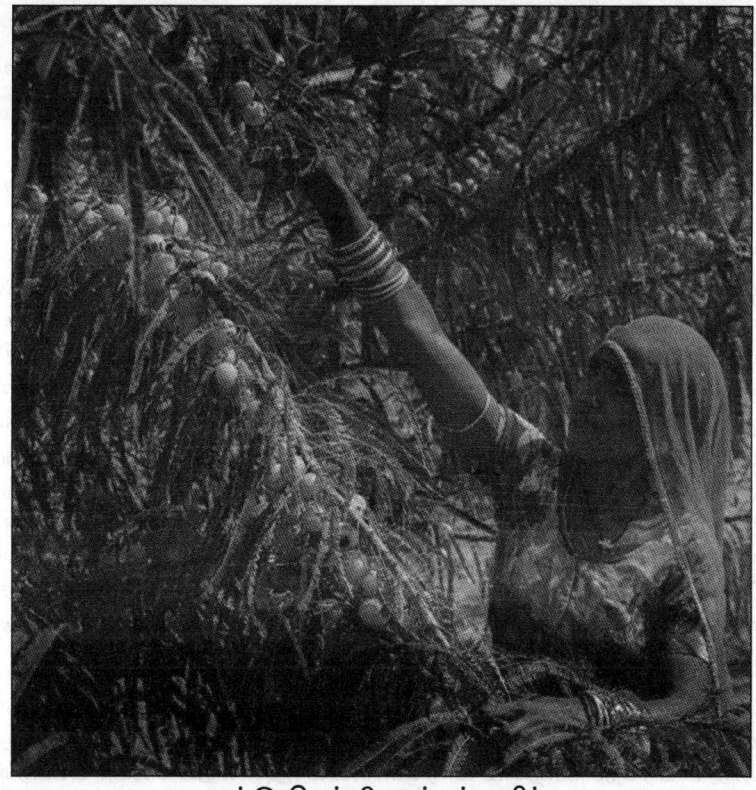

காட்டு நெல்லி காய்கள் பறிப்பு

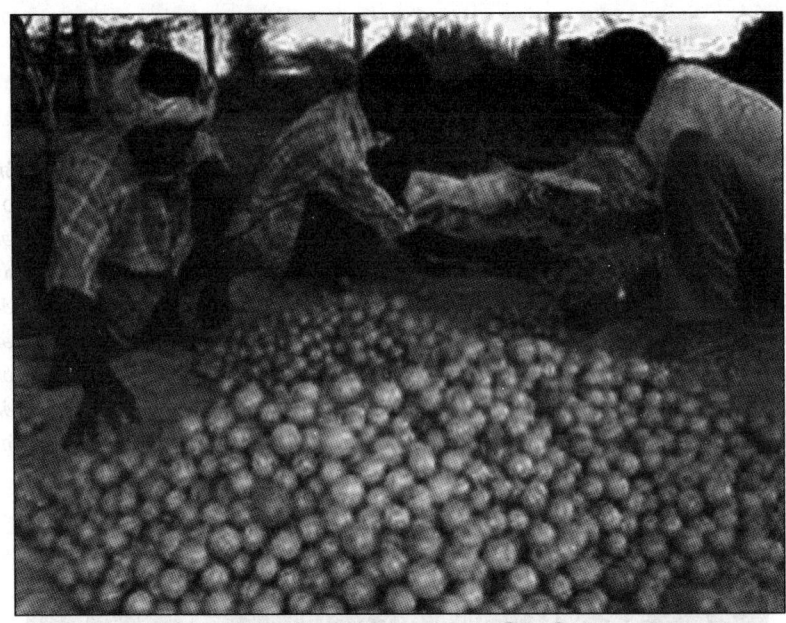

காட்டு நெல்லிக்காய்கள் சேகரிப்பு

1881ஆம் ஆண்டில் நடந்த ஒரு நிகழ்வு இந்தியாவில் நெல்லி மரம் வளர்ப்புக்கு வித்திட்டது. அந்த ஆண்டில் உத்தரப்பிரதேச மாநிலம் பிரதாப்கர் மாவட்டத்தின் சிற்றரசனுக்கு உடல் நலக்குறைவு ஏற்பட்டது. அதைக் குணப்படுத்துவதற்கு அந்த அரசன் தினந்தோறும் நெல்லிக் காய்களைத் தவறாமல் உண்டு வரவேண்டும் என்று அரசவை வைத்தியர் கூறிவிட்டார். அதற்கிணங்க, அரசனுக்குக் கொடுப்பதற்கு அதிக அளவில் நெல்லிக்காய்கள் தேவைப்பட்டன. அரசனின் நெல்லிக்காய் தேவையை நிறைவு செய்யும் பொருட்டு நிறைய நெல்லி மரங்கள் நடப்பட்டன. அதற்கான நெல்லிக் கன்றுகள் வாரணாசியிலிருந்தும் குஜராத்திலிருந்தும் கொண்டுவரப்பட்டன. வாரணாசியிலிருந்து வந்த நெல்லிக் கன்றுகள் பனாரசி என்றும், குஜராத்திலிருந்து கொண்டு வரப்பட்ட நெல்லிக் கன்றுகள் பிரான்சிஸ் என்றும் அழைக்கப்பட்டன. இவ்வாறு இந்தியாவில் 1881 ஆம் ஆண்டில் முதன்முதலாக நெல்லி மரம் வளர்ப்பு ஆரம்பிக்கப்பட்டுள்ளது. ஆரம்பத்தில் பனாரசி மற்றும் பிரான்சிஸ் என்ற இரண்டு நெல்லி ரகங்கள் மட்டுமே இருந்தன.

இந்தியாவில் சுமார் 250 ஆண்டுகளுக்கு முன்னர்தான் முதன் முதலாக நெல்லி ஒரு தோட்டப் பயிராகப் பயிரிடப்பட்டுள்ளது. உத்தரப் பிரதேச மாநிலம் வாரணாசியில் (அன்றைய பெயர் பனாரஸ்) மகாராஜா காசி நரேஷுக்கு சொந்தமான சாகியா, ராம்நகர் மற்றும்

ராஜதலாப் என்ற மூன்று தோட்டங்களில் நெல்லி முறைப்படி பயிரிடப்பட்டுள்ளது. வாரணாசி அருகில் இருந்த விந்திய மலையின் அடிவாரத்தில் தன்னிச்சையாக வளர்ந்திருந்த காட்டு நெல்லி மரங்களில் பெரிய காய்களை நிறையக் காய்த்திருந்த ஒரு சில நெல்லி மரங்களைக் கண்டுபிடித்து, அவற்றின் காய்களிலிருந்து விதைகளைப் பிரித்தெடுத்து நெல்லி மரங்கள் வளர்க்கப்பட்டன. அதைப் பார்த்தப் பொது மக்கள் வீட்டுத்தோட்டங்களிலும், மாந்தோப்புகளிலும் ஓரிரண்டு நெல்லிக் கன்றுகளை நட்டு வளர்ந்தனர். இவ்வாறாக இந்தியாவில் நெல்லி சாகுபடிக்குப் பிள்ளையார் சுழி போடப்பட்டது.

பனாரசி நெல்லி மரங்களில் மிக அதிக அளவில் காய்த்துள்ள நல்லதொரு நெல்லி மரம் 1930 ஆம் ஆண்டு ராஜா அஜித் பிரதாப்சிங் என்பவரால் தற்செயலாகக் கண்டுபிடிக்கப்பட்டது. அந்த நெல்லி மரத்தின் விதைகளைக் கொண்டு இனப்பெருக்கம் செய்து சாக்ளா என்ற புதிய நெல்லி ரகம் உருவாக்கப்பட்டது. சாக்ளா என்ற இந்தப் புதிய நெல்லி ரகத்தின் பெயர் பின்னர் 'சாக்கையா' என்று மாற்றப்பட்டது. இந்த சாக்கையா நெல்லிரகம் 1936 ஆம் ஆண்டு முதன் முதலாக கொண்டகாவ் கிராமத்தில் ஸ்ரீ ஜகத் பகதூர் சிங் என்பவரால் வணிகரீதியில் சாகுபடி செய்யப்பட்டுள்ளது. இவ்வாறாக பனாரசி, பிரான்சிஸ், சாக்கையா என்ற மூன்று நெல்லி ரகங்கள் கிடைத்தன. இவைகள் இந்தியாவில் பெருமளவில் சாகுபடி செய்யப்பட்டு வந்தன. இந்த மூன்று நெல்லி ரகங்களும் இந்திய நெல்லி சாகுபடியில் நீண்ட காலமாக கோலோச்சி வந்தன. இவ்வாறாக இந்தியாவில் காட்டு மரமாக இருந்துவந்த நெல்லிமரம், நாட்டு மரமாக மாறியது. நல்லதொரு தோட்டப் பயிராகப் பயிரிடப்பட்டது.

நெல்லி மரத்தின் அருமை பெருமைகள் காரணமாக அதை நல்லதொரு தோட்டப் பயிராகப் பயிரிட வேண்டிய அவசியம் ஏற்பட்டது. அதற்காகப் புதிய நெல்லி ரகங்களையும், சீர்மிகு சாகுபடி தொழில்நுட்பங்களையும் உருவாக்க வேண்டிய அவசியம் ஏற்பட்டது. அதற்கான முயற்சிகளை 1981-82 ஆம் ஆண்டில் உத்தரப் பிரதேச மாநிலம் பைசாபாத்தில் உள்ள நரேந்திர தேவா வேளாண்மை தொழில் நுட்ப பல்கலைக்கழகம் மேற்கொண்டது. 1982-83 ஆம் ஆண்டில் இதற்கான நிதி ஒதுக்கப்பட்டது. ஒருங்கிணைந்த வறண்ட நிலப் பழப் பயிர்கள் ஆராய்ச்சித் திட்டத்தில் நெல்லிப் பயிர் பற்றிய ஆராய்ச்சிகளுக்கு அதிக முக்கியத்துவம் அளிக்கப்பட்டது. அதற்கு அதிக நிதியும் அளிக்கப்பட்டது. அதன் பயனாகப் பல புதிய நெல்லி ரகங்களும், புதிய சாகுபடி தொழில்நுட்பங்களும் உருவாக்கப்பட்டன. இந்தியாவில் நெல்லி சாகுபடி உத்வேகம் பெற்றது.

இன்று இந்திய மக்களிடையே நெல்லிக்காய்களின் ஊட்டச் சத்துப் பண்புகள் மற்றும் மருத்துவப் பண்புகள் பற்றிய விழிப்புணர்வு அதிகரித்து வருகிறது. அதன் காரணமாக நெல்லிக்காய்களின் அன்றாட உபயோகம் அதிகரித்து வருகிறது. நெல்லி சார் பண்டங்கள் மற்றும் பானங்களின் பயன்பாடுகள் வெகுவாக அதிகரித்து வருகின்றன. நெல்லிக்காய்களின் அன்றாடத் தேவைகள் அதிகரித்து வருவதால், நெல்லிக்காய்களின் நேரடி விற்பனை அதிகரித்துவருகிறது. அதனால் நெல்லிக்காய்களுக்கு நல்ல விலை கிடைத்து வருகிறது. இன்று நெல்லி நல்லதொரு இலாபகரமான பணப்பயிராக விளங்கி வருகிறது. நெல்லி, சாகுபடிக்கு வளமான வருங்காலம் உள்ளது. 21 ஆம் நூற்றாண்டின் சீர்மிகு சிறப்புப் பயிர் என்று நெல்லி பாராட்டப்படுகிறது.

இந்தியாவில் உத்தரப்பிரதேசம், மத்தியப்பிரதேசம், குஜராத், தமிழ்நாடு ஆகிய மாநிலங்களில் அதிக அளவில் நெல்லி பயிரிடப்படுகிறது. உத்தரப்பிரதேசம் மாநிலத்தில் பிரதாப்கர், ரேபெர்லி, வாரணாசி, ஜான்பூர், சுல்தான் பூர், கான்பூர், மதுரா, ஆக்ரா ஆகிய மாவட்டங்களில் அதிக அளவில் நெல்லி பயிரிடப்படுகிறது. உத்தரப்பிரதேசம் மாநிலத்தில் ஆக்ரா, மதுரா, எடாவா, பத்தேப்பூர் மாவட்டங்களில் உள்ள உவர் நிலங்களிலும், புந்தேல்கண்ட் மாநிலத்தில் உள்ள வறண்ட நிலங்களிலும் நெல்லி சாகுபடி தீவிரமாகச் செய்யப்படுகிறது.

இந்தியாவில் மகாராஷ்டிரா, இராஜஸ்தான், ஆந்திரா, கர்நாடகா, தமிழ்நாடு, அரியானா (ஆரவல்லி மலைப் பகுதி) மற்றும் பஞ்சாப் (கண்டிப் பகுதி) மாநிலங்களில் நெல்லி சாகுபடி வெகுவேகமாக விரிவடைந்து வருகிறது.

இந்தியாவின் வடகிழக்கு மாநிலங்களில் நெல்லி வணிகரீதியில் தோட்டப் பயிராகப் பயிரிடப்படுவதில்லை. அங்கு நெல்லி பற்றிய விழிப்புணர்வு மிகவும் குறைவு. அங்கு வீட்டுத் தோட்டங்களில்தான் நெல்லி குறைந்த அளவில் வளர்க்கப்படுகின்றன. அதுவும் உள்ளூர் நெல்லி ரகங்கள்தான் வளர்க்கப்படுகின்றன. வடகிழக்கு மாநிலங்களில் நவீன நெல்லி சாகுபடி பற்றிய விழிப்புணர்வை விவசாயிகளிடம் ஏற்படுத்த வேண்டியது அவசியமாகும். இது காலத்தின் கட்டாயம்.

உலகளவில் இந்தியாவில்தான் அதிகப் பரப்பளவில் நெல்லி பயிரிடப்படுகிறது. இன்று இந்தியாவில் 1,00,480 எக்டேர்களில் நெல்லி பயிரிடப்படுகிறது. 11,96,840 டன் நெல்லிக்காய்கள் உற்பத்தி செய்யப்படுகின்றன. இந்தியாவில் நெல்லி மரத்தின் மகசூல் திறன் எக்டேருக்கு 12 டன் என்ற அளவில் உள்ளது. இந்தியாவில் நெல்லி சாகுபடி சிறப்பாகச் செய்யப்படுகிறது.

4. தமிழ்நாட்டில் நெல்லி

தமிழ்நாட்டில் நெல்லி மரங்கள் தொன்றுதொட்டு இருந்து வருகின்றன. ஆனால் நெல்லி சாகுபடி இல்லை. அதாவது மா, வாழை போன்று ஒரு தோட்டப்பயிராக நெல்லி பயிரிடப்படவில்லை. அன்றைய காலத்தில் நெல்லி மரங்கள் காடுகளில்தான் இருந்தன. அந்தக் காட்டு மரங்களிலிருந்து நெல்லிக் காய்களைப் பறித்து வந்து மக்கள் பயன்படுத்தினார்கள். காடுகளிலிருந்து நெல்லிக்காய்கள் தாராளமாகக் கிடைத்து வந்த காரணத்தினால், நெல்லியை ஒரு தோட்டப் பயிராகப் பயிரிட வேண்டிய அவசியம் ஏற்படவில்லை. அதனால் தமிழ் நாட்டில் நெல்லி சாகுபடி செய்யப்படவில்லை. இருப்பினும் தனியார் தோட்டங்களில் ஐந்தாறு நெல்லி மரங்கள் சொந்தத் தேவைக்காக வளர்க்கப்பட்டு வந்தன. ஒரு சிலர், வீடுகளில் ஓரிரண்டு நெல்லி மரங்களை, சோதிட சாஸ்திரப்படி வணங்கி வழிபடுவதற்காக வளர்த்து வந்தனர்.

கோயில்களில் **தலவிருட்சமாக** நெல்லி மரங்கள் வளர்க்கப் பட்டன. கிராமப்புறங்களில் தரிசு நிலங்களில் நெல்லி மரங்கள் வளர்ந்து காணப்பட்டன. சிறுவர்கள், அந்த மரங்களிலிருந்து நெல்லிக்காய்களைப் பறித்துத் தின்றுவிட்டு தண்ணீர் குடித்து இன்புறுவார்கள். இதுதான் தமிழ்நாட்டில் நெல்லிப் பயிரின் அன்றைய நிலைமை. முப்பது ஆண்டு களுக்கு முன்பு வரை, தமிழ்நாட்டில் நெல்லி சாகுபடி சொல்லும் படியாக இல்லை. அதற்கான காரணங்கள் வருமாறு:

1. அன்றைய காலத்தில் தமிழ்நாட்டில் விதைக் கன்றுகள் மூலம் தான் நெல்லி மரங்கள் வளர்க்கப்பட்டன. அந்த நெல்லி மரங்கள் காய்ப்புக்கு வருவதற்கு பத்தாண்டுகள் பிடித்தன. காய்ப்பும் சீராக இல்லை. பல இடங்களில் நெல்லி மரங்கள் காய்ப்புக்கு வராமல் நின்றுவிட்டன. அதனால் அதிருப்தி அடைந்த விவசாயிகள் அந்த நெல்லி மரங்களை வெட்டிவிட்டார்கள். "நம்ம ஊருக்கு நெல்லி மரம் சரிப்பட்டு வராது" என்ற எண்ணம் விவசாயிகளிடம் ஏற்பட்டுவிட்டது. அதன் காரணமாக, நெல்லியைத் தோட்டப் பயிராகப் பயிரிடுவதற்கு விவசாயிகள் முன் வரவில்லை

2. அன்றைய காலத்தில் தமிழ்நாட்டில் இருந்த நாட்டு நெல்லி ரகங்கள் ஆண்டுக்கு ஒரு முறைதான் காய்ந்தன. அவைகளில் காய்த்த நெல்லிக்காய்கள் சிறியவைகளாக இருந்தன. காய்ப்பும் சீராக இல்லை. அதனால் நெல்லி மரங்களைத் தோட்டப் பயிராகப் பயிரிடுவதற்கு விவசாயிகள் விரும்பவில்லை.

3. நெல்லிக் காய்களை நேரடியாகத் தின்றால் துவர்க்கும். இனிக்காது. தொண்டை கட்டிக்கொள்ளும். அதனால் நெல்லிக் காய்களை நேரடியாக உண்பது மிகவும் குறைவு. அதனால் நெல்லிக் காய்களின் அன்றாடத் தேவை குறைவு. அதனால் நெல்லிக் காய்களுக்கு விற்பனை வாய்ப்பு இல்லை. அதனால் நெல்லி சாகுபடி செய்யப்படவில்லை.

4. அன்றைய காலத்தில் தமிழ்நாட்டில் நெல்லிக்காய்கள் பெரும்பாலும் ஊறுகாய் போடுவதற்குத்தான் பயன்படுத்தப்பட்டன. அதற்கான நெல்லிக்காய்கள் காடுகளிலிருந்து தாராளமாகக் கிடைத்து வந்தன. அதனால் நெல்லி மரங்களை தனிப் பயிராகத் தோட்டங்களில் பயிரிட வேண்டிய அவசியம் ஏற்படவில்லை. அதனால் தமிழ்நாட்டில் நெல்லி சாகுபடி எடுபடவில்லை.

5. மாம்பழம், வாழைப்பழம், ஆரஞ்சுப்பழம் போன்று நெல்லிக் கனிகள் அன்றாடம் நேரடியாகத் தின்னப்படுவதில்லை. அதனால் நெல்லிக்கனிகளின் அன்றாடத் தேவை மிகவும் குறைவு. விற்பனை வாய்ப்பும் குறைவு. அதனால் நெல்லி சாகுபடி தமிழ்நாட்டில் எடுபடவில்லை.

இவ்வாறு தமிழ்நாட்டில் நெல்லி சாகுபடி எடுபடாமல் இருந்த காலகட்டத்தில் நடந்த நிகழ்வு ஒன்று, தமிழ்நாட்டில் நல்லதொரு நெல்லி சாகுபடிக்கு வித்திட்டது. தமிழ்நாட்டில் நெல்லி சாகுபடி உத்வேகம் பெற்றது. வேகமாக விரிவடைந்தது. இன்று தமிழ்நாட்டில் நெல்லிசாகுபடி 7299 எக்டேர்களாக விரிவடைந்துள்ளது. இது பெருமைக்குரிய சாதனையாகும்.

முப்பது ஆண்டுகளுக்கு முன்பு நடைபெற்ற அந்த நிகழ்வு பற்றிய விபரம் வருமாறு:

சேலத்தில் நாற்றுப் பண்ணை நடத்தி வந்த எஸ்.எஸ்.மேத்தா, முப்பது ஆண்டுகளுக்கு முன்பு மும்பை சென்றிருந்தபோது, அங்குள்ள காய்கனி சந்தையில் பெரிய அளவு நெல்லிக்காய்களைப் பார்த்தார் அவ்வளவு பெரிய நெல்லிக்காய்களை அதற்குமுன் அவர் பார்த்தது கிடையாது. தமிழ்நாட்டில் சிறிய நெல்லிக்காய்களைப் பார்த்திருந்த அவருக்கு அந்தப் பெரிய நெல்லிக்காய்கள் அதிசயமாகத் தெரிந்தன. அந்தப் பெரிய நெல்லிக்காய்கள் வடநாட்டு நெல்லி மரங்களின் காய்கள் என்றும், அந்த ரக நெல்லி மரங்கள் தமிழ்நாட்டில் இல்லை என்றும் அவர் தெரிந்துகொண்டார். அத்தகைய பெரிய நெல்லிக் காய்களைக் காய்க்கின்ற வடநாட்டு நெல்லி ரகங்களை தமிழ்நாட்டில் பயிரிட வேண்டும் என்று மேத்தா விரும்பினார். அதற்காக மும்பை காய்கனி சந்தையிலிருந்து பெரிய நெல்லிக்காய்களை வாங்கி, சேலத்திற்கு கொண்டுவந்தார்.

சேலத்தில் வைத்து அந்தப் பெரிய நெல்லிக் காய்களிலிருந்து விதைகளைப் பிரித்தெடுத்து அவரது நாற்றுப் பண்ணையில் விதைத்து பரிச்சார்த்தமாகப் பயிரிட்டுப் பார்த்தார். அந்த விதைகளிலிருந்து முளைத்து வந்த நெல்லிக் கன்றுகள் நன்றாக வளர்ந்து வந்தன. மூன்று ஆண்டுகளில் காய்க்கத் தொடங்கிவிட்டன. பெரிய காய்கள் நிறையக் காய்த்தன. அதன் மூலம் வடநாட்டு பெருநெல்லி மரத்தை தமிழ்நாட்டில் பயிரிட முடியும் என்பது தெரியவந்தது. இவ்வாறாக தமிழ்நாட்டில் பெருநெல்லி சாகுபடிக்கு பிள்ளையார் சுழி போடப்பட்டது. அந்தப் பெருநெல்லிப் பயிரை தமிழ்நாட்டில் பெரிய அளவில் பயிரிட வேண்டும் என்று மேத்தா விரும்பினார். அதற்கான முயற்சிகளை அவர் தீவிரமாக மேற்கொண்டார்.

அந்தத் தருணத்தில் முதன்மை நெல்லி விஞ்ஞானி முனைவர் ஆர்.கே. பதக் உருவாக்கியுள்ள புதிய நெல்லி ரகங்கள் பைசாபாத்தில் உள்ள நரேந்திர தேவா வேளாண்மை தொழில்நுட்பப் பல்கலைக்கழகத்தில் கிடைப்பது தெரியவந்தது. அந்தச் சமயத்தில் மேத்தா, "வறண்ட நில பழப் பயிர்கள் பயிலரங்கத்தில்", பங்கேற்பதற்காக பைசாபாத் செல்ல நேரிட்டது. அதற்காக பைசாபாத் சென்ற மேத்தா, அங்குள்ள நரேந்திர தேவா வேளாண்மைப் பல்கலைக்கழகத்தின் பழ ஆராய்ச்சிப் பண்ணையைப் பார்வையிடச் சென்றார். அந்தப் பண்ணையில் எல்லா என்.ஏ. நெல்லி ரகங்களும் இருந்தன. அவைகளில் பெரிய நெல்லிக் காய்கள் கொத்துக் கொத்தாகக் காய்த்து தொங்கிக்கொண்டிருந்தன. அது ஒரு கண்கொள்ளாக் காட்சியாக இருந்தது. அந்த நெல்லி மரங்களின் அமோகமான காய்ப்பை கண்ணாரக் கண்ட மேத்தா, அத்தகைய அருமையான நெல்லிப் பயிரை தமிழ் நாட்டில் அவசியம் பயிரிட வேண்டும் என்று முடிவு செய்தார்.

வடநாட்டு பெருநெல்லி ரகங்களை, குறிப்பாக என்.ஏ. ரகங்களை தமிழ்நாட்டில் பெரிய அளவில் பயிரிடுவது குறித்து, முன்னோடி நெல்லி விஞ்ஞானியான முனைவர் ஆர்.கே.பதக் அவர்களுடன் மேத்தா கலந்து ஆலோசித்தார். வறண்ட வானிலையும், குறைந்த மழைப் பொழிவும் காணப்படும் எல்லா தமிழக மாவட்டங்களிலும் பயிரிடுவதற்கு நெல்லி சரியான பயிர் என்று முனைவர் ஆர்.கே.பதக் திட்ட வட்டமாகக் கூறிவிட்டார். அதன் அடிப்படையில் மேத்தா விரைந்து செயல்பட்டார். புதிய நெல்லி ரகங்களான என்.ஏ. 7 (நீலம்), என்.ஏ 4 (காஞ்சன்), என்.ஏ 5 (கிருஷ்ணா) என். ஏ 6, என். ஏ.10 நெல்லி ரகங்களைப் பயிர் பெருக்கம் செய்வதற்குத் தேவையான தண்டுக் குச்சிகளை முனைவர் ஆர்.கே.பதக் போதிய அளவில் மேத்தாவுக்கு கொடுத்து உதவினார். அந்த தண்டுக் குச்சிகளைப் பெற்றுக்கொண்டு, மேத்தா

சேலம் வந்து சேர்ந்தார். இவ்வாறாக வட இந்தியப் பெருநெல்லி ரகங்கள் முதன்முதலாக தமிழ் நாட்டுக்கு கொண்டு வரப்பட்டன. அதற்குக் காரண கர்த்தாவாக இருந்தவர், சேலம் எஸ்.எஸ் மேத்தா தான்.

முனைவர் ஆர்.கே.பதக் தந்துள்ள தண்டுக் குச்சிகளைப் பயன்படுத்தி நெல்லி தாய் மரங்களைத் தனது நாற்றுப் பண்ணையில் நல்ல முறையில் மேத்தா வளர்த்தார். அந்தத் தாய் மரங்களின் மூலம் நரேந்திரா நெல்லி ரகங்களின் ஒட்டுக் கன்றுகளை ஏராளமாக உற்பத்தி செய்து, தாராளமாக விவசாயிகளுக்கு விநியோகம் செய்தார். அதன் பயனாக தமிழ்நாட்டில் பெருநெல்லிச் சாகுபடி அதிகரித்தது, நெல்லிக்காய்களின் உற்பத்தியும் அதிகரித்தது.

தடைக்கற்கள் தகர்ந்தன

தமிழ்நாட்டில் நெல்லி சாகுபடி எடுபடாமல் இருந்ததற்கான காரணங்கள் இப்போது நீங்கிவிட்டன. அது பற்றிய விபரங்கள் வருமாறு:

1. பெருநெல்லி ரகங்கள் வந்தன

1. சிறிய காய்கள் காய்க்கின்ற நாட்டு நெல்லி ரகங்களுக்கு மாற்றாக பெரிய காய்கள் காய்கின்ற புதிய பெருநெல்லி ரகங்கள் வட இந்தியாவிலிருந்து கொண்டு வரப்பட்டு, அவைகளின் ஒட்டுக் கன்றுகள் பெருமளவில் உற்பத்தி செய்யப்பட்டு விவசாயிகளுக்கு வழங்கப்பட்டன. அதன் பயனாக தமிழ்நாட்டில் நெல்லி சாகுபடி புதுவாழ்வு பெற்றது. நெல்லி சாகுபடிப் பரப்பும், உற்பத்தியும் வெகுவாக அதிகரித்தன. இன்று பெருநெல்லி, இலாபகரமான பணப்பயிராகப் பயிரிடப்படுகிறது.

நாட்டு நெல்லிரகம் × பெருநெல்லி ரகம் ஒரு ஒப்பீடு

	நாட்டு நெல்லி விதைக்கன்று	பெருநெல்லி ஒட்டுக் கன்று
1. காய்ப்புக்கு வருவதற்குப் பிடிக்கும் காலம் (வருடங்கள்)	8-10	3
2. பயிர் எண்ணிக்கை / ஏக்கர்	60	200
3. ஒரு வருடத்தில் கிடைக்கும் காய்ப்புகள்	1	2
4. ஒரு நெல்லிக்காயின் சராசரி எடை (கிராம்)	10 - 15	30 - 40
5. நெல்லிக்காய் மகசூல் (சராசரி) (டன் / ஏக்கர்)	2	5
6. நெல்லிக்காய்களின் விலை (ரூபாய் / கிலோ)	10 - 15	30 - 40

2. அதிகரித்து வரும் நெல்லிக்காய் தேவைகள்:

தமிழ்நாட்டு மக்களிடையே நெல்லிக்காய்களின் ஊட்டச்சத்துப் பண்புகள் மற்றும் மருத்துவக் குணங்கள் பற்றிய விழிப்புணர்வு அதிகரித்து வருகிறது. அதன் காரணமாக நெல்லிக்காய்களின் அன்றாட உபயோகம் அதிகரித்து வருகிறது. நெல்லிக்காய்களின் நேரடி விற்பனை அதிகரித்து வருகிறது. நெல்லிக்காய்களுக்கு நல்ல விலை கிடைத்து வருகிறது.

3. மதிப்பு கூட்டப்பட்ட நெல்லிப் பொருட்களின் உற்பத்தி அதிகரிப்பு.

நெல்லிக்காய்களைப் பதப்படுத்தி, பல வகையான மதிப்பு கூட்டப்பட்ட பண்டங்கள் மற்றும் பானங்கள் தயாரிப்பதற்கான நவீன தொழில்நுட்பங்கள், நவீன இயந்திரங்கள் மற்றும் நவீன சிப்ப முறைகள் இப்போது உருவாக்கப்பட்டுள்ளன. அவைகளைப் பயன்படுத்தி நெல்லி சார் தொழில்கள் நிறையத் தொடங்கப்பட்டு வருகின்றன. அவைகளுக்கான நெல்லிக்காய்களின் தேவைகள் ஆண்டுதோறும் அதிகரித்து வருகின்றன. அதனால் நெல்லிக்காய்களுக்கு நல்ல விலை கிடைத்துவருகிறது.

4. நெல்லிசார் மருந்துப் பொருட்கள் தயாரிப்பு அதிகரிப்பு.

சயவன்பிராஷ் லேகியம், திரிபலா சூரணம், மதுமேக சூரணம், பிரம்ம ரசாயன், நெல்லி முள்ளி போன்ற ஆயுர்வேத மருந்துகள், நீலிப்பிருங்காதி, டாபர் அம்லா போன்ற கூந்தல் தைலங்கள், நெல்லி வற்றல், நெல்லி முரபா, தேன் நெல்லி, நெல்லிச் சாறு போன்றவைகளும் அதிக அளவில் தயாரிக்கப்பட்டு வருகின்றன. அவைகளுக்கான நெல்லிக்காய்கள் தேவைகள் அதிகரித்துவருகின்றன.

5. கேரளாவின் நெல்லிக்காய்கள் தேவை அதிகம்

அண்டை மாநிலமான கேரளாவில் அதிக மழைப் பொழிவு காரணமாக அங்கு நெல்லி தோட்டப் பயிராக சாகுபடி செய்யப்படுவதில்லை. அதனால் அங்கு நெல்லிக்காய்கள் உற்பத்தி இல்லை. ஆனால், கேரளாவின் நெல்லிக் காய்கள் தேவை அதிகம். நாளொன்றுக்கு சுமார் 300டன் நெல்லிக் காய்கள் திண்டுக்கல், ஒட்டன்சத்திரம் சந்தையிலிருந்து கேரளாவுக்கு அனுப்பப்படுகின்றன. இந்த நெல்லிக்காய்களுக்கு நல்ல விலை கிடைத்துவருகிறது.

நெல்லி - தமிழ் நாட்டுக்கான பயிர்

அண்மைக் காலத்தில் தமிழ்நாட்டில் பருவமழை சரிவரப் பெய்வதில்லை. அடிக்கடி பொய்த்துவிடுகிறது. மழை அளவு குறைந்து வருகிறது. வறட்சிக் காலம் நீடித்து வருகிறது. நிலத்தடி நீர் மட்டம் அதல

டாதாளத்திற்குச் சென்றுவிட்டது. பாசன நீர் பற்றாக்குறை அதிகரித்து வருகிறது. அதன் காரணமாக விளைநிலங்கள் தரிசாக விடப்பட்டுள்ளன.

இத்தகைய இடர்பாடுகள் காணப்படும் தமிழ்நாட்டுக்கு நெல்லிதான் சரியான பயிராகும். ஏனெனில், நெல்லி கடின வளரியல்பு கொண்ட தாவரம். வறண்ட வானிலை, அதிக வறட்சி, அதிக வெப்பம், அதிக வெயில் ஆகியவைகளை நெல்லி நல்ல முறையில் தாக்குப் பிடிக்கக்கூடியது.

இதனால்தான் தமிழ்நாட்டில் நெல்லி சாகுபடி அதிகரித்து வருகிறது. 2020-21 ஆம் ஆண்டு புள்ளிவிபரப்படி தமிழ்நாட்டில் 7299 எக்டேர்களில் நெல்லி பயிரிடப்பட்டு 1,73,927 டன் நெல்லிக் காய்கள் விளைவிக்கப்படுகின்றன. தமிழகத்தில் நெல்லி மகசூல் திறன் எக்டேருக்கு 24 டன் என்ற அளவில் உள்ளது. மகசூல் திறனில் தமிழ்நாடு, இந்திய தேசிய அளவில் முதல் இடத்திலும், சாகுபடி பரப்பளவில் நாலாவது இடத்திலும், மொத்த உற்பத்தியில் மூன்றாவது இடத்திலும் உள்ளது. இது பாராட்டுதலுக்கு உரிய சாதனையாகும்.

நெல்லி சாகுபடிக்கு அரசு மானியங்கள்

தமிழ்நாட்டில் நெல்லி சாகுபடியை அதிகரிப்பதற்கும், அதை மேம்படுத்துவதற்கும் தமிழ்நாடு அரசு தோட்டக்கலைத் துறை கீழ்க்கண்ட மானியத் திட்டங்களைச் செயல்படுத்திவருகிறது.

1. நெல்லி பரப்பு விரிவாக்கம்

தமிழ்நாட்டில் நெல்லி சாகுபடி பரப்பை அதிகரிக்கும் பொருட்டு ஒரு எக்டேருக்கு ரூ 14,400 வீதம் மானியம் வழங்கப்படுகிறது. ஒரு விவசாயிக்கு அதிகபட்சமாக நான்கு எக்டேர்கள் வரை மானியம் வழங்கப்படுகிறது.

2. அங்கக வேளாண்மை முறையில் நெல்லி சாகுபடி செய்வதை ஊக்குவிக்கும் பொருட்டு, முதலாம் ஆண்டு எக்டேருக்கு ரூ 4,000 மானியமும், இரண்டாம் ஆண்டு பயிர் பராமரிப்புக்கு எக்டேருக்கு ரூ 3,000 மானியமும், அதிகப் பட்சமாக நான்கு எக்டேர்கள் வரை, 50 சதவீத மானியம் வழங்கப்படுகிறது.

3. அங்கக வேளாண்மை முறையில் நெல்லி சாகுபடி செய்வதற்குத் தேவைப்படும் மண்புழு உரத்தை தோட்டத்தில் தயாரிப்பதற்கான உரப் படுக்கை அமைப்பதற்கு ஒரு விவசாயிக்கு அதிகபட்சமாக ஒரு யூனிட்டுக்கு ரூ 8,000 வரை 50 சதவீத மானியத்தில் வழங்கப்படுகிறது.

4. நெல்லித் தோட்டத்தில் தேனீ வளர்ப்பு

நெல்லியில் தன்மகரந்த ஒவ்வாமை காணப்படுவதால், பெண் பூக்கள் கருத்தரிப்பதற்கு அயல் மகரந்தச் சேர்க்கை அவசியமாகிறது.

அதற்கு தேனீக்கள் தேவைப்படுகின்றன. எனவே, நெல்லித் தோட்டத்தில் தேனீக்களை வளர்க்க வேண்டியது அவசியமாகிறது. தேனீக்களை வளர்ப்பதற்குத் தேவைப்படும் தேனீப் பெட்டிகள், தேனீ குடும்பம் ஆகியவைகளுக்காக ஒரு யூனிட்டுக்கு ரூ 1,600 வரை, 40 சதவீத மானியத்தில் வழங்கப்படுகிறது.

5. சொட்டு நீர்ப் பாசனம் அமைப்பது

நெல்லித் தோட்டத்தில் சொட்டு நீர்ப் பாசனம் அமைப்பதற்கு சிறு குறு விவசாயிகளுக்கு 100 சதவீத மானியமும், இதர விவசாயிகளுக்கு 75 சதவீத மானியமும் வழங்கப்படுகிறது.

இந்த மானியங்கள் பற்றிய அனைத்து விபரங்களையும் **உழவன் செயலி** மூலம் தெரிந்துகொள்ளலாம்.

5. நெல்லியின் தாவரவியல்

நெல்லி, குறிஞ்சி மற்றும் முல்லை நிலத்து மரமாகும். மலையும் மலை சார்ந்த குறிஞ்சி நிலமும், காடும் காடு சார்ந்த முல்லை நிலமும் நெல்லி மரத்தின் இயற்கை வாழ்விடமாகும். இருப்பினும் மருதம் மற்றும் நெய்தல் நிலங்களிலும் நெல்லி நன்றாக வளர்கின்றது. நல்ல மகசூல் தருகிறது. ஆனால் பாலை நிலம் நெல்லிக்கு ஆகாது.

இந்தியாவில் உள்ள வறண்ட இலையுதிர் காடுகளில் ஏராளமான நெல்லி மரங்கள் தன்னிச்சையாக வளர்ந்து வருகின்றன. இவைகள் காட்டு நெல்லி மரங்களாகும். இன்றும் இவைகளிலிருந்து நெல்லிக் காய்கள் பறிக்கப்பட்டு பயன்படுத்தப்படுகின்றன.

காலங்காலமாக காட்டு மரமாக இருந்துவருகின்ற நெல்லி மரம் விஞ்ஞானிகளின் அரும்பெரும் முயற்சிகளின் பயனாக நல்லதொரு தோட்ட மரமாக மேம்படுத்தப்பட்டுள்ளது. பல உயர் விளைச்சல்

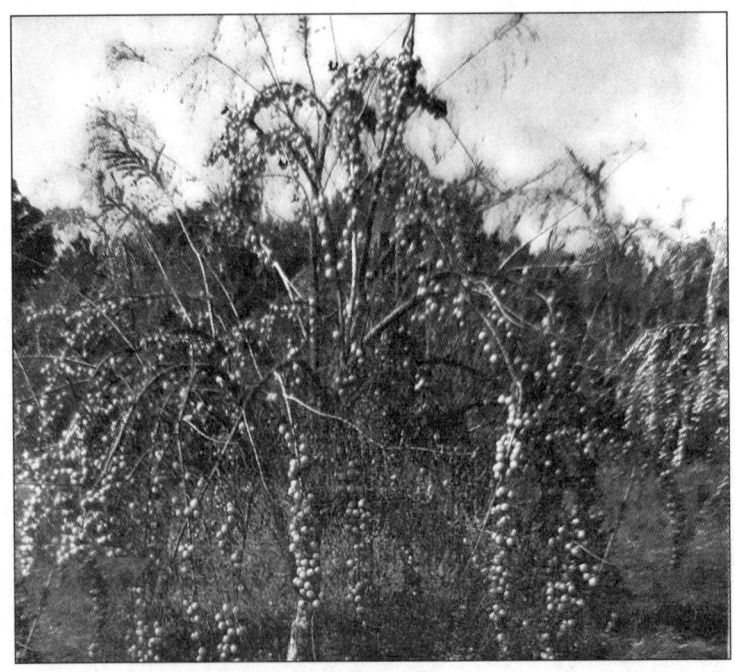

நெல்லிமரம்

நெல்லி ரகங்கள் உருவாக்கப்பட்டுள்ளன. இவைகள் பெரிய காய்களை நிறையக் காய்க்கின்றன. இவைகள் இன்று இலாபகரமான பணப்பயிராகப் பயிரிடப்படுகின்றன. இந்த நெல்லி ரகங்கள், நெல்லி விவசாயத்தில் **தங்கப் புரட்சி** செய்து வருகின்றன.

நெல்லி, மித வெப்ப மண்டலத் தாவரமாகும். இருப்பினும் வெப்ப மண்டலத்திலும் நன்கு வளர்ந்துவருகிறது. நல்ல மகசூல் தந்து வருகிறது. நெல்லி 0^0 செல்சியஸ் குளிரையும், 46^0 செல்சியஸ் வெப்பத்தையும் தாங்கக்கூடியது.

நெல்லி மரங்கள் வட இந்தியாவில் இலையுதிர் மரங்களாகவும், தமிழ்நாட்டில் பசுமை மாறா மரங்களாகவும் வளர்கின்றன. தமிழ்நாட்டில் வறட்சிக் காலத்திலும் நெல்லி மரங்கள் இலைகளை முழுமையாக உதிர்த்துவிடுவதில்லை. நெல்லி, ஒளி உணர்வு கொண்டத் தாவரமாகும். நெல்லி மரங்கள் பூப்பதற்கு 12 முதல் 13.5 மணி நேரப் பகல் பொழுது தேவைப்படுகிறது. இதன் காரணமாக வட இந்தியாவில் அதிகப் பகல்பொழுது காணப்படும் மார்ச்-மே மாதங்களிலும், தென்னிந்தியாவில் அதிகப் பகல்பொழுது காணப்படும் ஜூன்-ஜூலை மாதங்களிலும், பிப்ரவரி-மார்ச் மாதங்களிலும் நெல்லி மரங்களில் பூக்கள் பூக்கின்றன.

நெல்லி இருவிதை இலைத் தாவரமாகும் அதன் குரோமோசோம் எண்ணிக்கை 28. இந்த எண்ணிக்கை 23 முதல் 104 வரை வேறுபடுகிறது. குரோமோசோம் எண்ணிக்கைக்கு ஏற்றவாறு நெல்லிக் காய்களின் பருமன் அதிகரிக்கிறது. நெல்லிக்காய்களின் பருமனுக்கேற்ப அதிலுள்ள வைட்டமின் சி சத்து அளவு அதிகரிக்கிறது. நெல்லி, கரிமம் 3 (C 3) என்ற வினையியல் முறையில் ஒளிச்சேர்க்கை செய்கிறது.

நெல்லி, அதிக வெப்பத்தையும் (46^0 செல்சியஸ்) அதிகக் குளிரையும் (0^0 செல்சியஸ்) அதிக வறட்சியையும் தாங்கி வளரக்கூடிய கடின தாவரமாகும். இதற்கு ஏதுவாக நெல்லி மரம் கீழ்க்கண்ட அனுகூலமான அம்சங்கள் / ஆற்றல்களைக் கொண்டுள்ளது.

1. நீளமான ஆணிவேர்த் தொகுதி
2. குறைந்த பரப்பளவு உள்ள சிறிய இலைகள்
3. வறட்சிக் காலத்தில் ஓரளவு இலைகளை உதிர்த்துவிட்டு, நீராவிப் போக்கைக் குறைந்துக்கொள்ளும் ஆற்றல். அதன் மூலம் நீர்த் தேவையைக் குறைத்துக்கொண்டு, வறட்சியைத் தாக்குப் பிடிக்கும் ஆற்றல்
4. மண்ணில் இருக்கும் ஈரத்தின் அளவுக்கேற்ப காய்ப் பிடிப்பைக் கட்டுப்படுத்தும் ஆற்றல்

நெல்லி மரத்தின் வேர் அமைவு

நெல்லி, இருவிதை இலைத் தாவரமாகும். எனவே, இருவிதையிலைத் தாவரத்திற்கு உரிய ஆணிவேர் அமைவு நெல்லி மரத்தில் உள்ளது. நெல்லி மரத்தின் ஆணிவேர் அமைவில் நீளமான ஆணிவேர், அதிலிருந்து வளர்ந்து வரும் முதல் நிலை, இரண்டாம் நிலை மற்றும் மூன்றாம் நிலை கிளை வேர்கள், சல்லி வேர்கள், வேர்த் தூவிகள் ஆகிய அனைத்து வகை வேர்களும் உள்ளன. இத்தகைய நீளமான ஆணிவேர் மற்றும் பரந்து படரும் கிளை வேர்கள் உதவியால் நெல்லி மரம் நல்ல முறையில் வறட்சியைத் தாக்குப்பிடிக்க முடிகிறது. நெல்லி மரம் வறட்சிப் பகுதிக்கே உரித்தான தனிச்சிறப்பு மரம் என்று விஞ்ஞானிகளால் அறிவிக்கப்பட்டுள்ளது.

நெல்லி மரத்தின் தண்டு அமைவு

நெல்லி மரங்கள் 10-12 மீட்டர் உயரம் வரை வளரக்கூடியவை. விரிந்து படர்ந்த கிளைப் படர்வு கொண்டவை. கிளைகள் கோணல் மாணலாக வளரக்கூடியவை. நெல்லி மரத்தின் தண்டுகளில் உரியும் தன்மை கொண்ட சொர சொரப்பான பட்டை கரிய சாம்பல் நிறத்தில் காணப்படுகிறது. நெல்லி மரத்தின் முதன்மைத் தண்டிலிருந்து (அடிமரம்) 3-5 முதன்மைக் கிளைகள் வளர்கின்றன. அவைகளிலிருந்து பல பக்கக் கிளைகள் பிரிந்து வளர்கின்றன. இந்தக் கிளைகள் வளைந்தும் நெளிந்தும் காணப்படுகின்றன.

நெல்லி மரத்தில், தண்டுக் கிளைகள் (Branches) என்றும், இலைக் கிளைகள் (Branchlets) என்றும் இரண்டு வகை கிளைகள் உள்ளன. தண்டுக் கிளைகள் என்பன தொடர் வளர்ச்சி கொண்டவை. அவைகள் நீண்ட, பெரிய தண்டுகளாலான கிளைகள் ஆகும். இவைகள் நெல்லி மரங்களுக்கு வளர்ச்சியையும், வடிவத்தையும் கொடுக்கின்றன. இவைகள் உதிர்வதில்லை, இவைகளில் இலைகள் செதில்களாகக் (செதில் இலைகள்) காணப்படுகின்றன. தண்டுக் கிளைகளில் பூக்கள் பூப்பதில்லை.

இலைக்கிளைகள் (Branchlets) என்பன சீரான வளர்ச்சி கொண்ட சிறிய கிளைகளாகும். இவைகள் பார்ப்பதற்கு கூட்டிலைகள் போன்று தோற்றமளிக்கும். ஆனால் இவைகள் தான் உண்மையான கிளைகளாகும். இவைகள் உண்மையான கிளைகளாக இருந்த போதிலும், பார்ப்பதற்கு இலைகள் போன்று காணப்படுவதால், இவைகள் இலைக்கிளைகள் எனப்படுகின்றன. இந்த இலைக்கிளைகள், தண்டுக்கிளைகளில் உள்ள கணுக்களிலிருந்து வளர்ந்து வருகின்றன.

ஒரு கணுவிலிருந்து 2-5 இலைக்கிளைகள் வளர்ந்து வருகின்றன. இவைகள் 10-25 செ.மீ. நீளமுள்ளவை. இலைக்கிளையிலுள்ள நடுக்காம்புக்கு இருபுறமும் 50-100 நுண்ணிய இலைகள் வரிசையாகத் துளிர்த்திருக்கும். 10-15 மில்லி மீட்டர் நீளமும், 2-5 மில்லி மீட்டர் அகலமும் கொண்டுள்ள இந்தப் பச்சை நிற இலைகள் தாம் உண்மையான இலைகள் ஆகும். இவைகள் உதிர்ந்து விழக்கூடியவை. இந்த இலைகளின் இடுக்குகளில் பூக்கள் பூக்கின்றன. ஆனால் எல்லா இலைக்கிளைகளிலும் பூக்கள் பூப்பதில்லை. 14-17 சதவீத இலைக் கிளைகளில் மட்டுமே பூக்கள் பூக்கின்றன.

நெல்லி ஆண்-பெண் மலர்த் தாவரமாகும். நெல்லி மரங்களில் ஆண் பூக்களும், பெண் பூக்களும் தனித்தனிப் பூக்களாகக் காணப்படும். அவைகள் 4-5 மில்லி மீட்டர் அளவுள்ள மிகச் சிறிய பூக்களாக இருக்கும். ஆண் பூக்களில் சிறிய காம்பு இருக்கும். பெண் பூக்களில் காம்பு வெளியே தெரியாமல் இருக்கும். பூக்களில் ஒரு அடுக்கு பூவிதழ்கள் மட்டுமே உள்ளன.

ஆண் பூக்கள், இலைக்கிளைகளின் அடிப்பகுதியில், 6-10 பூக்கள் கொண்ட கொத்துகளாகப் பூத்திருக்கும். இலைக்கிளைகளின் மேற்பகுதியில் பெண் பூக்கள் தனித்தனிப் பூக்களாகப் பூத்திருக்கும். ஆண்பூக்கள் அதிக எண்ணிக்கையிலும், பெண் பூக்கள் குறைந்த எண்ணிக்கையிலும் பூக்கின்றன.

ஆண் பூக்கள், இளஞ்சிவப்பு நிற பூ மொட்டுகளாகவும், மலர்ந்த பின்னர் மங்கின வெண்மை நிறப் பூக்களாகவும் காணப்படும். ஆண்

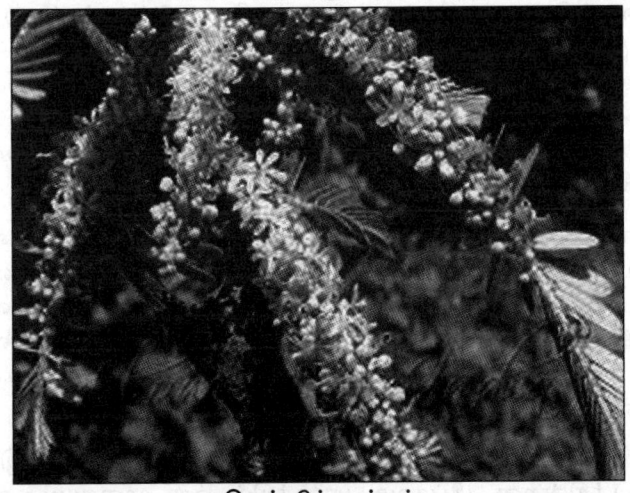

நெல்லிப் பூக்கள்

பூக்களில் ஆறு பூவிதழ்களும், மூன்று மகரந்த தாள்களும் இருக்கும். மகரந்தத் தாளில் மூன்று மகரந்தக் கம்பிகளும், மூன்று மகரந்தப் பைகளும் இருக்கும். இவைகள் நுனிப் பகுதியில் ஒன்றாக ஒட்டிக்கொண்டு இருக்கும். மகரந்தப் பைகள் நீளவாக்கில் வெடித்து மகரந்தத் தூள்களை வெளியே கொட்டிவிடும். ஆண் பூக்களின் ஆயுட் காலம் 2.5 நாட்களாகும்.

பெண் பூக்களில் மஞ்சள் நிறமுள்ள ஆறு பூவிதழ்களும், குட்டையான சூல்தண்டும் இருக்கும். சூல்தண்டு மூன்றாகப் பிரிந்திருக்கும். சூல்முடி இரண்டாகப் பிளவுபட்டிருக்கும். சூல்பை பூந்தளத்தின் மேல் அமர்ந்திருக்கும் (சூலகமேல் மலர்). பெண் பூக்கள் ஆண் பூக்களை விட சற்று பெரியதாக இருக்கும். பெண் பூக்களில் தன்மகரந்த ஒவ்வாமை காணப்படுவதால், தன் மகரந்தச்சேர்க்கை நடைபெறுவதில்லை, எனவே, பெண் பூக்கள் காற்று மற்றும் தேனீக்கள் உதவியால் அயல் மகரந்தச்சேர்க்கை செய்து, கருப்பிடித்து, கனிகளை உற்பத்தி செய்கின்றன.

நெல்லி மரங்களில் அயல் மகரந்தச்சேர்க்கை நடைபெறுவதற்கு ஏதுவாக இரண்டு மூன்று நெல்லி ரகங்களைக் கலந்து நடவேண்டும். இரண்டு மூன்று தேனீப் பெட்டிகளை வைத்து தேனீக்களைப் பராமரித்து வர வேண்டும்.

வீட்டுத்தோட்டங்களில் ஒற்றை மரமாக வளர்க்கப்பட்டுள்ள நெல்லி மரம், தன்மகரந்த ஒவ்வாமை காரணமாகக் காய்ப்பதில்லை. இந்த இடர்பாட்டைச் சரிசெய்வற்கு, ஒற்றை மரங்களிலுள்ள இரண்டு மூன்று கிளைகளில் வேற்று ரக நெல்லி மரங்களின் தண்டுக் குச்சிகளைக் கொண்டு மேல் ஒட்டு கட்ட வேண்டும். அந்த வேற்று ரகத் தண்டுக்குச்சிகள் வளர்ந்து பூக்கள் பூக்கும்போது, அந்தப் பூக்களின் மகரந்தங்கள் மூலம் ஒற்றை நெல்லி மரப்பூக்களில் அயல் மகரந்தச் சேர்க்கை தடையின்றி நடைபெற்றிடும். அதன் மூலம் ஒற்றை நெல்லி மரப் பூக்கள் கருப்பிடித்து காய்களைக் காய்த்திடும். தன் மகரந்த ஒவ்வாமை எனும் இடர்பாடு நீங்கிவிடும்.

பிஎஸ்ஆர்-1 நெல்லி ரகத்தில் தன்மகரந்த ஒவ்வாமை காணப்படுவதில்லை. எனவே, பிஎஸ்ஆர்-1 நெல்லி ரகத்தை வீட்டுத் தோட்டத்தில் ஒற்றை மரமாக வளர்க்கலாம். அந்த ஒற்றை நெல்லி மரம் காய்ப்பதில் எந்தவொரு இடர்பாடும் ஏற்படுவது இல்லை. பிஎஸ்ஆர்-1 நெல்லி ரகம் வருடத்திற்கு ஒருமுறை மட்டுமே காய்க்கும். காய்கள் சிறியவைகளாக இருக்கும்.

தமிழ் நாட்டில் பெருநெல்லி மரங்கள் வருடத்தில் இரண்டு முறை பூக்கின்றன. பிப்ரவரி மாதத்தில் ஒரு முறையும், ஜூலை

மாதத்தில் ஒரு முறையும் பூக்கின்றன. பிப்ரவரி மாதத்தில் பூக்கும் பூக்கள் காய்களாக மாறுவது குறைவு. ஜூலை மாதத்தில் பூக்கும் பூக்களிலிருந்து அதிக காய்கள் கிடைக்கின்றன.

நெல்லிக்கனியை மக்கள் நெல்லிக்காய் என்று சொல்கின்றார்கள். நெல்லிக்காய் உருண்டுதிரண்டு கோலிக்குண்டு வடிவத்தில் இளம் பச்சை அல்லது இளம் மஞ்சள் நிறத்தில் காணப்படும். இளம் சிவப்பு நிற நெல்லிக்காயும் உள்ளது. நெல்லிக் காய் ட்ரூப் (Drup) எனும் உள் ஓட்டு சதைக் கனியாகும். நெல்லிக்காய் மீது மிக மெல்லிய தோல் மூடியிருக்கும். இந்தத் தோல் சதையோடு சதையாக இறுக்கமாக ஒட்டிக்கொண்டிருக்கும். இந்தத் தோலை உரித்தெடுக்க முடியாது, கத்தியால் சீவி எடுக்கவும் முடியாது.

நெல்லிக் காயின் மேற்பரப்பில் காம்புப் பகுதியிலிருந்து அடிப்பகுதி வரை ஆறு வெண்ணிறக் கோடுகள் காணப்படும். இவைகள் நெல்லிக் காயிலுள்ள ஆறு சுளைப் பகுதிகளைக் குறிக்கின்றன. நெல்லிக்காயை மேல் பக்கமிருந்து அழுத்தி உடைத்தால், இந்த ஆறு கோடுகளும் பிரிந்து, நெல்லிக்காய் ஆறு சுளைகளாகப் பிரிந்துவிடும்.

நெல்லிக்காயின் சுளைப்பகுதி கெட்டியாகவும், சாறு நிறைந்ததாகவும் இருக்கும். நெல்லிக்காய் புளிப்பு, துவர்ப்பு, இனிப்பு, கசப்பு, உவர்ப்பு ஆகிய ஐந்து சுவைகளைக் கொண்டிருக்கும். இவைகளில் புளிப்பும், துவர்ப்பும் சற்று தூக்கலாக இருக்கும். இந்த இரு சுவைகள் காரணமாக, நெல்லிக்காயைப் பச்சையாகத் தின்பதற்கு பலரும் பிரியப்படுவதில்லை. நெல்லிக்காயைத் தின்றுவிட்டு தண்ணீர் குடித்து இன்புறுவதுண்டு.

நெல்லிக்காயைப் பிளந்தால் உள்ளே ஒரு கொட்டை இருக்கும். இந்தக் கொட்டை சுமார் 12 மி.மீ குறுக்களவில், ஆறு பட்டைகளுடன் இருக்கும். ஒவ்வொரு பட்டைக்கும் ஒரு கோடு வீதம், ஆறு கோடுகள் இருக்கும். இந்தக் கொட்டைக்குள் மூன்று அறைகள் இருக்கும். ஒவ்வொரு அறையிலும் இரண்டு விதைகள் வீதம் மொத்தம் ஆறு விதைகள் இருக்கும். நெல்லிக் கொட்டையின் மேல் தோல் (ஓடு) ஒரு மில்லி மீட்டர் கனமுள்ளது. இது மிகவும் கடினமானது. அதை எளிதில் உடைக்க முடியாது. சுத்தியல் கொண்டுதான் உடைக்க முடியும்.

நெல்லிக் காயிலுள்ள சதைப் பகுதியை கத்தியால் அறுத்து நீக்கிவிட்டு கொட்டையை வெளியே எடுக்க வேண்டும். அந்தக் கொட்டையை மூன்று நாட்கள் தொடர்ந்து வெயிலில் காயவைத்தால்

கொட்டை நன்கு காய்ந்து வெடித்துவிடும். அதிலுள்ள விதைகள் வெளியே சிதறிவிடும். சிதறிய விதைகளைப் பொறுக்கி எடுத்து சேகரிக்க வேண்டும்.

நெல்லி விதைகள் 4-5 மில்லி மீட்டர் (மி.மீ) நீளமும். 2-3 மி.மீ அகலமும் கொண்டிருக்கும். அவைகள் இளம் பழுப்பு நிறம் முதல் கரும் பழுப்பு நிறம் வரையில் காணப்படும். விதையினுள்ளே வெண்ணிறப் பருப்பு இருக்கும். 100 கிலோ நெல்லிக்காய்களிலிருந்து ஒரு கிலோ நெல்லி விதைகள் கிடைக்கும்.

நெல்லிக் கனியின் இயற்பியல் பண்புகள்

1. உருவம்   : உருண்டை
2. நிறம்   : இளம் பச்சை / இளம் மஞ்சள்
3. நீளம்   : 372 மில்லி மீட்டர்
4. விட்டம்   : 382 மில்லி மீட்டர்
5. கனி எடை   : 42.34 கிராம்
6. கொட்டை எடை : 6.53 கிராம்
7. விதை எடை   : 2.0 மில்லி கிராம்

நெல்லி, மரத்தின் எல்லா பாகங்களும் (காய், கனி, இலை, பூ, விதை, வேர், மரப்பட்டை, மரக்கட்டை) மனிதனுக்குப் பயன்படுகின்றன. இருப்பினும் நெல்லி மரம், அது தருகின்ற நெல்லிக் கனிகளுக்காகத் தான் பயிரிடப்படுகிறது. நெல்லிக் கனிதான் நெல்லி மரத்தின் முதன்மை விளை பொருளாகும்.

நெல்லியின் அறிவியல் தாவரப் பெயர் ஃபில்லாந்தஸ் எம்பிளிக்கா என்பதாகும். இதன் இணையான பெயர் எம்பிளிக்கா அஃபிஸினாலிஸ் என்பதாகும். இந்த இரண்டு பெயர்களும் இலத்தீன் மொழிப் பெயர்களாகும். இந்தப் பெயர்களிலுள்ள 'எம்பிளிக்கா' என்ற பெயர், 'அம்ளிக்கா' என்ற சமஸ்கிருதப் பெயரிலிருந்து வந்ததாகும். அம்ளிக்கா என்பது நெல்லிக்கனியின் சமஸ்கிருத மொழிப் பெயர் ஆகும். ஃபில்லாந்தஸ் என்ற பெயர் இலத்தீன் மொழியில் 'இலை இடுக்குகளில் பூக்கள் பூப்பது, என்று பொருள்படும். அஃபிஸினாலிஸ் என்ற இலத்தீன் வார்த்தை 'மருந்துப் பொருளாகப் பயன்படுவது' என்று பொருள்படும்.

நெல்லியின் தாவரவியல் வகைப்பாடு

நெல்லி உட்பட எல்லாத் தாவரங்களும் அறிவியல் முறைப்படி வகைப்படுத்தப்பட்டுள்ளன. பல்வேறு காலகட்டங்களில் பலவகை

வகைப்பாடுகள் வந்துள்ளன. அவைகளில் பூக்கும் தாவரங்களின் இனப் பரிணாமக் குழும வகைப்பாடு (Angiosperm Phylogeny Group Classification) (APG) என்பது அண்மைக்கால (2016) வகைப்பாடு ஆகும். இது ஒரு மேம்படுத்தப்பட்ட வகைப்பாடு ஆகும். இது உலகெங்கிலும் ஏற்றுக் கொள்ளப்பட்டுள்ளது. ஆனால் இந்தியாவில் பழைய பெந்தம் ஹூக்கர் தாவரவியல் வகைப்பாடுதான் கடைப்பிடிக்கப்பட்டுவருகிறது. எனவே, நெல்லியின் தாவரவியல் வகைப்பாடு இந்த இரண்டு வகைப்பாடுகளிலும் கொடுக்கப்பட்டுள்ளன.

	APG வகைப்பாடு	பெந்தம் – ஹூக்கர் வகைப்பாடு
1. உயிரின உலகம்	பிளாண்டே (தாவர உலகம்)	பிளாண்டே (தாவர உலகம்)
2. தாவரத் தொகுதி	ஆஞ்சியோஸ்பெர்மஸ் (பூக்கும் தாவரங்கள்)	ஆஞ்சியோஸ்பெர்மஸ் (பூக்கும் தாவரங்கள்)
3. வகுப்பு	யூடைகாட்ஸ் (இரு விதையிலைத் தாவரம்)	டைகாட்டிலிடன்ஸ் (இரு விதையிலைத் தாவரம்)
4. துணை வகுப்பு	சூப்பர் ரோஸிட்ஸ்	மோனோ கிளமைடியே
5. வரிசை	ரோஸிட்ஸ்	யுனிசெக்ஸ்வேல்ஸ்
6. துறை	மால்பிஜியேல்ஸ்	யுஃபோர்பியேல்ஸ்
7. குடும்பம்	ஃபில்லாந்தேஸி	யுஃபோர்பியேசி
8. பேரினம்	ஃபில்லாந்தஸ்	எம்பிளிக்கா
9. சிற்றினம்	எம்பிளிக்கா	அஃபிஸினாலிஸ்
10. இரு சொல் தாவரப் பெயர்	ஃபில்லாந்தஸ் எம்பிளிக்கா	எம்பிளிக்கா அஃபிஸினாலிஸ்.
11 இரகங்கள்	பிஎஸ்ஆர்-1, பனாரசி, காஞ்சன், கிருஷ்ணா, கோமா ஐஸ்வரியா, லக்ஷ்மி 52	பிஎஸ்ஆர்-1, பனாரசி, காஞ்சன், கிருஷ்ணா, கோமா ஐஸ்வரியா, லக்ஷ்மி 52.

நெல்லி, காயா? கனியா?

காய் என்று அனைவராலும் அழைக்கப்படும் நெல்லிக்காய் அறிவியல்படி கனி ஆகும். எனவே, அதை நெல்லிக்கனி என்று

அழைப்பதுதான் சரியானது. அதை உள் ஓட்டு சதைக்கனி (Drup) என்று தாவரவியலார்கள் கூறுகின்றனர். மாறாக மக்கள் அதை காய் என்று கூறுகின்றனர். கனி என்று கூறுவதில்லை. அதற்கான காரணங்கள் வருமாறு:

நெல்லிக்கனியானது இதர கனிகளைப் போன்று இனிப்பதில்லை, புளிக்கிறது. புளிப்புச் சுவை காய்களுக்கே உரித்தானது. நெல்லிக்கனியின் சதைப்பகுதி கடினத் தன்மை கொண்டதாக இருக்கிறது. இதர கனிகளைப் போன்று அது மிருதுவாக இருப்பதில்லை. இவ்வாறு காய்களுக்கே உரித்தான புளிப்புச் சுவை, கடினமான சதைப் பகுதி ஆகியவைகளைக் கொண்டிருப்பதால் அது நெல்லிக்காய் என்று கூறப்படுகிறது. நெல்லிக் கனி என்று கூறப்படுவதில்லை.

பெருநெல்லி என்ற பெயர் வந்தது.

நெல்லி என்ற பெயர்தான் தமிழ்நாட்டில் காலங்காலமாக இருந்து வந்தது. பெருநெல்லி என்ற பெயர் பின்பு வந்த பெயராகும். முப்பது ஆண்டுகளுக்கு முன்பு, வட இந்திய நெல்லி ரகங்கள் தமிழ் நாட்டில் முதன் முதலாகப் பயிரிடப்பட்டன. அவைகளின் நெல்லிக் காய்கள் தமிழ்நாட்டு நெல்லிக்காய்களைக் காட்டிலும் மிகப் பெரியவைகளாக இருந்தபடியால், அவைகள் பெருநெல்லி என்று அழைக்கப்பட்டன. இப்போது தமிழ்நாட்டில் வட இந்திய நெல்லி ரகங்கள் மட்டுமே பயிரிடப்பட்டு வருகின்றன. அதனால் அவைகளின் பெரிய நெல்லிக் காய்கள்தான் இப்போது கிடைத்து வருகின்றன. அவைகள் 'பெருநெல்லி' என்று அனைவராலும் அழைக்கப்படுகின்றன. அதன் காரணமாக தமிழ்நாட்டில் காலங்காலமாக இருந்து வந்த 'நெல்லி' என்ற பெயர், இப்போது பெருநெல்லி என்று பெயர் மாற்றம் பெற்றுவிட்டது. இன்று தமிழ் நாட்டில் பெருநெல்லி என்ற பெயர் தான் பரவலாகப் பயன்படுத்தப்படுகிறது. இப்போது நெல்லி என்பது பொதுப் பெயராகவும், பெருநெல்லி என்பது காரணப் பெயராகவும் உள்ளது. எனினும் இந்த இரண்டு பெயர்களும் பேச்சு வழக்கிலும், எழுத்து வழக்கிலும் இருந்து வருகின்றன.

நெல்லியின் ஆங்கிலப் பெயர் ஆன்லா, ஆவ்லா எது சரி?

நெல்லி மரத்தின் ஆங்கிலப் பெயர் AONLA என்பதாகும். இந்த ஆங்கிலப் பெயர் 'ஆன்லா' என்று உச்சரிக்கப்படுகிறது. ஆனால் அந்த ஆங்கிலப் பெயரின் சரியான உச்சரிப்பு 'ஆவ்லா' என்பதாகும். AONLA என்ற ஆங்கிலப் பெயரில் உள்ள N எழுத்து ஒலி இல்லாதது. N in AONLA is silent. எனவே N தொனிக்காது. அதனால் AONLA என்ற ஆங்கிலப்

பெயரை **ஆவ்லா** என்று உச்சரிக்க வேண்டும். **ஆன்லா** என்று உச்சரிக்கக்கூடாது.

உத்தராஞ்சல் மாநிலம் ரேபெரேல்லி மாவட்டத்தில் 'ஆவ்லா' என்ற இந்திப் பெயரில் ஒரு ஊர் உள்ளது. ஆவ்லா என்ற இந்திப் பெயர் ஆங்கிலத்தில் AONLA என்று எழுதப்படுகிறது. பார்க்க அவ்வூர் இரயில் நிலையத்தின் பெயர் பலகையின் படம்.

ஆன்லா (AONLA) என்று ஆங்கிலத்தில் எழுதப்பட்டிருக்கும் அந்த ஊர்ப் பெயரை அங்குள்ள மக்கள் 'ஆவ்லா' என்று தான் உச்சரிக்கின்றார்கள். 'ஆன்லா' என்று உச்சரிப்பதில்லை. பெயர் பலகையில் 'ஆவ்லா' என்றுதான் இந்தியில் எழுதப்பட்டுள்ளது.

அவ்வாறே ஆன்லா (AONLA) என்று எழுதப்படும் நெல்லி மரத்தின் ஆங்கிலப் பெயரை "ஆவ்லா" என்று உச்சரிக்க வேண்டும். ஆன்லா என்று உச்சரிக்கக்கூடாது. ஆவ்லா என்பதே சரியான உச்சரிப்பு ஆகும்.

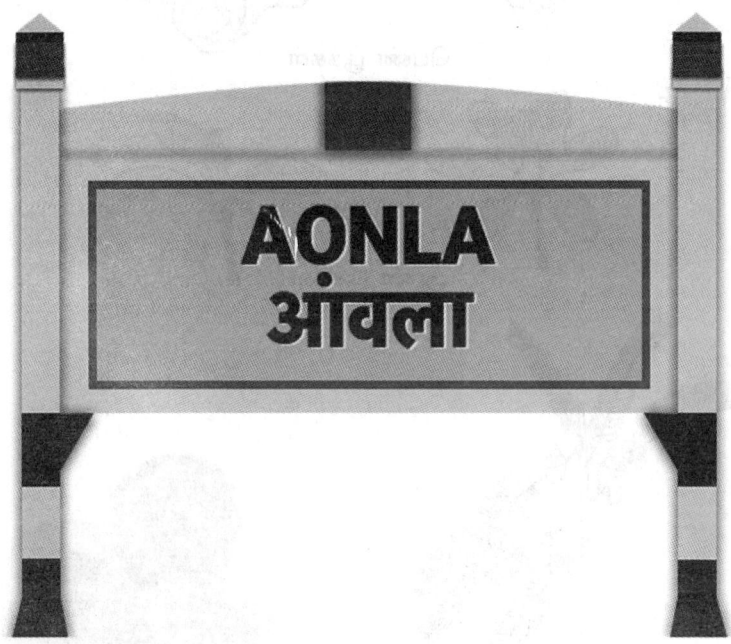

ஆவ்லா ரயில் நிலையத்தின் பெயர் பலகை

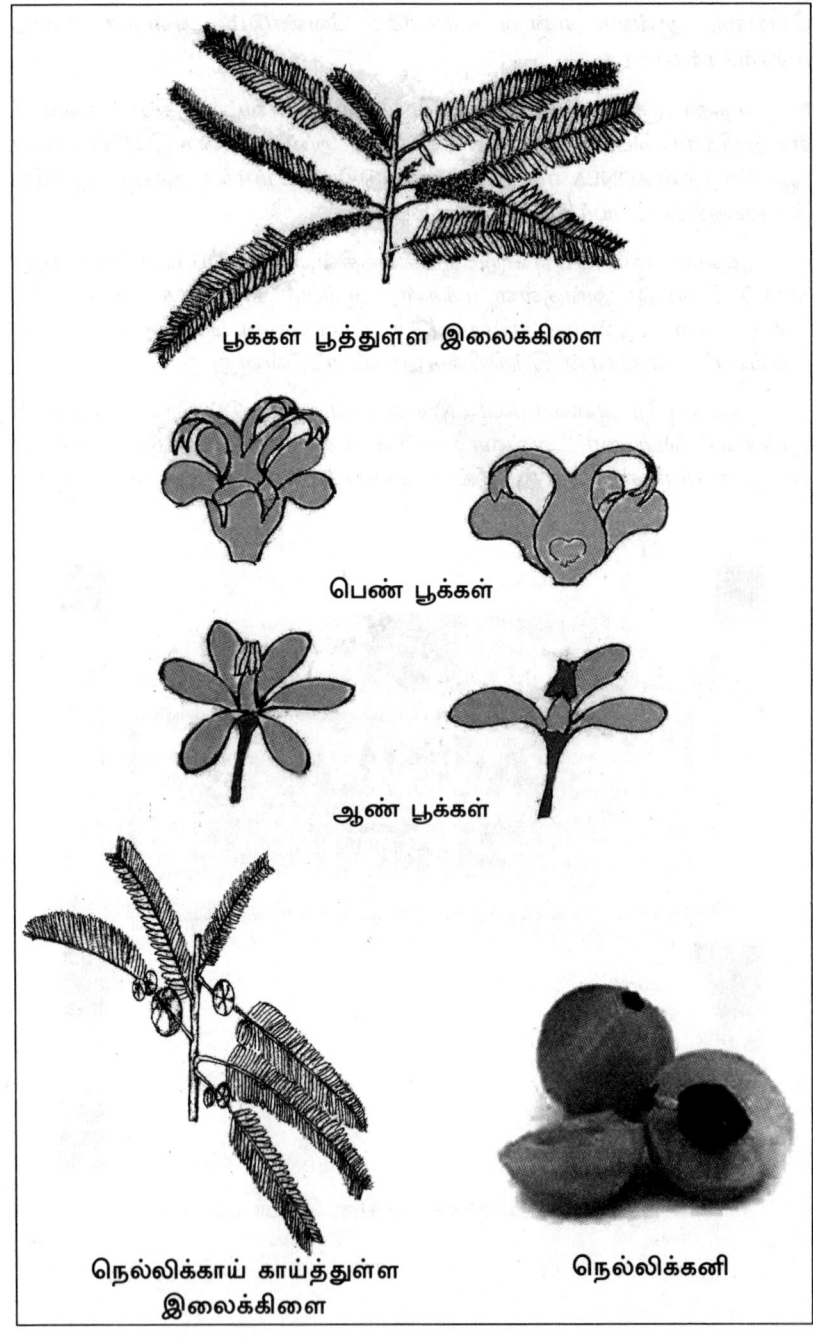

பூக்கள் பூத்துள்ள இலைக்கிளை

பெண் பூக்கள்

ஆண் பூக்கள்

நெல்லிக்காய் காய்த்துள்ள இலைக்கிளை

நெல்லிக்கனி

6. நெல்லி இனங்கள்

நெல்லி தாவரக் குடும்பத்தில் பல இனங்கள் உள்ளன. அவைகளில் ஒரு சில முக்கிய இனங்கள் வருமாறு:

இந்திய நெல்லி: இண்டியன் கூஸ்பெர்ரி என்று ஆங்கிலத்தில் அழைக்கப்படும் இந்த நெல்லி இனம்தான் இந்தியாவில் தொன்று தொட்டு இருந்துவரும் பண்டைக்கால நெல்லி இனமாகும். இதன் அறிவியல் தாவரப் பெயர், பில்லாந்தஸ் எம்பிளிக்கா (பழைய பெயர் எம்பிளிக்கா அபிசினாலிஸ்) என்பதாகும். இதில் இரண்டு வகைகள் உள்ளன. அவைகள் வருமாறு:

பெருநெல்லி: இது வட இந்திய நெல்லி வகையாகும். இதன் காய்கள் பெரிய அளவில் நன்கு பருத்து காணப்படுகின்றன. ஒரு நெல்லிக்காயின் எடை 40 கிராம் முதல் 60 கிராம் வரை இருக்கும். அதனால்தான் இது பெருநெல்லி என்று கூறப்படுகிறது. பெருநெல்லி ரகம் அதிக அளவு மகசூல் தரக்கூடியது. ஆண்டுக்கு இரண்டு முறை காய்க்கக்கூடியது. இந்த வகை நெல்லி மரங்களில் அயல் மகரந்தச் சேர்க்கை மூலம் பெண்பூக்கள் கருத்தரித்து காய்கள் பிடிக்கின்றன. இதற்கு ஏதுவாக பல நெல்லி ரகங்களைக் கலந்து பயிரிட வேண்டும்.

பனாரசி, பிரான்சிஸ், சாக்கையா போன்ற பழைய வட இந்திய நெல்லி ரகங்கள் பெருநெல்லி ரகங்கள் ஆகும். இப்போது வெளியிடப்பட்டுள்ள புதிய நெல்லி ரகங்களான கிருஷ்ணா (என்ஏ5), காஞ்சன் (என்.ஏ.4) நீலம் (என்.ஏ.7) ஆகியவைகளும் பெருநெல்லி ரகங்கள் ஆகும். இவைகள் அதிக மகசூல் தரக்கூடியவை. நவீன சாகுபடிக்கு ஏற்றவை. இவைகள் இந்திய பழச்சாகுபடியில் **'தங்கப் புரட்சி'** செய்துவருகின்றன.

நாட்டு நெல்லி: இது தமிழ் நாட்டின் பாரம்பரிய நெல்லி ரகமாகும். இது நாட்டு நெல்லி, மலை நெல்லி, காட்டு நெல்லி, தோப்பு நெல்லி என்று பல பெயர்களில் அழைக்கப்படுகிறது. இது காலங்காலமாக காடுகளிலும், மலைகளிலும் தன்னிச்சையாக வளர்ந்துவருகின்றது. இது தோட்டப் பயிராகப் பயிரிடப்படுவதில்லை. ஒரு சிலர் தோட்டங்களில் ஓரிரண்டு நெல்லி மரங்களை வளர்ப்பதுண்டு. வீடுகளிலும் சிலர் வளர்ப்பதுண்டு. பல கோயில்களில் தல விருட்சமாக இந்த நெல்லி மரம் வளர்க்கப்படுகிறது.

காலங்காலமாகக் காடுகளில் வளர்ந்து வரும் காட்டு நெல்லி மரங்களிலிருந்து காய்களைப் பறித்து வந்து நாட்டு மக்கள் பயன்படுத்தி வந்தனர்.

தமிழ்நாடு வேளாண்மைப் பல்கலைக் கழகம் வெளியிட்டுள்ள பிஎஸ்ஆர்-1 என்ற நெல்லி ரகம், திம்பம் காட்டில் வளர்ந்துள்ள காட்டு நெல்லி மரத்திலிருந்து தேர்வு செய்யப்பட்ட நாட்டு நெல்லி ரகமாகும். இது ஆண்டுக்கு ஒருமுறைதான் காய்க்கும். இதன் காய்கள் அளவில் சிறியவை. காய்கள் சிவப்பு நிறத்தில் காணப்படும். காய்கள் கூடுதலான நார்ச் சத்து கொண்டவை. எனவே, மருந்துப் பொருட்கள் தயாரிப்பதற்கு மிகவும் ஏற்றது. அதனால்தான் இது மூலிகை நெல்லி (ஹெர்பல் ஆம்லா) என்று அழைக்கப்படுகிறது.

நாட்டு ரக நெல்லி மரங்கள் அதிக தழை வளர்ச்சியுடன் பெரிய மரமாக வளரச்கூடியவை. எனவே, ஏக்கருக்கு 50-60 மரங்களை மட்டுமே நட்டு பராமரிக்க முடியும். அதிநவீன அடர் சாகுபடிக்கு நாட்டு நெல்லி ரகம் ஏற்றது அல்ல.

நாட்டு நெல்லி ரகம் ஆண்டுக்கு ஒருமுறை மட்டுமே காய்க்கக் கூடியது. காய்கள் சிறியவை. காய்ப்பு குறைவாக இருக்கும். நாட்டு நெல்லிமரம், தன் மகரந்தச் சேர்க்கை மூலம் காய் பிடிக்கக்கூடியது. எனவே, இதை வீட்டுத் தோட்டத்தில் ஒற்றை மரமாக வளர்க்கலாம். நன்கு காய்க்கும்.

அருநெல்லி

அருநெல்லி, அனைவருக்கும் தெரிந்த கனியாகும். சிறுவர்கள் பெரிதும் விரும்பும் கனி. சிறுவர்களுக்காக பள்ளிக்கூடங்களில் வாசல் அருகில் கூறுகட்டி விற்கப்படும் கனி. கம்மங்கூழ் விற்கப்படும் தள்ளு வண்டிகளில் அருநெல்லி ஊறுகாயாகக் கொடுக்கப்படுகிறது. அருநெல்லிக் காய்களில் சாறு அதிகமாக இருக்கிறது. அதனால்தான் அது விரும்பி உண்ணப்படுகிறது.

அருநெல்லியின் அறிவியல் தாவரப் பெயர் **ஃபில்லாந்தஸ் அசிடஸ்** என்பதாகும். இதற்கு இணையான பெயர் ஃபில்லாந்தஸ் டிஸ்டிக்கஸ். இதற்கு ஸ்டார் கூஸ்பெர்ரி, தஹித்தியான் கூஸ்பெர்ரி, மலாய் கூஸ்பெர்ரி என்ற பெயர்களும் உள்ளன.

அருநெல்லியின் தாயகம் மடகாஸ்கர் தீவு ஆகும். இந்தியாவில் மிசோராம் மாநிலத்திலுள்ள காடுகளில் ஏராளமான அருநெல்லி மரங்கள் தன்னிச்சையாக வளர்ந்து காட்டு மரங்களாகக் காணப்படுகின்றன. இந்தியாவில் பெரும்பாலான மாநிலங்களில்

அருநெல்லி மரங்கள் உள்ளன. தமிழ்நாடு மற்றும் கேரளாவில் அருநெல்லி மரங்கள் அதிக அளவில் வீட்டுத் தோட்டங்களில் விரும்பி வளர்க்கப்படுகின்றன.

அருநெல்லி ஒரு சிறிய மரமாகும். 9 மீட்டர் உயரத்திற்கு மேல் வளர்வதில்லை. இது இலையுதிர் மரமாகும். கோடைக் காலத்தில் மரத்திலுள்ள இலைகள் முழுவதும் உதிர்ந்துவிடும். இதன் இலைகள் கூட்டிலை அமைப்பு கொண்டவை. கிளைகளின் நுனியில் இலைகள் அடர்த்தியாகக் காணப்படும். இலைகளின் கீழ்ப்பகுதி, ஊதா நிறம் கலந்த பச்சை நிறத்தில் காணப்படும்.

கிளை கணுக்களில் சிறிய பூங்கொத்துகள் தோன்றுகின்றன. அவைகளில் சிறிய பூக்கள் சிவப்பு நிறத்தில் காணப்படும். பூங்கொத்தில் ஆண்பூக்களும் பெண்பூக்களும் தனித்தனிப் பூக்களாக இருக்கும். பெண்பூக்கள் கருத்தரித்து காய்கள் காய்த்திடும். அருநெல்லி மரங்கள் ஆண்டுக்கு இரண்டு முறை காய்க்கும். ஆனால் வறண்ட இடங்களில் ஒருமுறை மட்டுமே காய்க்கும். கோடைக் காலத்தில் இலைகள் முழுவதும் உதிர்ந்துவிடுவதால் கிளைகளில் காய்கள் மட்டும் கொத்துக் கொத்தாகக் காய்த்துக் காணப்படும். இது காண்பதற்கு கண்கொள்ளாக் காட்சியாக இருக்கும். அருநெல்லிக் காய்கள் ஆரம்பத்தில் பச்சை நிறத்திலும், பின்னர் வெளிர் மஞ்சள் அல்லது வெண்மை நிறத்திலும் காணப்படும். அருநெல்லிக் காய்களில் 6 முதல் 8 சீரான மேடு பள்ளங்கள் காணப்படும். இதன் காரணமாக இது நட்சத்திர நெல்லி (ஸ்டார் கூஸ்பெர்ரி) என்ற பெயரில் அழைக்கப்படுகிறது. அருநெல்லிக் காய்கள் பழுப்பதில்லை. காய்கள் புளிக்கும். இனிப்பதில்லை. ஒவ்வொரு காயிலும் 6 முதல் 8 விதைகள் இருக்கும்.

அருநெல்லி மரங்கள் வெப்பமான பகுதிகளில் நல்ல ஈரப்பதம் உள்ள மண்ணில் செழித்து வளர்கின்றன. தமிழ்நாட்டில் ஆண்டு முழுவதும் அருநெல்லிக் காய்கள் கிடைக்கின்றன. அருநெல்லிக் காய்களில் வைட்டமின் சி சத்து அதிகமாகவும், கொழுப்புச் சத்து குறைவாகவும் உள்ளன. அருநெல்லிக் காய்கள் புளிப்புச் சுவை கொண்டவை. ஊறுகாய் போடுவதற்கும், ரசம் வைப்பதற்கும், நெல்லிச் சாதம் செய்வதற்கும் பெரிதும் விரும்பிப் பயன்படுத்தப்படுகின்றன.

அருநெல்லிக் காய்களுக்குப் பல மருத்துவக் குணங்கள் உள்ளன. வாயுத் தொல்லை, உடல் அசதி போன்ற உபாதைகளைக் குணப் படுத்துகிறது. நாவின் ருசி உணரும் சக்தியைத் தூண்டுகிறது. இரத்தத்தைச் சுத்திகரிப்புச் செய்கிறது. கர்ப்பிணிப் பெண்களுக்கு மசக்கையால் ஏற்படும் வாந்தி, குமட்டல் ஆகியவைகளை நிறுத்துவதற்கு அரு நெல்லிக் காய்களை உப்பு சேர்த்து உண்ண வேண்டும்.

அருநெல்லி விதைக் கன்றுகளை வேர்ச் செடிகளாகப் பயன்படுத்தி ஒட்டுக் கட்டப்படும் நெல்லிச் செடிகள் குட்டையான நெல்லி மரங்களாக வளர்கின்றன. குட்டையான நெல்லி மரங்களிலிருந்து காய்களைப் பறிப்பது எளிது. குட்டையான நெல்லி மரங்கள் காற்றில் சாய்வதில்லை.

இமயமலை நெல்லி

இமயமலையில் 1600 மீட்டர் உயரம் வரையில், மலையின் மத்திமப் பகுதியில் சற்று வித்தியாசமான நெல்லி மரங்கள் வளர்ந்து வருகின்றன. இந்த நெல்லி மரங்கள் குளிர்காலத்தில், இமயமலையின் மத்திம மலைப் பகுதியில் காணப்படும் கடுங்குளிரையும், மிதமான பனிப் பொழிவையும் தாங்கிக்கொண்டு நன்றாக வளர்ந்து வருகின்றன. இவைகளின் காய்கள் சிறியவைகளாக உள்ளன.

பொதுவாக கடுங்குளிரையும், பனிப் பொழிவையும் தாங்கும் சக்தி நெல்லி மரங்களுக்குக் கிடையாது. ஆனால் அத்தகைய சக்தி இந்த இமயமலை நெல்லி மரங்களிடம் உள்ளது. எனவே, இந்த நெல்லி மரங்கள் 'இமயமலை நெல்லி' என்ற பெயரில் ஒரு தனி ரகமாக வகைப்படுத்தப்பட்டுள்ளது. இந்த ரக நெல்லி மரங்கள் இமயமலையின் மேற்குக் கோடியிலிருந்து கிழக்குக் கோடியில் உள்ள நேபாளம் வரையில், மலையின் மத்திமப் பகுதியில் ஏராளமாக வளர்ந்து வருகின்றன. கடுங்குளிரும், மிதமான பனிப் பொழிவும் காணப்படும் இடங்களில் பயிரிடுவதற்கு இந்த நெல்லி ரகத்தை நல்ல விதமாகப் பயன்படுத்திக் கொள்ள முடியும். மேலும் இந்த இமயமலை நெல்லி ரகத்தின் மரபணுக்களைப் பயன்படுத்தி, கடுங்குளிரையும் பனிப்பொழிவையும் தாங்கி வளரக்கூடிய புதிய நெல்லி ரகங்களை நவீன மரபணு மாற்ற முறையில் உருவாக்கிட முடியும். வருங்காலத்தில் இத்தகைய நெல்லி ரகங்கள் மிகவும் பயனுள்ளவைகளாக இருக்கும்.

கருநெல்லி

கருநெல்லி மலைத்தாவரமாகும். உயரமான மலைகளில் மட்டுமே வளரக்கூடியது. அரிதாகக் காணப்படுவது. தமிழ்நாட்டில் சதுரகிரி மலையில் உள்ள வேதரிஷி மடத்திற்கு மேல் உள்ள ஒரு குகையில் கருநெல்லி மரம் உள்ளது என்று கூறப்படுகிறது. இதன் கனிகள் கருநீல நிறத்தில் காணப்படுவதால் இது கரு நெல்லி என்று அழைக்கப்படுகிறது. இதன் அறிவியல் தாவரப் பெயர், **பில்லாந்தஸ் ரெட்டிகுலேட்டஸ்** என்பதாகும்

கருநெல்லி மரம் 10 அடி உயரம் வரை வளரக்கூடிய சிறிய மரமாகும். சிறிய இலைகளை உடையது. இதன் சிறிய பூக்கள் இளம் பச்சை நிறத்தில் இருக்கும். இந்தப் பூக்களிலிருந்து சற்று வித்தியாசமான

இனிய மணம் வீசும். கருநெல்லி மரங்கள் ஆப்பிரிக்கக் காடுகளில் அதிகமாகக் காணப்படுகின்றன என்று கூறப்படுகிறது.

கரு நெல்லிக்கனி ஒரு காயகல்பம். மரணமில்லாப் பெருவாழ்வு தரக்கூடியது என்று தமிழ்ச் சங்க நூல்களில் கூறப்பட்டுள்ளது. இத்தகைய கரு நெல்லிக் கனியைத்தான் அதியமான் அவ்வையாருக்கு கொடுத்ததாகக் கூறப்படுகிறது (பார்க்க இணைப்பு-5).

கருநெல்லி மரத்தை வளர்க்கும் சித்தர் முறை:

கரு நெல்லிக்கனி காயகல்ப மூலிகைக் கனி. இயற்கையில் ஆபூர்வமாக ஏற்படும் இரசாயன மாற்றங்களின் விளைவாக கருநீல நிறத்துடன் கூடிய கனிகள் நெல்லி மரத்தில் தோன்றுகின்றன. நாட்டு நெல்லிக் கனிகளில் உள்ள மருத்துவ குணங்கள் யாவும் இந்தக் கருநீல நெல்லிக் கனிகளிலும் காணப்படுகின்றன. ஆனால் அவைகள் அதிக வீரியம் உள்ளவைகளாகக் காணப்படுகின்றன. இதனை அறிந்த சித்தர்கள், கரு நெல்லிக் கனியின் வீரியம் மிகுந்த மருத்துவ குணங்களை சித்த மருத்துவத்தில் சிறப்பாகப் பயன்படுத்தி வந்தார்கள்.

இயற்கையில் ஏற்படும் இரசாயன மாற்றங்களை மண்ணில் செயற்கையாக ஏற்படுத்தி, நெல்லி மரத்தில் கரு நெல்லிக் கனிகளை காய்க்கச் செய்தார்கள். இதற்கு சித்தர்கள் கடைப்பிடித்த செய்முறை வருமாறு:

பேரான் கொட்டைகளைக் கைபடாமல் இடித்துப் பொடி செய்து, அதன் எடைக்குச் சமமான அளவு வண்டல் மண்ணைக் கலந்து, ஒரு பெரிய மண்பானையில் போட்டு இறுக்கமாக மூடி, மண்ணில் புதைத்து வைத்துவிடுவார்கள். ஆறு மாதங்கள் கழித்து அந்த மண்பானையை வெளியே எடுத்து, அதிலுள்ள வண்டல் மண்ணை செடி வளர்க்கும் தொட்டியில் போட்டு, அதில் நெல்லி விதைகளை விதைத்து நெல்லிச் செடிகளை வளர்ப்பார்கள். அந்த நெல்லிச் செடிகள் கருநீலநிறத் தண்டு மற்றும் கருநீலநிற இலைகளுடன் வளர்ந்து வந்து கருநீல நெல்லிக் காய்களைக் காய்க்கும். இவைகள் கருநெல்லிக் கனிகளாகும். இவைகள் சித்த மருத்துவத்தில் பயன்படுத்தப்பட்டன. எல்லா நோய்களும் குணமாகிவிட்டன.

எம்பிளிக்கா மைரோபலன் நெல்லி

இந்த ரக நெல்லி மரங்கள், சிறிய மரங்களாகவும் மத்திம மரங்களாகவும் வளர்ந்து காணப்படுகின்றன. இவைகள் இலையுதிர் மரங்களாகும். இதன் மரப்பட்டை வெளிறிய சாம்பல் நிறமுடையது. எளிதில் உதிரக்கூடியது. இதன் மரத்தடிகள் கம்பங்கள் நடுவதற்குப் பயன்படுகின்றன. இதன் தடிமரங்கள் அழகிய அறைக்கலன்கள்

செய்வற்கும், பயனுள்ள பல மரக்கருவிகள் செய்வதற்கும் அதிக அளவில் பயன்படுத்தப்படுகின்றன. இதன் மரக்கட்டைகள், நீண்ட நாட்கள் தண்ணீரில் கிடந்தாலும் அழுகுவதில்லை. இதன் நெல்லிக் காய்கள் 1.5-4.5 செ.மீ அளவுள்ளவை. இந்த நெல்லிக்காய்களைப் பயன்படுத்தி பலவிதமான தின்பண்டங்கள் தயாரிக்கப்படுகின்றன. காய்கள் தோல் பதனிடுவதற்கும் பயன்படுத்தப்படுகின்றன.

ஃபில்லாந்தஸ் இண்டோ ஃபிஸ்செர்ரி (இணையான பெயர் எம்பிளிக்கா ஃபிஸ்செர்ரி):

இந்த ரக நெல்லி மரகங்கள் கோயம்புத்தூர் வடக்குப் பகுதியில் உள்ள காடுகளில் வளர்ந்திருப்பதை 1906 ஆம் ஆண்டில் சி.இ.சி. ஃபிஸ்ஷர் என்ற தாவரவியலாளர் முதன் முதலில் கண்டு பிடித்தார். அதனால் இந்த ரகம் எம்பிளிக்கா ஃபிஸ்செர்ரி என்று பெயரிடப்பட்டது. பின்னர் இந்தப் பெயர், ஃபில்லாந்தஸ் இண்டோ ஃபிஸ்செர்ரி என்று மாற்றப்பட்டது.

இந்த நெல்லி ரகம், செங்கல்பட்டிலுள்ள கம்பகம் காட்டிலும், நெல்லூரிலுள்ள வெலி கொண்டா காட்டிலும், ஆனமலை காட்டிலும் 1000 மீட்டர் உயரம் வரையில் வளர்ந்து வருவது தெரிய வந்துள்ளது.

இந்த ரக நெல்லி மரங்கள் 12 மீட்டர் உயரம் வரை வளரக் கூடியவை. இதன் மரப்பட்டை இளம் மரங்களில் மிருதுவாக காணப்படும். வயதான மரங்களின் மரப்பட்டை சதுர வடிவ துண்டுகளாக உடைந்து உதிர்ந்துவிடும். இதன் கிளைகள் சாம்பல் நிறத்தில் காணப்படுகின்றன. இந்த மரங்களில் ஆண் பூக்களும், பெண் பூக்களும் தனித்தனியாக இருக்கும். இவைகளின் கனிகள் தசைக் கனிகளாகும். அவைகள் வெளிறிய பச்சை நிறத்தில், உருண்டை வடிவத்தில் காணப்படும். ஒரு கனியில் 6 விதைகள், சாம்பல் நிறத்தில் இருக்கும்.

இதன் காய்கள் பச்சை நிறத்தில் கோலிக் குண்டுகள் போல பளபளப்பாகக் காணப்படுகின்றன. அதனால் இந்த நெல்லிக்காய்கள் பெரிதும் விரும்பி வாங்கப்படுகின்றன. கனிகள் காய்த்துள்ள கிளைகளை மரத்திலிருந்து வெட்டி எடுத்து, அதிலுள்ள காய்களைப் பறித்து, அறுவடை செய்து வருகின்றனர். இதன் விளைவாக இந்த ரக நெல்லி மரங்கள் அதிகளவில் அழிந்துவருகின்றன. கர்நாடகா மற்றும் ஆந்திரா மாநிலங்களில் கொண்டாடப்படும் உத்தண துவாதேசி பண்டிகையின் போது, இளம் காய்கள் உள்ள இந்த நெல்லிமரக் கிளைகளையும், துளசி செடிகளையும் வைத்து பூசை செய்யப்படுகிறது. இதற்காக இந்த நெல்லி மரக்கிளைகள் பெருமளவில் வெட்டப்பட்டு, உள்ளூர் சந்தைகளில் விற்பனை செய்யப்படுகின்றன. இதன் காரணமாக, இந்த ரக நெல்லி மரங்கள் வெகு வேகமாக அழிந்துவருகின்றன.

இந்தக் காட்டு நெல்லி ரகத்திற்கு தனியான தமிழ்ப் பெயர் கிடையாது 'காட்டு நெல்லி' என்ற பொதுப் பெயரில்தான் இது அழைக்கப்படுகிறது ஆனால் கேரளாவில் இது 'சம்பக்காடு பெருநெல்லி' என்ற பெயரில் அழைக்கப்படுகிறது. சோசலிகா இனப் பழங்குடி மக்கள் இதை 'இட்டு நெல்லி அல்லது பெட்டக்க நெல்லி (பெரிய நெல்லி) என்ற பெயர்களில் அழைக்கின்றனர்.

இந்தக் காட்டு ரகத்தின் காய்கள் 3-4 செ.மீ அளவில் பெரிய காய்களாகவும், நல்ல பளபளப்பாகவும் இருப்பதால், இதற்கு மக்களிடையே நல்ல வரவேற்பு இருக்கிறது. அதனால் இதை 'கிருஷ்ணா நெல்லி' என்றப் பெயரில் ஒரு தோட்டக் கலைப் பயிராகப் பயிரிடுவதற்கு முயற்சி மேற்கொள்ளப்பட்டது. ஆனால் அந்த முயற்சி வெற்றிபெறவில்லை.

கீழாநெல்லி

இது அனைவரும் அறிந்த மூலிகைச் செடியாகும். மஞ்சள் காமாலை நோய் வந்தவுடன், நினைவுக்கு வருவது இந்தக் கீழாநெல்லி தான். இது காமாலை நோய்க்கு கை கண்ட மருந்தாகும். காலங்காலமாகப் பயன்படுத்தப்பட்டுவருகிறது.

நெல்லி தாவரக் குடும்பத்தைச் சேர்ந்த இந்தக் கீழாநெல்லியின் அறிவியல் தாவரப் பெயர், **பில்லாந்தஸ் அமரேஸ்** (இணையான பெயர் **பில்லாந்தஸ் நிருரி**). இந்தியா முழுவதும் கடல் மட்டத்திலிருந்து 700 மீட்டர் உயரம் வரை கீழாநெல்லிச் செடிகள் தன்னிச்சையாக வளர்ந்து காணப்படுகின்றன. இது சுமார் 60 செ.மீ உயரம் வரை வளரக் கூடிய குறுஞ்செடியாகும். இதன் இலைகள் கூட்டிலை அமைப்பு கொண்டது. இலை இடுக்குகளில் ஆண் பூக்களும், பெண் பூக்களும் தனித்தனியாகக் காணப்படும். இலைக் காம்புகளின் அடியில் சிறிய உருண்டை வடிவ காய்கள் தோன்றும். இலைகளின் கீழே காய்கள் இருப்பதால், இது கீழா நெல்லி எனப்படுகிறது.

தமிழ்நாட்டில் எல்லா இடங்களிலும் கீழா நெல்லிச் செடிகள் உள்ளன. விளைநிலங்களில் இது ஒரு களைச் செடியாகக் காணப்படுகிறது. இருப்பினும் பல இடங்களில் இது நல்லதொரு மூலிகைப் பயிராகப் பயிரிடப்படுகிறது.

கீழா நெல்லி பயிரிடுவதற்கு செம்மண் நிலம் ஏற்றது. மணல் கலந்த களிமண் நிலத்திலும் பயிரிடலாம். மண்ணின் கார அமிலத் தன்மை 7.0 - 8.0 என்ற அளவில் இருப்பது நல்லது. நிலத்தை நன்கு உழுது, மண்ணைப் பொலபொலப்பாக இளக்கமடையச் செய்யவேண்டும். ஏக்கருக்கு ஆறு வண்டி தொழு உரத்தை அடியுரமாக இடவேண்டும். கீழாநெல்லியை மானாவாரிப் பயிராகவும், பாசனப் பயிராகவும்

பயிரிடலாம். பாசனப் பயிர் சாகுபடியில் செடிகள் அதிக பக்கக் கிளைகளுடன் செழித்து வளர்ந்து. அதிகத் தழை மகசூலைத் தருகிறது. கீழாநெல்லிப் பயிரை நேரடி விதைப்பு முறையிலும், நாற்று நடவு முறையிலும் பயிரிடலாம். நோடி விதைப்புக்கு ஏக்கருக்கு 1.5 கிலோ விதைகள் தேவைப்படும். நாற்று நடவு முறைக்கு 750 கிராம் விதைகள் போதும். 30 நாட்கள் வயதுள்ள நாற்றுகளை 30 x 15செ.மீ இடைவெளியில் நடவு செய்யவேண்டும். நேரடி விதைப்பைவிட நாற்று நடவு அதிக மகசூல் தருகிறது. மாதம் இரண்டு முறை பாசனம் செய்ய வேண்டும். ஒருமுறை களை எடுப்பு செய்ய வேண்டும்.

அறுவடை:

ஜூன் - ஜூலை மாதங்களில் பயிரிடப்பட்ட செடிகள் செப்டம்பர்-அக்டோபர் மாதங்களில் அறுவடைக்கு வருகின்றன. நட்ட 80-105 நாட்களில் செடிகள் அதிகபட்ச வளர்ச்சியை அடைகின்றன. செடிகளைப் பிடுங்கி எடுத்து, சுத்தம் செய்து நிழலில் காயவைக்க வேண்டும். ஒரு ஏக்கரில் 750கிலோ உலர்ந்த செடிகள் மகசூலாகக் கிடைக்கும்.

மத்திய மருந்துப் பயிர்கள் ஆராய்ச்சி நிறுவனம் வெளியிட்டுள்ள நவ்யகிரித் என்ற கீழாநெல்லி ரகம் உள்ளூர் இரகங்களைவிட 30 சதவீதம் அதிக தழை மகசூலும், 40 சதவீதம் அதிக பில்லாந்தினும் (மருந்து வேதியம்) தருகிறது.

கீழாநெல்லியின் மருத்துவ பயன்கள்

கீழாநெல்லி மஞ்சள் காமாலை நோய்க்கு கை கண்ட மருந்தாகும். கீழாநெல்லி இலைகள், காய்கள், இளந்தண்டு ஆகியவைகளை துவையலாக அரைத்து, ஒரு சிறு எலுமிச்சம் பழம் அளவுக்கு உருட்டி, நீராகாரத்தில் கலந்து, வெறும் வயிற்றில் காலையில் மட்டும் சாப்பிட்டு வந்தால், ஏழு நாட்களில் மஞ்சள் காமாலை நோய் குணமாகிவிடும். இருப்பினும் இந்த மருந்தை 21 நாட்கள் தொடர்ந்து உட்கொள்ள வேண்டும். இது மிகவும் அவசியம்

சென்னைப் பல்கலைக்கழகம் தயாரித்துள்ள கீழாநெல்லி மூலிகை மருந்து விலை மலிவாகவும், விரைவில் நிவாரணம் தருவதாகவும் உள்ளது. நீரிழிவு நோயைக் குணப்படுத்தும் மதுமேக சூரணத்தில் கீழாநெல்லி சேர்க்கப்படுகிறது. மாலைக் கண் நோய், பார்வை மங்குதல், பீனிசம், ஓயாத தலைவலி, கல்லீரல் பழுது, இரத்தமின்மை ஆகியவைகளைக் குணப்படுத்தும் மருத்துவ குணங்கள் கீழாநெல்லிக்கு உள்ளன.

7. நெல்லி இரகங்கள்

இந்தியாவில் இன்று பல நெல்லி ரகங்கள் பயிரிடப்பட்டு வருகின்றன. முன் காலத்தில், இந்தியாவில் சொல்லும்படியான நெல்லி ரகங்கள் எதுவும் இல்லை. அப்போது நெல்லி மரம் ஒரு காட்டு மரமாக இருந்தது. 1881-82 ஆம் ஆண்டில் உத்திரப்பிரதேச மாநிலத்தில் வாரணாசியில் (அன்றைய பெயர் பனாரஸ்) முதன் முதலாக நெல்லி தோட்டப் பயிராகப் பயிரிடப்பட்டது.

வாரணாசி அருகில் இருந்த விந்தியமலைக் காட்டில் தன்னிச்சையாக வளர்ந்திருந்த காட்டு நெல்லி மரங்களில், பெரிய நெல்லிக் காய்களை நிறையக் காய்த்துள்ள நல்லதொரு நெல்லி மரம் தேடிக் கண்டுபிடிக்கப்பட்டு, அதன் காய்களிலிருந்து விதைகளைப் பிரித்தெடுத்து, விதைக் கன்றுகளை உற்பத்தி செய்து, வாரணாசியில் ஒரு தோட்டத்தில் பயிரிடப்பட்டன. அன்றைய பனாரஸ் நகரில் பயிரிடப்பட்ட நெல்லி ரகம் தான் இன்றைய பனாரசி ரகமாகும். இவ்வாறாக காட்டு மரமாக இருந்த நெல்லி மரம், பனாரஸி என்ற பெயரில் நல்லதொரு தோட்ட மரமாக மாற்றப்பட்டது. இந்தப் பனாரசி ரகம் தான் இந்தியாவில் உருவாக்கப்பட்ட முதலாவது நெல்லி ரகமாகும்.

இந்தப் பனாரசி நெல்லி மரங்கள் பயிரிடப்பட்டிருந்த தோட்டத்தில், ஒரு மரம் மற்ற மரங்களைவிட மிக அதிக அளவில் காய்த்திருப்பது கண்டுபிடிக்கப்பட்டது. அந்த நெல்லி மரம் பயிர்ப் பெருக்கம் செய்யப்பட்டு, சாக்கையா என்ற நெல்லி ரகம் உருவாக்கப்பட்டது. குஜராத் மாநிலத்தில் காணப்பட்ட காட்டு நெல்லி மரத்திலிருந்து 'பிரான்சிஸ்' என்ற நெல்லி ரகம் உருவாக்கப்பட்டது.

பனாரசி, சாக்கையா, பிரான்சிஸ் ஆகிய மூன்றும் இந்தியாவில் உருவாக்கப்பட்டுள்ள முதலாவது நெல்லி ரகங்களாகும். ஆரம்பக் காலத்தில் இந்த மூன்று ரகங்கள் மட்டுமே இந்தியாவில் இருந்தன. இவைகள்தாம் பெருமளவில் பயிரிடப்பட்டுவந்தன. இந்த மூன்று ரகங்களும் இந்திய நெல்லி சாகுபடியில் மும்மூர்த்திகளாக நீண்ட காலம் கோலோச்சி வந்தன. இன்று சாகுபடியில் உள்ள பெரும்பாலான நெல்லி ரகங்கள் இந்த மூன்று ரகங்களின் வழித்தோன்றல்கள் ஆகும். இந்த மூன்று ரகங்கள் பற்றிய விபரங்கள் வருமாறு:

பனாரசி ரகம்:

இந்த நெல்லிரகம், மத்திம உயரத்துடன் படர்ந்து வளரக்கூடிய மரமாகும். இந்த ரகத்தில் பெண் பூக்களின் எண்ணிக்கை குறைவாக இருப்பதாலும், தன் மகரந்த ஒவ்வாமை காணப்படுவதாலும் காய்ப்பு (மகசூல்) குறைவாக உள்ளது. காய்கள் உதிர்வது அதிகம். இதன் காய்கள் மஞ்சள் நிறத்தில், முக்கோண வடிவத்தில் பெரிய அளவில் நன்கு பருத்துக் காணப்படும். காய்களில் சதைப் பகுதி நடுத்தர நார்த்தன்மையுடன், மிருதுவாக இருக்கும். கனி எடை 38.25கிராம். கனிகளின் சேமிப்புக்காலம் (நாட்கள்) குறைவு. இது ஒரு முன்பருவ நெல்லி ரகமாகும். பனாரசி நெல்லிரகம் ஓர் ஆண்டில் நிறைவாகவும், மறு ஆண்டில் குறைவாகவும் மாறிமாறி காய்க்கக் கூடியது.

சாக்கையா ரகம்:

இந்த நெல்லி ரகம் பனாரசி ரகத்தின் வழித்தோன்றலாகும். இந்த ரகம் முதலில், சாக்ளா என்ற பெயரில் அழைக்கப்பட்டது. பின்னர் இந்தப் பெயர் சாக்கையா என்று மாற்றப்பட்டது

*சாக்கையா நெல்லி ரகம் அதிகமாகப் படர்ந்து வளரக்கூடியது. தொடர்ந்து மகசூல் தரக்கூடியது.*நல்ல முறையில் பராமரித்து வந்தால், வருடத்தில் 9 மாதங்கள் தொடர்ந்து காய்க்கக்கூடியது. ஒரு மரத்தில் ஒரே சமயத்தில் பூக்கள், பிஞ்சுகள், இளங்காய்கள், முதிர்ந்த கனிகள் என்று எல்லா நிலைகளையும் ஒருங்கே காண முடியும். இதர வட இந்திய நெல்லி ரகங்களின் காய்களைவிட, சாக்கையா ரகத்தின் காய்களின் பருமன் சற்று குறைவாக இருக்கும். இதன் கனி எடை 30-33 கிராம். இதன் காய்கள் நல்ல பச்சை நிறத்தில் காணப்படும். காய்கள் வழுவழுப்பாக இருக்கும். காய்கள் காம்புடன் வலுவாக இணைக்கப்பட்டிருக்கும். அதனால் வேகமாக வீசும் காற்றில்கூட காய்கள் உதிர்வதில்லை. காய்களில் சதைப் பகுதி காய்ந்து வரும் தன்மை கிடையாது. சுண்ணாம்புக் கற்கள் நிறைந்துள்ள நிலங்களில் பயிரிடுவதற்கு சாக்கையா ரகம் சாலச் சிறந்தது.

பிரான்சிஸ் ரகம்:

இந்த நெல்லி ரகம் குஜராத்தில் உருவாக்கப்பட்டதாகும். இதன் மரம் நேராகவும், உயரமாகவும் வளரக்கூடியது. இதன் கிளைகள் யானையின் துதிக்கை போன்று தொங்கிக்கொண்டிருப்பதால், இது ஹாத்தி சூல் (யானை துதிக்கை) என்றும் அழைக்கப்படுகிறது. இது மத்திம காய்ப்புத் திறன் கொண்டது.இதன் காய்கள் பச்சை நிறம் கலந்த மஞ்சள் நிறத்தில், முட்டை வடிவத்தில் காணப்படும். கனி எடை 49.50

கிராம். ஓரளவு சேமிப்புத் திறன் கொண்டது. இதன் காய்கள் நெக்ரோஸிஸ் எனப்படும் பழஅழுகல் நோயால் அதிகம் பாதிக்கப்படுகின்றன. இந்த நெல்லி ரகத்தை இதர நெல்லி ரகங்களுடன் கலந்து பயிரிட வேண்டும். அப்போதுதான் இதன் பூக்களில் அயல் மகரந்தச் சேர்க்கை நல்ல முறையில் நடைபெற்று அதிக காய்கள் காய்க்கும். இதன் காய்கள் ஊறுகாய் மற்றும் பழச்சாறு தயாரிப்பதற்கு அதிக அளவில் பயன்படுத்தப்படுகின்றன.

பி.எஸ்.ஆர்-1 (பவானி சாகர் -1) நெல்லி ரகம்:

இந்த நெல்லி ரகம் பவானிசாகர் வேளாண்மை ஆராய்ச்சி நிலயத்தில் உருவாக்கப்பட்டது. இந்த நெல்லி ரகத்தை தமிழ்நாடு வேளாண்மைப் பல்கலைக் கழகம் பி.எஸ்.ஆர்-1 நெல்லி என்ற பெயரில் 1995ஆம் ஆண்டில் வெளியிட்டது. ஈரோடு மாவட்டம் தாளவாடி வட்டத்தில் உள்ள திம்பம் காட்டில் தன்னிச்சையாக வளர்ந்திருந்த காட்டு நெல்லி மரங்களிலிருந்து தேர்வுசெய்யப்பட்ட நெல்லி ரகமாகும். இந்த ரகம் அதிக தழை வளர்ச்சியுடன் பெரிய மரமாகப் படர்ந்து வளரக்கூடியது. எனவே, அடர் நடவு முறைக்கு ஏற்றதல்ல. தன் மகரந்தச் சேர்க்கை செய்யக் கூடியது. எனவே, வீட்டுத் தோட்டங்களில் ஒற்றை மரமாகவும் வளர்க்கலாம் இந்த ரகத்தின் காய்கள், வட இந்திய நெல்லி ரகங்களின் காய்களைவிட சிறியவை, கனி எடை 28 கிராம். இதன் காய்கள் சிவப்பு நிறத்தில் தட்டையான நுனிப்பகுதி மற்றும் வட்டமான மேல் பகுதியுடன் காணப்படும். இதன் காய்களில் துவர்ப்புச் சுவை, வைட்டமின் சி சத்து, பாலி பினால்கள் (டானின்கள்) மற்றும் நார்ச்சத்து ஆகியன அதிக அளவில் உள்ளன. அதனால் இதன் காய்கள் ஆயுர்வேத மருந்துகள் தயாரிப்பதற்கு அதிக அளவில் விரும்பிப் பயன்படுத்தப்படுகின்றன. இதன் காரணமாக இந்த நெல்லி ரகம் **“ஹெர்பல் ஆம்லா”** (மூலிகை நெல்லி) என்று அழைக்கப்படுகிறது. இந்த நெல்லி ரகம் வருடத்தில் ஒருமுறை மட்டுமே காய்க்கக் கூடியது. வறட்சிப் பகுதிக்கு மிகவும் ஏற்றது.

ஆரம்பக் காலத்தில் மேற்கண்ட நான்கு நெல்லி ரகங்கள்தாம் இந்தியாவில் பெருமளவில் பயிரிடப்பட்டு வந்தன. இந்த நெல்லி ரகங்களில் பல குறைபாடுகள் காணப்பட்டன.

பனாரசி ரகத்தின் மகசூல் திறன் குறைவு. காய்கள் உதிர்வது அதிகம். காய்களின் சேமிப்பு நாட்கள் குறைவு. சாக்கையா ரகத்தின் காய்கள் சிறியவை. காய்களில் நார்த் தன்மை அதிகம். பிரான்சிஸ் ரகம் நெக்ரோஸிஸ் எனப்படும் பழஅழுகல் நோயால் அதிகம் பாதிக்கப் படுகிறது. பி.எஸ்.ஆர்-1 ரகத்தின் காய்கள் சிறியவை. வருடத்தில் ஒருமுறை மட்டுமே காய்க்கக்கூடியது.

நெல்லிப் பயிரின் அருமை பெருமைகளின் காரணமாக அதைத் தோட்டப் பயிராகப் பயிரிட வேண்டிய அவசியம் ஏற்பட்டது. அதற்காகப் பல புதிய நெல்லி ரகங்களையும், நெல்லிச் சாகுபடிக்கான சீர்மிகு தொழில்நுட்பங்களையும் உருவாக்கவேண்டிய அவசியம் ஏற்பட்டது. இதற்கான முயற்சிகளை 1981 - 82 ஆம் ஆண்டில் உத்தரப் பிரதேச மாநிலம் பைசாபாத்தில் உள்ள நரேந்திர தேவா வேளாண்மை மற்றும் தொழில்நுட்பப் பல்கலைக்கழகம் மேற்கொண்டது. 1982-83 ஆம் ஆண்டில் இதற்கு நிதி ஒதுக்கப்பட்டது. 1985-86ஆம் ஆண்டில் ஒருங்கிணைந்த வறண்ட நிலப் பழப்பயிர்கள் ஆராய்ச்சித் திட்டத்தில் நெல்லிப் பயிர் ஆராய்ச்சிகளுக்கு அதிக முக்கியத்துவம் அளிக்கப்பட்டது. அதிக நிதியும் ஒதுக்கப்பட்டது. அதன் பயனாக இந்தியாவில் நெல்லி ஆராய்ச்சி உத்வேகம் பெற்றது. பல உயர் விளைச்சல் நெல்லி ரகங்கள் உருவாக்கப்பட்டன. நரேந்திர தேவா வேளாண்மை பல்கலைக்கழகம், நரேந்திர ஆன்லா 3 முதல் நரேந்திர ஆன்லா 25 வரையிலான எண்களைக் கொண்டுள்ள பல புதிய நெல்லி ரகங்களை உருவாக்கியுள்ளது. அவ்வாறே ஆனந்த் வேளாண்மைப் பல்கலைக்கழகம் ஆனந்த் 1 முதல் ஆனந்த் 5 வரையிலான எண்களைக் கொண்டுள்ள புதிய நெல்லி ரகங்களை புதிய நெல்லி ரகங்களை உருவாக்கியுள்ளது. இவைகள் தவிர லக்ஷ்மி 52 மற்றும் கோமா ஐஸ்வரியா ஆகிய உயர் விளைச்சல் நெல்லி ரகங்களும் உருவாக்கப் பட்டுள்ளன. இந்த நவீன உயர் விளைச்சல் நெல்லி ரகங்களின் பயனாக, இந்திய நெல்லி சாகுபடியில் தங்கப் புரட்சி தோன்றியுள்ளது. நெல்லி - இருபத்தோராம் நூற்றாண்டின் சீர்மிகு பயிர் என்று போற்றப்படுகிறது.

இந்தப் புதிய நெல்லி ரகங்களின் விபரங்கள் வருமாறு:

என்.ஏ.4 (நரேந்திர ஆன்லா 4 - காஞ்சன்)

இந்த நெல்லி ரகம் சாக்கையா ரகத்திலிருந்து தேர்வு செய்யப்பட்டதாகும். இது விரிந்து படர்ந்த கிளைகளுடன் உயரமாக வளரக்கூடியது. அதிக மகசூலையும் சீரான காய்ப்பையும் ஒவ்வொரு வருடமும் தொடர்ந்து தரக்கூடியது. இதன் காய்கள் சிறியவை முதல் நடுத்தர அளவில், நீள் உருண்டை வடிவத்தில் இருக்கும். காய்களின் தோல் பகுதி மிருதுவாகவும் இளம் பச்சை நிறத்தில் பளபளப்பாகவும் இருக்கும். தசைப் பகுதி கெட்டியாக அதிக நார்ச்சத்துடன் இருக்கும் இக்கனிகள் ஊறுகாய் தயாரிப்பதற்கு சாலச்சிறந்தவை. ஏழு ஆண்டுகளுக்கு மேல் ஒரு மரத்திலிருந்து 74 கிலோ மகசூல் கிடைக்கும். இது மத்திய பருவ ரகமாகும். இதர நெல்லி ரகங்களுடன் கலந்து நடும்போது, அயல்மகரந்தச் சேர்க்கை நன்றாக நடைபெற்று அதிக காய் மகசூல் கிடைப்பதற்கு இந்த ரகம் ஏதுவாக இருக்கிறது.

என்.ஏ.5 - (நரேந்திர ஆன்லா 5 - கிருஷ்ணா)

இந்த நெல்லி ரகம் பனாரசி ரகத்திலிருந்து தேர்வு செய்யப்பட்டதாகும். இது முன் பருவ ரகமாகும். மிதமான காய்ப்புத் திறன் கொண்டது. இதன் காய்கள் நடுத்தரம் முதல் பெரிய அளவு வரை காணப்படும். காய்கள் சற்று கூம்பிய வடிவத்தில், மஞ்சள் நிறத்தில் கன்னங்கள் சற்று சிவந்த நிறத்தில் காணப்படும். சதைப் பகுதி, இறுக்கமாகவும், ஒளி ஊடுருவுவதாகவும் இருக்கும். நார்ச்சத்து இன்றி, அதிகத் துவர்ப்புச் சுவை கொண்டது. நடுத்தர சேமிப்பு நாட்கள் கொண்டது. ஏழு ஆண்டுகளுக்குப் பிறகு சராசரியாக 41 கிலோ காய்கள் கிடைக்கும். இதன் காய்கள், சட்னி மற்றும் துருவல்கள் தயாரிப்பதற்கு பெருமளவில் பயன்படுத்தப்படுகின்றன.

என்.ஏ.6 (நரேந்திர ஆன்லா 6 - அம்ரித்)

இந்த நெல்லி ரகம் சாக்கையா ரகத்திலிருந்து தேர்வு செய்யப்பட்டதாகும். இது மத்திய பருவ ரகமாகும். அதிக மகசூல் தரக் கூடியது. இதன் காய்கள் மிதமானது முதல் பெரிய அளவு வரை இருக்கும். காய்கள் மஞ்சள் நிறத்தில் தட்டையாகக் காணப்படும். குறைந்த நார்ச்சத்துக் கொண்டது. இது பழக்கூழ் (ஜாம்) மற்றும் மிட்டாய் (கேண்டி) தயாரிப்பதற்கு ஏற்றதாகும்.

என்.ஏ.7 (நரேந்திர ஆன்லா 7 - நீலம்)

இந்த நெல்லி ரகம் பிரான்சிஸ் ரகத்திலிருந்து தேர்வு செய்யப்பட்டதாகும். மத்திய பருவ ரகமாகும். காய்கள் நடுத்தர அளவு முதல் பெரிய அளவு வரை இருக்கும். இது அதிக மகசூல் தரக்கூடிய மிகச் சிறந்த நெல்லி ரகமாகும். தமிழ்நாட்டில் பயிரிடுவதற்கு மிகவும் உகந்த ரகமாகும். இந்த ரகத்தின் கிளைகள் எளிதில் ஒடியும் தன்மையுடையது. காய்களின் எடையைத் தாங்க முடியாமல் இதன் கிளைகள் அடிக்கடி ஒடிந்துவிடுகின்றன. எனவே, இந்த ரகத்தின் கிளைகளுக்கு முட்டுக் கொடுத்தல் அவசியமாகும்.

இந்த ரகம் குறைந்த காலத்தில், நிறைந்த மகசூல் கொடுக்கக்கூடிய சிறந்த ரகமாகும். காய்களின் உற்பத்தி அதிக அளவில் ஒரே சீராக இருக்கும். இதன் காய்களை நெக்ரோஸிஸ் எனும் அழுகல் நோய்த் தாக்குவதில்லை. இதன் காய்கள், சயவனப் பிராஷ் லேகியம், சட்னி, ஜாம், மற்றும் பழரசம் தயாரிப்பதற்கு சாலச் சிறந்தவை.

என்.ஏ. 8 (நரேந்திர ஆன்லா 8)

இந்த நெல்லி ரகம் சாக்கையா ரகத்திலிருந்து தேர்வு செய்யப்பட்டதாகும். இதன் மரம் செங்குத்தான கிளைகளுடன்

உயரமாக வளரக்கூடியது. மத்திம மகசூல் திறன் கொண்டது. காய்கள் சிறியவை. முட்டை வடிவம் கொண்டவை. தசைப் பகுதி கடினமாகவும் நார்ச்சத்து கொண்டதாகவும் இருக்கும். காய்களின் சேமிப்புத் திறன் அதிகம். இதன் காய்கள் நெக்ரோசிஸ் எனும் பழஅழுகல் நோயால் அதிகமாகத் தாக்கப் படக்கூடியவை. இது ஒரு பின்பட்ட ரகமாகும்.

என்.ஏ. 9 (நரேந்திர ஆன்லா 9)

இந்த நெல்லி ரகம் பனாரசி ரகத்திலிருந்து தேர்வு செய்யப் பட்டதாகும். மத்திம கிளைப்படர்வுடன், உயரமாக வளரக்கூடியது. காய்கள் கரும் பழுப்பு நிறத்தில் உருண்டை வடிவத்தில் காணப்படும். இது முன்பட்ட ரகமாகும். காய்ப்பு கூச்சம் கொண்டது. காய்கள் மத்திம சேமிப்புத் திறன் கொண்டவை. காய்கள், நெக்ரோசிஸ் நோயால் தாக்கப்படக் கூடியவை.

என்.ஏ.10 (நரேந்திர ஆன்லா 10 - ஆக்ரா போல்டு)

இந்த நெல்லி ரகம் ஆக்ராவில் பயிரிடப்பட்டிருந்த பனாரசி ரகத்திலிருந்து தேர்வு செய்யப்பட்டதாகும். அதனால் ஆக்ராபோல்டு என்றும் அழைக்கப்படுகிறது. இது ஒரு முன் பருவ ரகமாகும். இதன் காய்கள் நடுத்தரம் மற்றும் பெரியது (40-45 கிராம் / காய்) என இரண்டு அளவுகளில் காணப்படும். காய்களின் அடிப்புறம் தட்டையாகவும், மேற்புறம் உருண்டையாகவும் இருக்கும். தசைப்பகுதி குறைந்த அளவு நார்ச்சத்து கொண்டது. காய்கள் முழு வளர்ச்சி அடைவதற்கு முன்பு இளம் சிவப்பு நிறத்தைக் கொண்டிருக்கும். முழு வளர்ச்சி அடைந்த பின்பு காய்கள் பழுப்பு நிறத்தில் காணப்படும். நிறைந்த மகசூல் தரக்கூடிய சிறந்த ரகமாகும். ஊறுகாய் மற்றும் உலர் பொருட்கள் தயாரிப்பதற்கு உகந்த ரகமாகும்.

லக்ஷ்மி 52 நெல்லி ரகம்

இந்த நெல்லி ரகம் உத்தரப்பிரதேச மாநிலம் பிரதாப்கர் மாவட்டத்திலுள்ள படாசி கார்வாரா என்ற கிராமத்தில் ஒரு விவசாயியின் தோட்டத்தில் காணப்பட்ட சிறந்ததொரு பிரான்சிஸ் ரக நெல்லி மரத்திலிருந்து கிளை ஒட்டு முறையில் உருவாக்கப் பட்டுள்ளதாகும். இதன் தாய் மரமான பிரான்சிஸ் ரகத்தில் காணப்படும் தொங்கும் கிளைகள் தன்மை இதில் கிடையாது. இருப்பினும் இதன் கிளைகள் ஓரளவு சாய்ந்த வளர்ச்சி கொண்டவை. மரம் மத்திம கிளைப்படர்வு கொண்டது இதன் பருத்த காய்கள் 4-5.5 செ.மீ விட்டமும் 40-50 கிராம் எடையும் கொண்டிருக்கும். ஆரம்பக் காலத்தில் இளம் சிவப்பு நிறத்தில் காணப்படும் இதன் காய்கள், இறுதிக் கட்டத்தில் இளம் மஞ்சள் நிறத்திற்கு மாறிவிடுகின்றன. காய்களில்

நெக்ரோசிஸ் நோய் ஏற்படுவதில்லை. இதன் பருத்த காய்களுக்கு சந்தையில் அதிக விலை கிடைத்துவருகிறது. பத்து வருட மரம் ஆண்டுக்கு 200 - 250 கிலோ காய்களைத் தருகின்றது. வருங்காலத்தில் இந்த லக்ஷ்மி 52 நெல்லி ரகம் தலை சிறந்த நெல்லி ரகமாக வருவதற்கான வாய்ப்பு பிரகாசமாக உள்ளது.

கோமா ஐஸ்வரியா நெல்லி ரகம்

குஜராத் மாநிலம் கோத்ரா ஊரில் உள்ள மத்திய தோட்டக்கலை ஆராய்ச்சி நிலையம் 2006 ஆம் ஆண்டில் கோமா ஐஸ்வரியா என்ற நெல்லி ரகத்தை வெளியிட்டுள்ளது. அந்த ஆராய்ச்சி நிலையத்தின் மரபணு வங்கியில் வளர்ந்திருந்த என்.ஏ.7 நெல்லி ரகத்திலிருந்து கிளை ஒட்டு முறையில் இந்த ரகம் உருவாக்கப்பட்டுள்ளது. இது ஒரு முன் பருவ நெல்லி ரகமாகும். அதிக வறட்சியைத் தாங்கக்கூடியது. என்.ஏ.7 ரகத்தைவிட அதிக மகசூல் திறன் கொண்டது. இதன் மகசூல் திறன் 102.9 கிலோ காய்கள் / மரம் / ஆண்டு என்ற அளவில் உள்ளது. இதன் நெல்லிக்காய்களில் நார்ச்சத்து குறைந்த அளவில் உள்ளது. எனவே, பதப்படுத்துவதற்கு ஏற்றது.

8. புதிய நெல்லித் தோட்டம் அமைக்கும் போது கடைப்பிடிக்க வேண்டிய செயல்முறைகள்

தோட்டத்தைப் பல பகுதிகளாகப் பிரித்தல்

நிலத்தின் ஏற்றத்தாழ்வுகளுக்கேற்ப நிலத்தை பல சமதள பகுதிகளாகப் பிரித்து, பெரிய வரப்புகள் போட வேண்டும். இதன் மூலம் பாசனம் செய்தல், உரம் போடுதல், களை எடுத்தல் போன்ற வேலைகளை செய்வதற்கு வசதியாக இருக்கும். மழைநீர் வழிந்து வெளியேறுவதைத் தடுத்திட முடியும். மண் அரிப்பு தடுக்கப்படும். நிலவளம் பாதுகாக்கப்படும். மழைப்பொழிவு அதிகமாக இருக்கும் இடங்களில், தண்ணீர் தேங்குவதைத் தடுக்கும் வகையில் வடிகால் வாய்கால்களை அமைத்துக் கொள்ள வேண்டும். நிலத்தில் தண்ணீர் தேங்கி நிற்பது நெல்லிக்கு ஆகாது.

பாதை போடுதல்

நெல்லித் தோட்டத்தின் எல்லாப் பகுதிகளுக்கும் வேலை ஆட்கள் எளிதில் சென்று வருவதற்கு ஏதுவாகவும், மாட்டு வண்டி, டிராக்டர் ஊர்தி செல்வதற்கு வசதியாகவும் நல்ல பாதைகளை அமைத்துக் கொள்ள வேண்டும்.

பண்ணைக்குட்டை அமைத்தல்

தோட்டத்தின் தாழ்வானப் பகுதியில் பண்ணைக்குட்டை அமைத்து அதில் மழைநீரை சேகரிக்க வேண்டும். மானாவாரி நெல்லித் தோட்டங்களில் மழைநீர் சேகரிப்பு மிகவும் அவசியமாகும்.

வேலி போடுதல்

நெல்லித் தோட்டத்தைச் சுற்றி முள்வேலி அல்லது முள் கம்பி வேலி அமைத்து, ஆடுமாடுகள் நெல்லித் தோட்டத்திற்குள் நுழைவதைத் தடுக்க வேண்டும். நெல்லிக் கன்றுகளை ஆடுமாடுகள் கடித்து விடாமல் பாதுகாக்க வேண்டும். ஆடுமாடுகள் கடித்த நெல்லிக் கன்றுகள் சரியாக வளர்வதில்லை. வளர்ச்சிக்குன்றி காணப்படும். பல கன்றுகள் மடிந்து விடவும் கூடும்.

கிளுவை போன்ற முள் மரங்களை வேலியில் நெருக்கமாக நட்டு உயிர்வேலி அமைப்பது உத்தமம். உயிர்வேலி அமைப்பதற்கு கிளுவை மரம் சாலச் சிறந்தது. கிளுவை ஒரு முள் மரம். அதில் உள்ள முட்கள்

நங்கூரக் கொக்கி வடிவத்தில் இருக்கும். கிளுவை முள் குத்தினால் எடுப்பது கஷ்டம். வேலியில் வளர்க்கப்படும் கிளுவைச் செடிகள் மீது விரைவில் கோவைக் கொடி போன்ற பல காட்டுச் செடிகள் படர்ந்து வளர்ந்து பலமான தடுப்பு அரணாக அமைந்துவிடும். அதுவே உயிர் வேலி ஆகும்.

ஆனி - ஆடியில் நிலம் குளிர மழை பெய்தவுடன் கிளுவைப் போத்துகளை ஒரு மீட்டர் இடைவெளியில் நெருக்கமாக நடவு செய்ய வேண்டும். அதற்கு ஏதுவாக நடவுக்குழிகளை ஒரு மாதத்திற்கு முன்னதாகவேத் தோண்டி தயாராக வைத்திருக்க வேண்டும். அப்போது தான் மழை பெய்துவுடன், காலதாமதம் இல்லாமல் கிளுவைப் போத்துகளை நடவு செய்திட முடியும்.

காற்றுத்தடுப்பான் அமைத்தல்

வேலியில் உள்ள கிளுவை வரிசையை அடுத்து உள்வரிசையாக சவுக்கு, சவுண்டல் (சூபாபுல்) போன்ற உயரமாக வளரக்கூடிய மரங்களை இரண்டு மீட்டர் இடைவெளியில் காற்றுத் தடுப்பான்களாக வளர்க்க வேண்டும். இத்தகைய மரங்கள் உயரமாக ஓங்கி வளர்ந்து காற்றின் வேகத்தைக் குறைப்பதோடு, நெல்லித் தோட்டத்தில் நிலவும் வெப்பத்தைக் குறைத்து, ஒரு குளிர்ச்சியான சூழ்நிலையை ஏற்படுத்தி தரும். இத்தகைய குளிர்ச்சியான சூழ்நிலை நெல்லி மரங்கள் நன்றாகப் பூ பிடிப்பதற்கும், பூக்கள் காயாக மாறுவதற்கும் அவசியமாகும்.

காற்றுத்தடுப்பான் மரவரிசையை அடுத்து ஒரு உள்வரிசையாக செவ்வரளி, செம்பருத்தி போன்ற மலர்ச் செடிகளை வளர்க்க வேண்டும். அவைகள் மூலம் நெல்லித் தோட்டத்தில் தேனீக்கள் நடமாட்டம் அதிகரிக்கும். நெல்லி மரங்களில் மகரந்த சேர்க்கை நன்றாக நடைபெறுவதற்கு தேனீக்கள் அவசியமாகும்.

பாத்தி கட்டுதல்

நெல்லிச் செடிகளை நட்டப் பிறகு, அவைகளைச் சுற்றி, ஒரு மீட்டர் நீளம், ஒரு மீட்டர் அகலம் உள்ள சதுரப் பாத்திகளை அமைக்க வேண்டும். நீர்த்தேக்கப் பாத்தி முறை நெல்லிக்கு நல்லது. இந்த முயையில் மழைநீர் நல்ல விதமாக பாத்திகளில் சேகரிக்கப்படும். எடுப்பு நீர் ஊற்ற வேண்டியதில்லை. அவ்வப்போது பாத்திகளைக் கொத்திக் கொடுத்து களைகளை அகற்ற வேண்டும். வரப்புகளை எடுத்துக் கட்ட வேண்டும். இரண்டாம் வருடத்திலிருந்து நெல்லிக் கன்றுகளின் வளர்ச்சி நன்றாக இருக்கும். மூன்றாம் ஆண்டு முடிவில் நெல்லிக் கன்றுகள் 4 மீட்டர் உயரம் வரை வளர்ந்து விடும். அப்போது அவைகள் காய்க்கத் தொடங்கிவிடும்.

நெல்லி ஒரு மலைப்பயிர். மலைகளிலும், காடுகளிலும் தன்னிச்சையாக (இயற்கையாக) வளரக்கூடியது. அதற்கு உரம், தண்ணீர் அதிகம் தேவையில்லை. "காய்ச்சலும், பாய்ச்சலும்" தான் நெல்லிக்கான நல்லதொரு நீர் மேலாண்மையாகும். எனவே மழைக் காலத்திற்கு முன்னதாக நெல்லிக் கன்றைச் சுற்றிலும் ஒரு சதுர மீட்டர் அளவுள்ள பாத்திகளை அமைத்திட வேண்டும். அந்தப் பாத்திகளில் 20 கிலோ ஆட்டு எருவைப் பரப்பி போட்டு, அதன் மீது வளமான செம்மண் அல்லது குளத்து வண்டல் மண்ணைக் கொட்டி பரப்பி விட வேண்டும். இதன் பயனாக நெல்லிக் கன்றுகள் நல்ல விதமாக செழித்து வளர்ந்து விடும். நன்றாகக் காய்த்து விடும்.

இளங்கன்றுகள் பாதுகாப்பு

நெல்லிக் கன்றுகளை ஆடுமாடுகள் கடிப்பதைத் தடுப்பதற்கு கீழ்க்கண்ட பட்டறிவு முறைகளைக் கடைப்பிடிக்க வேண்டும்.

பசும்சாணியை (மாட்டுச் சாணம்) தண்ணீரில் கரைத்து, கெட்டியான சாணக்கரைசல் தயார் செய்து நெல்லிக் கன்றுகள் மீது தெளிக்க வேண்டும். சாணக்கரைசலின் துர்நாற்றம் ஆடுமாடுகளை அண்ட விடாது. சாணக்கரைசல் தெளிக்கப்பட்ட நெல்லிக் கன்றுகளை ஆடுமாடுகள் கடிப்பதில்லை. பெருமழை பெய்தால் சாணக்கரைசல் மழைநீரில் கரைந்து சென்றுவிடும். மழை நின்ற பிறகு, மறுபடியும் சாணக்கரைசலை கன்றுகள் மீது தெளிக்க வேண்டும். இது மிகவும் அவசியம்.

மற்றொரு வழிமுறை

சந்தைகளில் விற்கப்படும் பொடிக் கருவாடுகளை வாங்கி வந்து, அவற்றை வெயிலில் நன்றாகக் காயவைத்து, பின்னர் உரலில் போட்டு இடித்துப் பொடிக்க வேண்டும். பின்னர் அதை ஒரு மண் பானையில் போட்டு, தண்ணீர் ஊற்றி, 3 நாட்கள் ஊறவைக்க வேண்டும். அதிலிருந்து வீசும் துர்நாற்றம் குடலைப் பிடுங்கும். அந்தக் கருவாடு கரைசலை துணியில் வடிகட்டி, நெல்லிக் கன்றுகள் மீது தெளிக்க வேண்டும். கருவாடு கரைசல் நெல்லிக் கன்றுகள் மீது நன்றாக ஒட்டிக் கொள்வதற்கு ஏதுவாக 10 லிட்டர் கரைசலுக்கு ஒரு முட்டை வீதம் உடைத்துக் கலக்க வேண்டும். கருவாடு கரைசல் தெளிக்கப்பட்ட நெல்லிக் கன்றுகளை ஆடுமாடுகள் கடிப்பதில்லை.

பானைப்பாசனம் அமைத்தல்

நெல்லிக் கன்றுகளுக்கு முதல் மூன்று ஆண்டுகள் முடியும் வரை நல்ல முறையில் பாசனம் செய்திட வேண்டும். அப்போது தான் அவைகள் வாடாமல், வதங்காமல் நன்றாக வளர்ந்து வரும். பாடுவாசி

குறையும். மூன்று ஆண்டுகளில் காய்ப்புக்கு வந்து விடும். பாசன நீர் பற்றாக்குறை காணப்படும் நெல்லித் தோட்டங்களில் நெல்லிக் கன்றுகளுக்கு சிக்கனமாகப் பாசனம் செய்வதற்கு பானைப்பாசன முறையை கடைப்பிடிக்க வேண்டும்.

தர்மபுரி மாவட்டம் பென்னாகரம் மலைப்பகுதியில் உள்ள கரடுமுரடான மானாவாரி நிலங்களில் பயிரிடப்பட்டுள்ள மா, கொய்யா, சப்போட்டா பழமரங்களுக்கு பானைப்பாசன முறையில் தான் பாசனம் செய்யப்படுகிறது. அதன் காரணமாகத்தான் அங்கு பழ மரங்கள் யாவும் இன்றளவும் நன்றாகக் காய்த்துக் கொண்டிருக்கின்றன. என்பது ஈண்டு குறிப்பிடத்தக்கது.

மண்பரிசோதனை செய்ய வேண்டும்

நெல்லி பல்லாண்டுப் பயிர். ஐம்பது ஆண்டுகள் வரை ஒரே இடத்தில் (ஒரே நிலத்தில்) தொடர்ந்து வளர்ந்து கொண்டும், காய்த்துக் கொண்டும் இருக்கின்ற நீண்டக்கால பழமரப்பயிர். எனவே நெல்லி பயிரிடப்படும் நிலம் குறைபாடுகள் மற்றும் தீமைகள் இல்லாத நல்ல நிலமாக இருக்க வேண்டும். நெல்லி பயிரிடப்படும் நிலத்து மண்ணை பரிசோதனை செய்து அதிலுள்ள குறைபாடுகள் மற்றும் தீமைகளை முன்கூட்டியே கண்டறிந்து அவைகளை சீர்திருத்தம் செய்திட வேண்டும். நெல்லித் தோட்டத்து மண்ணின் இயற்பியல், வேதியியல் மற்றும் உயிரியல் தன்மைகளை நெல்லி சாகுபடிக்கு உகந்தவாறு மேம்படுத்திட வேண்டும்.

மண் பரிசோதனை செய்வதற்கு தேவைப்படும் மண் மாதிரிகளை முறைப்படி சேகரிக்க வேண்டும். மண் மாதிரிகள் எடுப்பதற்கு நெல்லி நிலத்தின் நான்கு பக்கங்களிலும், நடுப்பகுதியிலும் தலா ஒரு குழி வீதம் மொத்தம் ஐந்து குழிகள் தோண்ட வேண்டும். இந்தக் குழிகள் 2 மீட்டர் ஆழமும், ஒரு மீட்டர் விட்டமும் உள்ளவைகளாக இருக்க வேண்டும். அப்போது தான் இந்தக் குழிக்குள் இறங்கி மண்கண்டத்தை நன்கு ஆய்வு செய்திட முடியும். மண்கண்டத்தில் கடின மண்தட்டுகள், பாறைத்தட்டுகள், சுண்ணாம்புக்கற்கள் அடுக்கு போன்றவைகள் இருக்கின்றனவா? என்பதைக் கண்டறிய முடியும். குழிக்குள் நீர்க்கசிவு உள்ளதா என்பதையும் அறிந்திட முடியும். மண்கண்டத்தில் காணப்படும் பல்வேறு அடுக்குகளின் இயற்பியல் தன்மைகளை சரியாக கண்டறிந்திட முடியும். மண்கண்டத்தில் காணப்படும் குறைகள் மற்றும் தீமைகளை அகற்றிட முடியும். இத்தகைய ஆழமான குழிகளைத் தோண்டுவதற்கு ஜேசிபி இயந்திரத்தைப் பயன்படுத்துவது உத்தமம்.

வேதியியல் ஆய்வு

மண்கண்டத்தின் மூன்று ஆழ அடுக்குகளிலிருந்து (0.30 செமீ, 31-60 செ.மீ, 61-90 செ.மீ ஆழ அடுக்குகள்) மூன்று மண்மாதிரிகளை எடுத்து மண் பரிசோதனை நிலையத்திற்கு அனுப்பி பரிசோதனை (வேதியியல் ஆய்வு) செய்ய வேண்டும் மண்பரிசோதனை நிலையத்தில், மண்ணின் காரஅமிலத்தன்மை (pH), களர் உவர்தன்மை (EC) பயிரூட்டங்கள் அளவு, கரிமக்கரி அளவு ஆகியன கண்டறியப்படுகின்றன. அவைகளின் அளவுகளுக்கேற்ப பயிருக்கான உரப்பரிந்துரைகள் கணக்கிடப்படுகின்றன.

நெல்லி சாகுபடிக்கு உகந்த மண்ணில் தன்மைகள்:

இயற்பியல் தன்மைகள்

1. *மண் வகை: மணல் சார் தோமிலி மண்* (Sandy loam soil)
2. *மண் ஆழம்: 2 மீட்டர் ஆழமுள்ள மண்கண்டம்*
3. *நிலத்தடி நீர் மட்டம் 3 மீட்டருக்கு கீழே இருக்க வேண்டும்*

வேதியியல் தன்மைகள்

1. *மண்ணின் கார அமிலத் தன்மை* (pH) = *7.5 - 8.5*
2. *மண்ணின் உப்புத் தன்மை* (dSm) = *9.0 க்கு கீழ்*
3. *மண்ணில் உள்ள சோடியம் அயனிகள்* (ESP) = *30க்கு கீழ்*

4. *மண்ணின் நேர்மின் அயனி பரிமாற்றத் திறன்* (CEC) = *15-20 சென்டிமோல் / கிலோ கிராம்*

5. *மண்ணில் இருக்க வேண்டிய பயிரூட்டங்கள் அளவு*

	பயிரூட்டங்கள்	**கிலோ கிராம் / எக்டேர்**
1.	தழைச்சத்து (கிகி/எக்)	280-560
2.	மணிச்சத்து (கிகி/எக்)	28-56
3.	சாம்பல் சத்து (கிகி/எக்)	140-280
4.	சுண்ணாம்பு சத்து (கிகி/எக்)	300-800
5.	மக்னீசியம் சத்து (மிகி/கிகி)	120-200
6.	கந்தகச் சத்து (மிகி/கிகி)	10-15
7.	துத்தநாகச் சத்து (பிபிஎம்)	1.20-1.80
8.	இரும்புச் சத்து (பிபிஎம்)	3.70-8.00
9.	தாமிரச் சத்து (பிபிஎம்)	0.60-1.20
10.	மாங்கனீஸ் சத்து (பிபிஎம்)	2.00-4.00
11.	போரான் சத்து (பிபிஎம்)	0.46-1.00

மேற்கண்ட அளவுகளில் பயிரூட்டங்கள் மண்ணில் இருக்கின்ற போது நெல்லிப் பயிரின் வளர்ச்சியும், காய்ப்பும் சிறப்பாக இருக்கிறது என்பது குறிப்பிடத்தக்கது.

உயிரியல் தன்மைகள்

1. *கரிமக்கரி அளவு(%) = 1.0க்கு மேல்*
2. *கரிமச்சத்து அளவு(%) = 2.0 க்கு மேல்*
3. *மண்புழுக்களின் எண்ணிக்கை = 6க்கு மேல்*

மழைபெய்த மூன்றாம் நாளன்று ஒரு சதுர மீட்டர் பரப்பளவும், 25 செ.மீ ஆழமும் (ஏர்முனை ஆழம்) உள்ள மண்கண்டத்தில் 6க்கும் அதிகமான எண்ணிக்கையில் மண்புழுக்கள் இருக்க வேண்டும். இதற்கு மண்புழு உரத்தை 5 கிலோ / மரம் என்ற அளவில் ஆண்டுதோறும் தொடர்ந்து நெல்லி மரத்துக்கு போட்டு வரவேண்டும்.

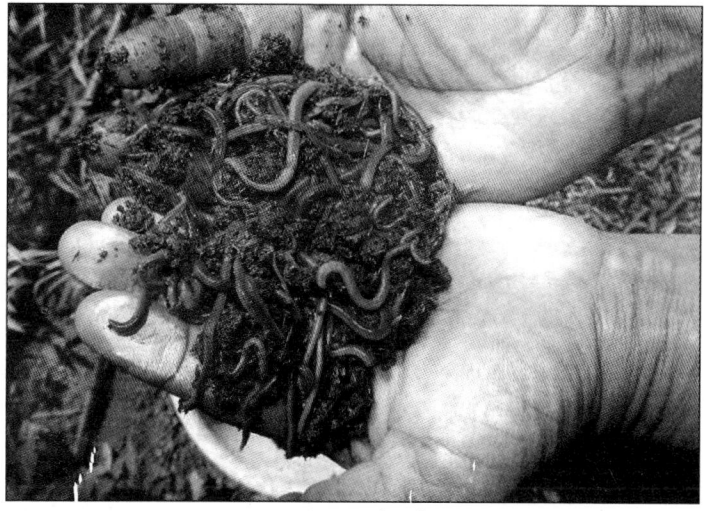

மண்புழுக்கள்

9. நெல்லி சாகுபடி தொழில்நுட்பங்கள்

தட்பவெப்ப நிலை

நெல்லி மிதவெப்ப மண்டலப் பயிர். இருப்பினும் அது வெப்பமண்டலத்திலும் நன்றாகவே பயிராகிறது. நல்ல மகசூலைத் தந்து வருகிறது. 0^0 செல்சியஸ் வெப்பநிலை முதல் 46^0 செல்சியஸ் வெப்பநிலை வரையிலான பலதரப்பட்ட வெப்பநிலைகளையும் தாக்குப் பிடித்து வளரக்கூடியது.

நெல்லி, கடின வளர்தன்மை கொண்ட தாவரமாகும். தட்பவெப்ப மாற்றத்திற்கேற்ப தன்னைத் தகமைத்துக் கொள்ளக் கூடியது. அதிக வறட்சியையும், அதிக வெப்பத்தையும் ஒருங்கே தாக்குப்பிடிக்கக்கூடியது. வறட்சிக் காலத்தில் இலைகளை உதிர்த்துவிட்டு, தனது தண்ணீர்த் தேவையை கணிசமாகக் குறைத்துக்கொள்கிறது. மண்வளத்திற்கேற்ப காய்ப்பைக் கட்டுப்படுத்திக்கொள்கிறது. வறட்சியைத் தாக்குப்பிடிப்பதற்கு ஏதுவாக சிறிய இலைகளையும், குறைந்த கிளை படர்வையும், நீளமான ஆணிவேர்த் தொகுப்பையும் ஒருங்கே கொண்டுள்ளது என்பது குறிப்பிடத்தக்கது.

25^0 செல்சியஸ் முதல் 35^0 செல்சியஸ் வரையிலான வெப்பநிலையும், 60 முதல் 70 சதவீதம் வரையிலான காற்றின் ஈரப்பதமும் காணப்படும் இடங்களில் நெல்லி நன்றாகப் பயிராகிறது. நல்ல மகசூல் தருகிறது.

நெல்லி பூக்கும் தருணத்திலும், காய்க்கும் தருணத்திலும் காற்றில் ஈரப்பதம் கூடுதலாக (60-70 சதவீதம் என்ற அளவில்) இருக்க வேண்டும். இலையேல் பூக்கள் காய்களாக மாறாது. பிஞ்சுக் காய்கள் உதிர்ந்துவிடும். அதனால் காய்ப்பு குறைந்துவிடும். மேற்குத் தொடர்ச்சி மலையை ஒட்டியுள்ள பகுதியில் காற்றில் ஈரப்பதம் கூடுதலாக இருப்பதால் அங்கு நெல்லி மரங்கள் ஆண்டு முழுவதும் பூத்துக்கொண்டும், காய்த்துக்கொண்டும் இருக்கின்றன என்பது குறிப்பிடத்தக்கது.

பொதுவாக தமிழ்நாட்டில் நெல்லி மரங்கள் ஆண்டுக்கு இரண்டு முறை பூத்து, இரண்டு முறை காய்க்கின்றன. பிப்ரவரி மாதத்தில் பூக்கும் பூக்கள் காய்களாக மாறுவது குறைவு. ஜூலை மாதத்தில் பூக்கும் பூக்கள் காய்களாக மாறுவது அதிகம். ஜூலை மாதத்தில் காற்றில் காணப்படும் கூடுதல் ஈரப்பதமே இதற்கு காரணமாகும். மலைப்

பகுதியிலும், காட்டுப் பகுதியிலும், கடற்கரைப் பகுதியிலும் காற்றில் ஈரப்பதம் எப்போதும் கூடுதலாகக் காணப்படுகிறது. இத்தகைய அதிக ஈரப்பதம் நெல்லிக்கு அவசியமாகும். கோடைக் காலத்தில் எங்கெல்லாம் தக்காளிப் பயிரை நல்ல விதமாகப் பயிரிட முடிகிறதோ அங்கெல்லாம் காற்றில் ஈரப்பதம் கூடுதலாக இருக்கிறது என்பதாகும். எனவே, அங்கெல்லாம் நெல்லியை நல்ல விதமாகப் பயிரிட முடியும். இது ஒரு பட்டறிவு விதி.

நெல்லி வறட்சியைத் தாங்கி வளரக்கூடியது என்றாலும் மழைப்பொழிவு மிகக் குறைவாக உள்ள இடங்களிலும், பூக்கும் காலத்தில் வெப்பக் காற்று வீசும் இடங்களிலும் நெல்லியின் வளர்ச்சி மற்றும் காய்ப்பு நன்றாக இருப்பதில்லை. மழைக்காலத்தில் மழை குறைந்து வறட்சி ஏற்பட்டால் பிஞ்சுகள் கொட்டிவிடும். காய்களின் உறக்க நிலை நீடித்துவிடும். காற்றில் குறைந்தளவு ஈரப்பதம் மற்றும் 45^0 செல்சியஸ்க்கு அதிகமான வெப்பநிலை ஒரு சில நாட்கள் காணப்பட்டாலும் காய்ப்பு குறைந்துவிடும்.

குளிர்காலத்தில் பனிப்பொழிவு காணப்படும் பகுதிகள் நெல்லி சாகுபடிக்கு ஏற்றவையல்ல. மூடுபனியால் இளம் நெல்லிச் செடிகள் பெரிதும் பாதிக்கப்படுகின்றன. இராஜஸ்தான் மாநிலத்தின் மேற்குப் பகுதி வறண்ட வெப்ப மண்டலப் பகுதியாகும். அங்கு அதிக அளவில் நெல்லி பயிரிடப்படுகிறது. அப்பகுதியில் குளிர்காலத்தில் ஒரு சில நாட்களில் பெய்யும் பனிப்பொழிவால் நெல்லி மரங்கள் அதிக அளவில் சேதமடைந்து வருகின்றன.

நிலமட்டம்

கடல் மட்டத்திலிருந்து 1800 மீட்டர் உயரம் வரையிலான இடங்களில் நெல்லி நன்றாக வளர்கின்றது. ஆனால் வடகிழக்கு இமயமலைப் பகுதியில் 1350 மீட்டர் உயரம் வரையில்தான் நெல்லி மரங்கள் வளர்கின்றன. ஸ்ரீலங்காவிலும் நெல்லி மரங்கள் 1300 மீட்டர் உயரம் வரையில் தான் வளர்ந்துவருகின்றன. அங்கு நிலவும் வெப்பநிலையே இதற்குக் காரணமாகும்.

மழைப்பொழிவு

பரவலாகப் பெய்யும் 630-800 மில்லி மீட்டர் மழைப் பொழிவு நெல்லி சாகுபடிக்கு, குறிப்பாக மானாவாரி நெல்லி சாகுபடிக்குப் போதுமானதாகும். போதிய அளவு மழைப் பொழிவு கிடைக்காத இடங்களில் நெல்லிப் பயிருக்குப் பாசனம் செய்ய வேண்டும். இது மிகவும் அவசியம்.

இளம் நெல்லிச் செடிகளுக்கு வறட்சியைத் தாங்கும் சக்தி குறைவு என்பதால் அவைகளுக்கு முதல் மூன்று வருடங்கள் வரை முறையாகப் பாசனம் செய்ய வேண்டும். இளம் நெல்லிச் செடிகளை வாடாமல் வதங்காமல் கவனமாகப் பராமரித்து வரவேண்டும். இது மிகவும் முக்கியம்.

வறட்சிக்காலம்

நெல்லி, கடின வளர்தன்மை கொண்ட தாவரமாகும். நெல்லி மரத்திற்கு ஆழமான ஆணி வேர்த்தொகுப்பு இருப்பதாலும், இலைகளை உதிர்த்துவிட்டு தண்ணீர்த் தேவையைக் குறைத்துக் கொள்ளும் ஆற்றல் இருப்பதாலும் நெல்லிப் பயிரால் நல்லமுறையில் வறட்சியைத் தாக்குப் பிடித்து வளர முடிகிறது. வளர்ந்த நெல்லி மரங்கள் எட்டு மாதங்கள் வரை வறட்சியைத் தாக்குப் பிடிக்கக்கூடியவை. மழை பெய்தவுடன் மறுபடியும் துளிர்த்துவிடும் திறன் படைத்தவை. மற்ற மரங்கள் வளர முடியாத அளவுக்கு அதிக வறட்சி நிலவும் பகுதிகளிலும் நெல்லிமரம் நன்றாக வளரக் கூடியது. வறட்சியில் வாடி நின்றாலும் நெல்லி மரங்கள் மடிவதில்லை இது நெல்லியின் தனிச்சிறப்பாகும்.

நெல்லி சாகுபடியின் ஆரம்பக்கட்டத்தில் அதிகக்கவனம் அவசியம்

நெல்லி நீண்டகாலப் பயிர். 40-50 ஆண்டுகள் வரை நன்கு காய்க்கும் பயிர். அத்தகைய நெல்லிப் பயிர் சாகுபடியில் ஆரம்பக் கட்டத்தில் ஏதேனும் தவறு செய்துவிட்டால், அந்தத் தவறு அதன் ஆயுள் காலம் முழுவதும் தொடர்ந்து வரும். அதன் விளைவாக நெல்லிப் பயிரின் பலன்கள் முழுமையாகக் கிடைக்காமல் போய்விடும். அதிக பொருளாதார இழப்பு ஏற்படக்கூடும். எனவே, நீண்ட காலப் பயிரான நெல்லிப் பயிர் சாகுபடியில் நிலம்தேர்வு, தரமான கன்றுகள் தேர்வு, சரியான இடைவெளி விடுதல், முறையான நடவு, சரியான இளங்கன்று பராமரிப்பு ஆகிய ஆரம்பக் கட்டப் பணிகளை மிகுந்த கவனத்துடன் தவறில்லாமல் செய்திட வேண்டும். நெல்லி சாகுபடியில் கடைப்பிடிக்க வேண்டிய அனைத்து தொழில்நுட்பங்களும் வரும் பகுதியில் விளக்கமாக விவரிக்கப்பட்டுள்ளன.

1. நிலம் தேர்வு

நெல்லிக்கான நல்லமண்:

நெல்லி கடின வளர்தன்மை கொண்டத் தாவரம். ஆழமான ஆணி வேர்த்தொகுப்பைக் கொண்டது. அதன் காரணமாக அது பலதரப்பட்ட மண்ணிலும் நன்கு வளரக்கூடிய ஆற்றலைப் பெற்றுள்ளது. நெல்லி, களிமண்ணிலும் வளர்கிறது, மணற்பாங்கான மண்ணிலும் வளர்கிறது.

களர் மண்ணிலும் வளர்கிறது. இருப்பினும் செம்மண் தான் நெல்லிக்கு நல்லது.

நெல்லியைப் பொறுத்த வரையில் நிலத்தில் தண்ணீர் தேங்கி நிற்கக்கூடாது. தண்ணீர் விரையில் வடிந்துவிட வேண்டும். தண்ணீர் தேங்காத, நல்ல வடிமானம் உள்ள பொலபொலப்பான மண்தான் நெல்லிக்கு நல்லது. கரிசல் (களி) மண் நிலத்தில் ஈரப்பிடிப்பு அதிகமாக இருப்பதாலும், வடிமானம் குறைவாக இருப்பதாலும், கரிசல் (களி) மண்ணில் நெல்லி நன்றாக வளர்ந்தாலும் காய்பிடிப்பு சரியாக இருப்பதில்லை. அத்தகைய நிலத்தில் ஆற்றுமணல் அடித்து மண்ணைச் சரிசெய்ய வேண்டும். மழைநீர் தேங்கி நிற்காத வகையில் வடிகால் வசதியை மேம்படுத்த வேண்டும். சொட்டு நீர்ப் பாசனம் அமைத்து, மண்ணில் ஈரப்பதத்தை சரியான அளவில் பராமரித்து வரவேண்டும். களிமண் நிலத்திற்கு அதிக காய்ச்சலும், குறைந்த பாய்ச்சலும் கொடுக்க வேண்டும். கரிசல் நிலத்தில் மானாவாரிப் பயிராகப் பயிரிடப்படும் நெல்லி நல்ல மகசூல் தருகிறது. கரிசல் நிலங்களில் என்.ஏ.7 (நீலம்) மற்றும் பி.எஸ்.ஆர் - 1(பவானி சாகர் -1) நெல்லி ரகங்களை நல்ல விதமாகப் பயிரிடலாம். சுண்ணாம்பு நிலங்களில் சாக்கையா ரகத்தைப் பயிரிட வேண்டும்.

ஒரு விவசாயியின் வெற்றிக்கதை

சாகுபடிக்கு லாயக்கில்லாத நிலம் என்று எல்லோராலும் கைவிடப்பட்ட கடுங்கரிசல் நிலத்தில் செம்மண் அடித்து, நெல்லி மரங்களை வெற்றிகரமாகப் பயிரிட்டுள்ளார் மருத்துவர் புகழேந்திப் பாண்டியன் (அலைபேசி எண் 9843150567). சொட்டு நீர்ப் பாசனம் அமைத்து நெல்லி மரங்களுக்கு சரியான முறையில் பாசனம் செய்து வருகிறார். இயற்கை உரத்தை அதிக அளவில் பயன்படுத்திவருகிறார். இரண்டு ஏக்கர் நிலத்தில் 86 உரக் குழிகள் தோண்டியுள்ளார். அக்கம் பக்கத்து கிராமங்களில் கிடைக்கின்ற மாட்டுச் சாணத்தையெல்லாம் வாங்கி வந்து உரக்குழிகளில் போட்டு மக்கவைத்து, நெல்லி மரங்களுக்குப் போட்டு வருகிறார். அதிக அளவில் இயற்கை உரத்தைப் போடுவதால் களிமண்ணில் கடினத்தன்மை குறைந்து, பொலபொலப்புத் தன்மை கிடைக்கிறது. மண்வாகு மேம்படுகிறது.

இவர் உரமிடும் முறை: நடவு செய்த 4 ஆம் மாதம் ஒவ்வொரு கன்றுக்கும் தென்னை நார்க் கழிவு 6 கிலோ, தொழு உரம் 3 கிலோ அசோஸ்பைரில்லம் 25 கிராம், பாஸ்போ பாக்டீரியா 25 கிராம், கடலைப் பிண்ணாக்கு 300 கிராம் ஆகியவைகளை கலந்து இடுகிறார்.

முதல் மூன்று ஆண்டுகள் வரை இதே அளவு உரங்களை நான்கு மாதங்களுக்கு ஒருமுறை கொடுத்து வருகிறார். அதன் பிறகு ஒவ்வொரு

செடிக்கும் தொழு உரம் 6 கிலோ, மண்புழு உரம் 1 கிலோ, முந்திரிப் பிண்ணாக்கு 300 கிராம், வேப்பம் பிண்ணாக்கு 300 கிராம், அசோஸ்பைரில்லம் 100 கிராம், பாஸ்போபாக்டீரியா 100 கிராம், சூடோமோனோஸ் 100 கிராம், பிவேரியா பேஸியானா 50 கிராம், வேம் எனப்படும் வேர் உட்பூசணம் 50 கிராம் ஆகியவைகளைக் கலந்து ஆறு மாதங்களுக்கு ஒருமுறை கொடுக்கிறார். இவ்வாறு முழுக்க முழுக்க இயற்கை விவசாய முறையில் நெல்லி சாகுபடி செய்து வருகிறார். அங்ககச் சான்று பெற்றுள்ளார். முதல் மூன்று ஆண்டுகள் வரை பூக்களை உதிர்த்துவிடுகிறார். அதன் பிறகு காய்ப்புக்கு விடுகிறார். களைகளை வெட்டாமல், மழைக்காலம் முடிந்தவுடன் நிலத்தில் ஈரம் இருக்கும்போதே பிடுங்கி மூடாக்காகப் போட்டுவிடுகிறார். வாரம் ஒருமுறை பாசனம் செய்து வருகிறார். மற்றபடி எந்தப் பராமரிப்பும் செய்வதில்லை.

ஐந்தாம் ஆண்டுக்குப் பிறகு மரம் ஒன்றுக்கு, ஆண்டுக்கு சராசரியாக 20 கிலோ நெல்லிக் காய்கள் கிடைக்கின்றன. இயற்கை விவசாய முறையில் நெல்லி சாகுபடி செய்வதால், இவரது தோட்டத்து நெல்லிக் காய்கள் பெரிய எலுமிச்சை அளவுக்கு இருக்கின்றன. இவரது நெல்லி மரங்களை எந்த நோயும் தாக்குவதில்லை. நெல்லியைப் பொறுத்த வரையில் நல்ல வெயிலும், போதுமான மழையும் இருந்தால்தான் நல்ல மகசூல் கிடைக்கும் என்று இவர் கூறுகிறார். அனைத்து மண்ணிலும் நெல்லி நன்றாக வளரக்கூடியது என்றாலும், செம்மண், சரளை மண் நிலத்தில்தான் நெல்லி அதிக மகசூல் கொடுக்கும் என்கிறார் இவர்.

இவரது நெல்லி சாகுபடி வரவு செலவு விபரம்

மரம் ஒன்றுக்கு 20 கிலோ வீதம், 16 ஏக்கரிலுள்ள 3200 மரங்களிலிருந்து 64 டன் நெல்லிக் காய்கள் கிடைக்கின்றன. அவைகளை விருதுநகர் சந்தையில் கிலோ 20 ரூபாய் என்ற விலைக்கு விற்று 12 லட்சத்து 80 ஆயிரம் வருமானம் ஈட்டி வருகிறார். சாகுபடி செலவு 2 லட்சத்து 80 ஆயிரம் போக, 10 லட்சம் ரூபாய் நிகர வருமானம் ஈட்டி வருகிறார். இன்னும் இரண்டு வருடங்களில் 15 லட்சம் முதலீட்டை எடுத்துவிட முடியும் என்று கூறுகிறார். பிறகு கிடைப்பதெல்லாம் லாபம்தான் என்கிறார் உற்சாகமாக.

மணற்பாங்கான நிலம்

அளவுக்கு அதிகமாக மணல் துகள்கள் நிறைந்துள்ள மணற்சாரி நிலங்களில், நெல்லி மரத்தின் வளர்ச்சியும் காய்ப்பும் குறைவாக உள்ளன. இத்தகைய மணற்பாங்கான நிலத்தில் போதிய அளவு ஈரப்பதத்தை மண்ணில் தக்க வைத்துக்கொள்ள முடியாத காரணத்தினால், நெல்லிப்

பயிர் வறட்சியால் பாதிக்கப்படுகிறது. வளர்ச்சி குன்றிவிடுகிறது. காய்ப்பு குறைவாக உள்ளது. இத்தகைய நிலத்தில் நடவுக் குழியில் தென்னை நார்க் கழிவு, குளத்து வண்டல் ஆகியவைகளை அதிக அளவில் போட்டு, மண்ணில் ஈரப்பதத்தைத் தக்க வைக்கும் ஆற்றலை அதிகரிக்கச் செய்ய வேண்டும். நெல்லிச் செடியைச் சுற்றி வட்டப் பாத்தி அமைத்து, அதில் மூடாக்குப் போட வேண்டும். சொட்டு நீர் பாசனம் அமைத்து தினமும் நீர்ப் பாய்ச்சி, மண்ணில் ஈரப்பதத்தை சரிவரப் பராமரித்து வரவேண்டும். அதன் பயனாக நெல்லிப் பயிர் வறட்சியின் பாதிப்பு இல்லாமல், வாடாமல் வதங்காமல் நன்றாக வளர்ந்து வரும். நல்ல மகசூல் தரும்.

களர்நிலம்

கார அமில அளவு **(pH)** 6.5 முதல் 9.5 வரையுள்ள மண்ணில் நெல்லி நன்கு வளர்கிறது. இருப்பினும் கார அமில அளவு 7 முதல் 8.5 வரையுள்ள மண்ணில் நெல்லியின் வளர்ச்சியும், காய்ப்பும் நன்றாக உள்ளது. கார அமில அளவு 8.50க்கு மேல் உள்ள மண்ணில் நுண்ணூட்டச் சத்துக்களின் குறைபாடு அதிகரித்துவிடுகின்றன. அதன் விளைவாக நெல்லிப் பயிரின் வளர்ச்சியும், காய்ப்பும் குறைந்துவிடுகின்றன.

முதலில் மண் பரிசோதனை செய்து, மண்ணின் கார அமில அளவைத் தெரிந்துகொள்ள வேண்டும். மண்ணின் கார அமில அளவு 8.5 க்கு அதிகமாக இருந்தால், ஜிப்சம் போட்டு அதைக் குறைக்க வேண்டும். அத்தகைய நிலங்களில் 1 X 1 X 1 மீட்டர் நீளம், அகலம், ஆழமுள்ள பெரிய குழிகள் எடுக்க வேண்டும். அதில் கீழ்க்கண்ட அளவு தொழுவுரம், மணல் மற்றும் ஜிப்சம் போட்டு குழிகளைத் தயார் செய்யவேண்டும்.

மண்ணின் கார அமில அளவு(pH)	**தொழு உரம் கிலோ/குழி**	**மணல் கிலோ/குழி**	**ஜிப்சம் கிலோ/குழி**
8.0	50	10	-
8.5	50	15	5
9.0	50	20	10
9.5	50	20	15

இவ்வாறுத் தயார் செய்யப்பட்டுள்ள பெரிய குழிகளில் நடப்படும் நெல்லிக்கன்றுகள் நல்ல முறையில் வேர் பிடித்து, வேகமாகவும், ஆரோக்கியமாகவும் வளர்கின்றன. நன்றாகக் காய்க்கின்றன. ‘பாடுவாசி குறைவாக உள்ளது’ என்று நரேந்திர தேவா வேளாண்மை மற்றும் தொழில் நுட்ப பல்கலைக்கழகத்தின் தோட்டக்கலைத் துறை நடத்தியுள்ள ஆராய்ச்சி மூலம் தெரியவந்துள்ளது.

ஸ்பிக் போன்ற பெரிய உர நிறுவனத்தில் உபபொருளாகக் கிடைக்கின்ற ஜிப்சம் சாலச்சிறந்தது. இப்போது எல்லா உரக்கடைகளிலும் கிடைக்கின்ற ஸ்பிக் ஜிப்சத்தை இதற்குப் பயன்படுத்தலாம். அது விலை மலிவானது.

நெல்லி சாகுபடிக்கு உகந்த மண்

மணல் சார் தோமிலி மண் (Sandy loam soil) நெல்லி சாகுபடிக்கு சாலச்சிறந்தது. மணல் சார் தோமிலி மண்ணில் 60% மணல் துகள்களும் 25% வண்டல் மண் துகள்களும், 15% களிமண் துகள்களும் அடங்கியிருக்கும். இத்தகைய மண்ணில் நல்ல வடிமானம் காணப்படும். தண்ணீர் எளிதில் மண்ணுக்குள் இறங்கிவிடும். நிலத்தில் தண்ணீர் தேங்கி நிற்காது. இந்த வகை மண் நல்ல பொலபொலப்பாகவும், காற்றோட்டம் உள்ளதாகவும் இருக்கும். அதன் பயனாக நெல்லி மர வேர்கள் எவ்விதத் தடையுமின்றி மண்ணுக்குள் எளிதில் ஊடுருவிச் சென்று, மண்ணிலிருந்து பயிரூட்டங்களையும் தண்ணீரையும் நல்லமுறையில் உள்ளெடுப்பு செய்து பயிருக்குத் தருகின்றன. அதன் பயனாக நெல்லியின் வளர்ச்சியும் காய்ப்பும் நன்றாக இருக்கின்றன.

நிலத்து மண்ணைப் பரிசோதனை செய்து அதிலுள்ள மணல், வண்டல் மண், களிமண் துகள்களைக் கண்டறிய வேண்டும். அதிக அளவு களிமண் துகள்கள் உள்ள நிலத்தில் ஆற்றுமணலையும், மணற்பாங்கான நிலத்தில் குளத்து வண்டல் மண்ணையும் பரப்பிப் போட்டு சட்டிக் கலப்பையால் நிலத்தை ஆழமாக உழுது, மண் துகள்களை நன்றாகக் கலந்து விடும்படி செய்திட வேண்டும். இவ்வாறு செய்து, நெல்லி சாகுபடிக்கு உகந்த மணல் சார் தோமிலி மண்ணை உருவாக்கிட வேண்டும்.

இயற்கை எருக்களான தொழு உரம், மக்கிய குப்பை உரம், தென்னை நார்க்கழிவு உரம் ஆகியவைகளை ஏக்கருக்கு எட்டு டன் வீதம் தொடர்ந்து போட்டு வர வேண்டும். பசுந்தாள் உரப் பயிர்களான சணப்பு, தக்கைப் பூண்டு, கொள்ளு, தட்டைப் பயறு ஆகியவைகளை நெருக்கமாக விதைத்து, பூக்குந் தருணத்தில் அவைகளை மண்ணில் மடக்கி உழுதுவிட வேண்டும். இவ்வாறு இயற்கை உரங்களை இடுவது மூலம் மண்ணிலுள்ள கரிமச்சத்து அளவை ஒரு சதவீதம் அளவுக்கு அதிகரிக்கச் செய்யவேண்டும்.

நெல்லிக்கான மண்மேலாண்மையில் இயற்கை உரங்களின் பங்களிப்பு மிகவும் முக்கியமானது. அவைகள் மண்ணின் இயற்பியல் பண்புகளை அதிகரிக்கச் செய்கின்றன. மண்ணில் நுண்ணுயிரிகளும் மண்புழுக்களும் பல்கிப் பெருகிட உதவி செய்கின்றன. மண்ணின் கரிம

வளத்தை அதிகரிக்கச் செய்கின்றன. அதன் பயனாக நெல்லிப் பயிரின் செழிப்பும், காய்ப்பும் அதிகரிக்கின்றன.

நெல்லிக்கு அதிக ஈரம் ஆகாது

நெல்லி, வறட்சியை விரும்பும் பயிர். அதற்கு அதிக ஈரம் ஆகாது. எனவே, நெல்லி நிலத்தில் அதிக அளவு ஈரம் தொடர்ந்து இருக்கக்கூடாது. நெல்லி நிலம் அதிக வளம் உள்ளதாகவும் இருக்கக்கூடாது. அதிக வளமும், அதிக ஈரமும் இருக்கின்ற நிலத்தில் நெல்லி மரம் இலையும் தழையுமாகச் செழித்துக் கொழுத்து வளர்ந்துவிடும். காய்ப்பு குறைந்து விடும். இது விவசாயிகளின் பட்டறிவுப் பாடம். சுண்ணாம்புக் கற்கள் உள்ள நிலம், கடுங்களி நிலம், மிகுமணல் நிலம் ஆகியன நெல்லி சாகுபடிக்கு உகந்தவையல்ல. மழைநீர் தேங்கும் தாழ்வான நிலம், வடிமானம் இல்லாத களிமண் நிலம் ஆகியவைகள் நெல்லி சாகுபடியில் தவிர்க்கப்பட வேண்டும்.

நெல்லி களர் நிலத்திற்கானப் பயிர்

நெல்லி, கடின வளர்தன்மை கொண்ட தாவரம். களர் உவர் நிலங்களில் தாக்குப்பிடித்து வளரக்கூடியது. மண்ணின் கார அமில அளவு (pH) 9.5 வரையில், அதிக அளவில் இருந்தாலும், மண்ணின் உவர்த்தன்மை (EC) 9.2 டெசி சீமன் (dSm) என்ற அதிக அளவில் இருந்தாலும், மண்ணில் சோடியம் அயனிகள் அளவு (ESP) 30 சதவீதம் அளவு வரையிலான அதிக அளவில் இருந்தாலும் அவைகளை எல்லாம் நல்ல முறையில் தாக்குப்பிடித்துக்கொண்டு வளரக்கூடிய ஆற்றல் நெல்லி மரப்பயிருக்கு உள்ளது. வேறு எந்த மரப்பயிர்களுக்கும் இல்லாத இத்தகைய ஆற்றல் நெல்லி மரப்பயிருக்கு இருப்பதால், இந்தியாவிலுள்ள 70 மில்லியன் எக்டேர் களர் உவர் நிலங்களில் பயிரிடுவதற்கு நெல்லி தான் சரியான பயிர் என்று விஞ்ஞானிகளால் பரிந்துரைக்கப்பட்டுள்ளது.

விளைநிலத்து மண்ணில் காணப்படும் களர் மற்றும் உவர்த் தன்மைகளைத் தாங்கி வளரக்கூடிய ஆற்றல் நெல்லிப் பயிருக்கு அதிக அளவில் இருப்பது ஆய்வுகள் மூலம் தெளிவாகத் தெரியவந்துள்ளது. நரேந்திர தேவா வேளாண்மைப் பல்கலைக் கழகத்தின் தோட்டக்கலைத் துறை, சாக்கையா நெல்லி ரகத்தில் நடத்தியுள்ள ஆராய்ச்சியின் முடிவுகள் வருமாறு:

நெல்லி விதைகளின் முளைப்புத்திறன் மற்றும் இளம் நெல்லிக் கன்றுகளின் தாவர வளர்ச்சி ஆகியன மண்ணில் காணப்படும் களர் மற்றும் உவர் தன்மைகளால் கடுமையாகப் பாதிக்கப்படுகின்றன. எனவே நெல்லி விதைகளை விதைப்பதற்கும், விதைக்கன்றுகளை (வேர்ச்செடிகள்) வளர்ப்பதற்கும் களர் உவர் தன்மைகள் இல்லாத நல்ல

மண் உள்ள நிலத்தைத் தான் பயன்படுத்த வேண்டும். என்பது இந்த ஆய்வு மூலம் தெரியவந்துள்ளது.

விதைக்கன்றுகள் மற்றும் ஒட்டுக் கன்றுகளின் களர் மற்றும் உவர் தன்மைகளை தாங்கி வளரும் ஆற்றல் பற்றி நடத்தப்பட்ட ஆய்வு முடிவுகள்:

1. களர் (சோடிய) மண். (சோடியம் அயனிகள் அளவு. (ESP சதவீதம்)	உயிர் பிழைத்த கன்றுகள்(%)		கன்றுகளின் தாவர வளர்ச்சி. தண்டின் பருமன் (செ.மீ)	
	விதைக் கன்றுகள்	ஒட்டுக் கன்றுகள்	விதைக் கன்றுகள்	ஒட்டுக் கன்றுகள்
8.35 (நல்ல மண்)	100	100	1.9	1.6
14.75	100	100	1.7	1.5
32.90	87.5	75	1.6	1.4
46.50	62.5	50	1.3	1.1

2. உவர் மண் (மின் கடத்தும் திறன்) (dSm)	உயிர் பிழைத்த கன்றுகள்(%)		கன்றுகளின் தாவர வளர்ச்சி. தண்டின் பருமன் (செ.மீ)	
	விதைக் கன்றுகள்	ஒட்டுக் கன்றுகள்	விதைக் கன்றுகள்	ஒட்டுக் கன்றுகள்
0.9(நல்ல மண்)	100	100	1.9	1.6
5.4	100	100	1.7	1.5
10.2	87.5	75	1.4	1.2
15.5	0	0	-	-

3. பல்வேறு நெல்லி ரகங்களின், களர் மற்றும் உவர் தன்மைகளை தாங்கக் கூடிய ஆற்றல் பற்றிய ஆய்வு முடிவுகள்:

நெல்லி ரகங்கள்	உயிர் பிழைத்த நெல்லிக் கன்றுகள்(%)		
	நல்ல மண்	களர்(சோடிய) மண் (35 ESP)	உவர் மண் (10 dSm)
பனாரசி	100	75.0	87.5
கிருஷ்ணா	100	87.5	87.5
பிரான்சிஸ்	100	100.0	100.0
காஞ்சன்	100	100.0	100.0

களர் (சோடிய) மண் மற்றும் உவர் மண்ணின் தீய குணங்களைத் தாங்கி வளரக்கூடிய ஆற்றல் பிரான்சிஸ் மற்றும் காஞ்சன் நெல்லி ரகங்களில் மற்ற இரண்டு ரகங்களை (பனாரசி மற்றும் கிருஷ்ணா) விட அதிக அளவில் உள்ளது என்று இந்த ஆய்வு மூலம் தெரியவந்துள்ளது. எனவே, 35 ESP வரையிலுள்ள களர் (சோடிய) மண்ணிலும், 10 dSm வரையிலுள்ள உவர் மண்ணிலும் பிரான்சிஸ் மற்றும் காஞ்சன் நெல்லி ரகங்களை நல்ல விதமாகப் பயிரிட முடியும் என்பது இந்த ஆய்வு மூலம் தெரியவந்துள்ளது.

உத்தரப்பிரதேசம் மற்றும் மத்தியப்பிரதேசம் மாநிலங்களில் உள்ள புந்தேல்கண்ட் பகுதியில் அழிந்துகொண்டிருந்த காடுகளில் நெல்லி சார்ந்த வேளாண் காடு வளர்ப்புத் திட்டத்தை வெற்றிகரமாகச் செயல்படுத்தி, அந்தக் காடுகளுக்கு மறுவாழ்வு கொடுக்கப்பட்டுள்ளது. நெல்லி மரங்கள் மூலம் அங்குள்ள விவசாயிகளுக்கு நல்ல வருமானம் கிடைக்கக்கூடிய வாழ்வாதாரம் கிடைத்துள்ளது. மண்வளம் அதிகரித்துள்ளது.

நெல்லி மரத்திலிருந்து ஆண்டுதோறும் சுமார் 10 டன் / எக்டேர் என்ற அளவில் இலைகள் உதிர்ந்து விழுகின்றன. இந்த இலைகள் மண்ணில் மக்கி மண்ணை வளப்படுத்துகின்றன.

மத்தியப்பிரதேசம் ஜான்சியில் உள்ள தேசிய வேளாண்காடுகள் ஆராய்ச்சி நிலையத்தில் பத்து ஆண்டுகள் நடத்தப்பட்ட ஆராய்ச்சியில், "நெல்லி மரத்தடி மண்ணில் கரிமச் சத்து அளவு 0.32 சதவீதத்திலிருந்து 0.65 சதவீதமாக அதிகரித்துக் காணப்பட்டது. நெல்லி மரங்களுக்கு இடையில் இருந்த திறந்தவெளி நிலத்தில் கரிமச்சத்து அளவு 0.42 சதவீதமாக இருந்தது. இவ்வாறு நிலவளத்தை அதிகரிக்கக்கூடிய ஆற்றல் நெல்லி மரப்பயிருக்கு இருப்பது மிகவும் நன்மை பயக்கக்கூடியதாகும்.

நெல்லி மரத்தின் நீளமான வேர்கள் மண்ணுக்குள் ஆழமாக ஊடுருவிச் செல்வதால், மண்ணுக்குள் நீர் இறங்கும் அளவு அதிகரிக்கிறது. நிலத்தில் நீர் தேங்கிநிற்பது தவிர்க்கப்படுகிறது. அதனால் அந்த மண்ணில் நெல்லி நன்கு வளரமுடிகிறது. அதிக அளவில் காய்க்க முடிகிறது.

நெல்லிக்கு ஆழமான மண்கண்டம் அவசியம்

நெல்லி வேர்கள் 2 மீட்டர் ஆழம் வரையில் மண்ணுக்குள் ஊடுருவிச் செல்லக்கூடியவை. எனவே, நெல்லி வேர்களின் தடையில்லா வளர்ச்சிக்கு 2 மீட்டர் ஆழமுள்ள மண்கண்டம் அவசியமாகும். ஆழம் குறைந்த மண்ணில் நெல்லி மரம் வளர்ச்சிக் குன்றி காணப்படும். காய்ப்பு குறைந்துவிடும். எங்கெல்லாம் புளிய மரம் செழிப்பாக வளர்ந்துள்ளதோ அங்கெல்லாம் ஆழமான மண்கண்டம் உள்ளது என்று தெரிய வருகிறது. எனவே, அந்த நிலங்களில் நெல்லி பயிரிடலாம். இரண்டு

மீட்டருக்குக் குறைவான ஆழமுள்ள மண்கண்டம் உள்ள நிலத்தில் நெல்லி மரங்களின் ஆரம்பக் கட்ட வளர்ச்சி நன்றாக இருந்த போதிலும், 12 ஆண்டுகளுக்குப் பின்னர் அந்த நெல்லி மரங்கள் சரிவரக் காய்ப்பதில்லை என்றும், ஆழங்குறைந்த மண்கண்டமே இதற்கு முக்கியக்காரணம் என்றும் முனைவர் சாந்தாராம் என்ற விஞ்ஞானி தனது நீண்டகால ஆய்வு மூலம் கண்டறிந்துள்ளார். எனவே, இவரது கண்டுப்பிடிப்பை கவனத்தில் எடுத்துக்கொண்டு, நெல்லி சாகுபடிக்கு ஆழமான மண் கண்டம் உள்ள நிலத்தைத் தேர்வு செய்திட வேண்டும். நீண்ட காலப் பயிரான நெல்லிப் பயிரின் சாகுபடியில் நிலம் தேர்வு மிகவும் முக்கியமானது.

கடின மண்தட்டு ஆகாது

நெல்லி சாகுபடிக்கான நிலத்தில் மண்கண்டத்தின் ஆழம் ஆறு அடிக்குக் குறையாமல் இருக்க வேண்டும். இந்த ஆறு அடி ஆழத்திற்குள் கடின மண்தட்டு அல்லது பாறைத்தட்டு இருக்கக்கூடாது. அவைகள் இருந்தால், நெல்லியின் ஆரம்பக் கால வளர்ச்சி நன்றாக இருந்தாலும், நாளடைவில் நெல்லி வேர்கள் நீண்டு வளர்ந்து, கடின மண் தட்டைத் தொட்டவுடன் வேர்களின் வளர்ச்சி தடைபட்டுவிடும். அதன் விளைவாக நெல்லிப் பயிரின் வளர்ச்சி குன்றிவிடும். காய்ப்பு குறைந்து விடும். நெல்லிக் காய்கள் சிறுத்துவிடும். 10-12 வருடங்களில் நெல்லி மரங்களில் காய்ப்பு முற்றிலுமாக நின்றுவிடும். இது சாந்தாரம் என்ற விஞ்ஞானியின் கண்டுபிடிப்பு.

நிலத்தடி நீர் மட்டம்

நெல்லி சாகுபடி நிலத்தில், நிலத்தடி நீர் மட்டம் ஆறு அடிக்குக் கீழாக இருக்க வேண்டும். மழைக் காலத்திலும் நீர்மட்டம் உயர்ந்து வரக்கூடாது. இது மிகவும் முக்கியம். நிலத்தடி நீர் மட்டம் ஆறடி ஆழத்திற்குள் இருக்கும் நிலத்தில் மண்கண்டத்தில் அதிக அளவு ஈரம் தொடர்ந்து இருந்துகொண்டிருக்கும். அதன் விளைவாக மண்ணிலிருந்து காற்று வெளியேற்றப்பட்டுவிடும். அப்போது, நெல்லி மரத்தின் வேர்கள் சுவாசிப்பதற்கு போதிய அளவு காற்று (பிராணவாயு) கிடைக்காமல் கஷ்டப்படும். மண்ணிலுள்ள பிராணவாயு அளவு 10 சதவீதத்திற்குக் குறைவாக இருந்தால் வேர்கள் செயலிழந்துவிடும். அவைகள் மண்ணிலிருந்து பயிரூட்டங்களை உள்ளெடுப்பு செய்வது நின்றுவிடும். அதன் விளைவாக இலைகள் பசுமை குன்றி மஞ்சள் நிறமடைந்து உதிர்ந்துவிடும். பூக்கள் கொட்டிவிடும். காய்ப்பு குறைந்துவிடும்.

ஏரி, குளங்களுக்கு அருகில் பயிரிடப்பட்டிருந்த நெல்லி மரங்கள் நிலத்தடி நீர் மட்டம் உயர்ந்திருந்த காரணத்தினால் காய்ப்புக்கு வராமல் நின்றுவிட்ட நிகழ்வுகள் தமிழ்நாட்டில் பல இடங்களில் நிகழ்ந்துள்ளன என்று தமிழ்நாடு தோட்டக்கலைத் துறையின் முன்னாள்

இணை இயக்குநர் மறைந்த கே.ஆர்.தேசிகன் தெரிவித்துள்ளார். இத்தகைய நிகழ்வு தனது நெல்லித் தோட்டத்திலும் ஏற்பட்டுள்ளதாகக் கூறியுள்ளார் பொள்ளாச்சி கோட்டூர் மலையாண்டிப் பட்டினம் முன்னோடி விவசாயி திரு.மது இராமகிருஷ்ணன்.இவரது தோட்டத்தில் பயிரிடப்பட்டுள்ள நெல்லி மரங்கள் மூன்று வருடங்களுக்குப் பிறகும் காய்ப்புக்கு வரவில்லை என்றும், மண்ணில் அதிக அளவு ஈரம் இருந்துவருவதே இதற்குக் காரணம் என்றும், ஈரம் மிகுந்துள்ள மண் நெல்லிக்கு ஆகாது என்றும் இவர் கூறுகிறார்.

தனது நெல்லித் தோட்டத்திலும் இத்தகைய பிரச்சனை ஏற்பட்டுள்ளது என்று தெரிவித்துள்ளார், முன்னோடி நெல்லி விவசாயி நீவி இராஜேந்திரன்.

மண்ணில் ஈரப்பதம் மிகுந்துள்ள சூழ்நிலை, நீர் தேங்கி நிற்கும் நிலங்களிலும், வடிமானம் இல்லாத நிலங்களிலும், கடுங்களி மண் நிலங்களிலும் காணப்படுகிறது. இத்தகைய நிலங்களில், அதிக மண் ஈரம் காரணமாக நெல்லி மரங்கள் காய்ப்புக்கு வருவது தடைபடுகிறது. இத்தகைய நிலங்களில் அதிக அளவு ஈரம் தொடர்ந்து இருந்து வருவதால், நெல்லி மரங்கள் அதிகத் தழை வளர்ச்சியுடன், பச்சைப் பசேல் என்று பசுமையான மரங்களாகத் தொடர்ந்து இருந்து வருகின்றன. இவைகளிலுள்ள இலைகள் உதிர்வதில்லை. இத்தகைய நெல்லி மரங்களில் பூப்பதும் காய்ப்பதும் குறைந்துவிடுகின்றன. எனவே, நெல்லி சாகுபடிக்கு இத்தகைய நிலங்களைத் தேர்வுசெய்யக் கூடாது.

10. நிலம் தயாரிப்பு

நெல்லி சாகுபடிக்கான நிலத்தைத் தேர்வுசெய்த பிறகு அதில் வளர்ந்துள்ள புல் பூண்டுகள், புதர் செடிகள், களைச்செடிகள் ஆகியவற்றை அடியோடு அகற்ற வேண்டும். அதற்கு சட்டிக் கலப்பை கொண்டு இரண்டு முறை ஆழமாக உழ வேண்டும். அப்போது அந்த நிலத்தில் வளர்ந்துள்ள வேண்டாத செடிகள் வேரோடு வெளியே வந்துவிடும். அவைகளைப் பிடுங்கி, உரக்குழியில் போட்டு, மக்கவைத்து இயற்கை உரமாக்க வேண்டும். நிலத்தில் வளர்ந்துள்ள பெரிய மரங்களில் ஓரிரு மரங்களை மட்டும் நிழலுக்காக வைத்துக் கொண்டு மற்ற மரங்களை வெட்டி விற்றுவிடலாம்.

பின்பு நிலத்தை மேடு பள்ளம் இல்லாமல் நன்கு சமப்படுத்த வேண்டும். மழைநீர் தேங்கி நிற்காமல் விரைவில் வடிந்துவிடுவதற்கு வசதியாக நில மட்டத்தை தாழ்வான பகுதியை நோக்கி சற்று சரிவாக இருக்கும் வகையில் அமைக்க வேண்டும். நிலத்தின் தாழ்வான பகுதியில் மழைநீர் சேகரிப்புக் குட்டை ஒன்றை வெட்டி, அதில் மழை நீரைச் சேகரிக்க வேண்டும். அந்த மழைநீர் கசிந்து விரயமாவதைத் தடுத்து நிறுத்தும் வகையில் தடித்த கனமுள்ள பாலித்தீன் விரிப்பை (HDPE Geomembrane Sheet) கொண்டு குட்டையின் தரைப் பகுதி மற்றும் பக்கவாட்டுப் பகுதிகளை நன்றாக மூடிவிட வேண்டும். இந்தக் குட்டையில் சேகரிக்கப்படும் மழைநீரைக் கொண்டு நெல்லிச் செடிகளுக்குப் பாசனம் செய்யலாம். குறிப்பாக, கன்று நட்ட முதல் மூன்று ஆண்டு காலத்தில் இளம் நெல்லிச் செடிகள் வாடாமல் வதங்காமல் வளர்வதற்கு ஏதுவாகப் பாசனம் செய்வதற்கு இந்தக் குட்டை பெரிதும் உதவியாக இருக்கும். குறிப்பாக, கோடைக் காலத்தில் இளம் நெல்லிச் செடிகளை வறட்சியிலிருந்து காப்பாற்றுவதற்கு இந்தக் குட்டை பெரிதும் உதவிடும். இத்தகைய குட்டையை அமைப்பதற்கு அரசு மானியம் அளித்துவருகிறது.

உளிக்கலப்பை கொண்டு நிலத்தை அதிக ஆழமாக உழுது நிலத்திலுள்ள கடின மண்தட்டுகளை உடைக்க வேண்டும். பின்னர் சட்டிக்கலப்பை கொண்டு குறுக்கும் நெடுக்குமாக இரண்டு முறை ஆழமாக உழ வேண்டும். இவ்வாறு உழுவதால், மண்ணின் இறுக்கம் குறைந்து மண் இளக்கமடைகிறது. மண்ணில் நீர் ஊடுருவும் திறன் அதிகரிக்கிறது. மண்ணில் காற்றோட்டம் அதிகரிக்கிறது.

நிலத்தைச் சுற்றி 1.5 அடி உயரமுள்ள வரப்பை அமைக்க வேண்டும். இத்தகைய வரப்பை அமைப்பதால் மழைநீர் நிலத்தில் தங்கிவிடும். நிலத்தடி நீர்மட்டம் உயர்ந்துவிடும். நிலத்தைச் சுற்றி வேம்பு, புங்கம், கொடுக்காப்புளி, சவுண்டல், சவுக்கு போன்ற மரங்களைக் காற்றுத் தடுப்பான்களாக வளர்க்க வேண்டும். இவைகள் நெல்லி மீது வெப்பக்காற்று வீசுவதைத் தடுக்கின்றன. இவைகள் நெல்லித் தோட்டத்தில் வெப்பத்தைத் தணித்து குளிர்ச்சியை ஏற்படுத்துகின்றன. இது நெல்லிக்கு நல்லது.

நெல்லிக்கான இடைவெளி

நெல்லி வெயிலை விரும்பும் தாவரம். எனவே, நெல்லி மரங்களுக்கு நல்ல வெயில் கிடைக்கும் வகையில் போதிய இடைவெளி கொடுக்க வேண்டும். தமிழ்நாட்டில் ஆண்டு முழுவதும் நல்ல வெயில் கிடைப்பதால், நெல்லிக்கு 15 அடிக்கு 15 அடி என்ற இடைவெளி போதுமானது. அதாவது வரிசைக்கு வரிசை 15 அடி இடைவெளியும், மரத்திற்கு மரம் 15 அடி இடைவெளியும் விடவேண்டும். இந்த இடைவெளியில் ஒரு ஏக்கரில் 200 நெல்லிச் செடிகளை நடவு செய்யலாம். முதல் மூன்று வருட காலத்தில் நெல்லிச் செடிகளை முறைப்படி சீரமைப்பு கவாத்து செய்து, நெல்லி மரங்களின் உயரத்தையும் கிளைப்படர்வையும் கட்டுப் படுத்த வேண்டும். நெல்லி மரங்களின் உயரம் 10 அடிக்கு மிகாமலும், கிளைப்படர்வு 20 அடி விட்டத்துக்குள்ளும் இருக்கும் வகையிலும் மரங்களைப் பராமரித்து வரவேண்டும். நெல்லி மரங்களின் கிளைப்படர்வு இத்தகைய அளவுகளுக்குள் இருந்தால் அவைகளுக்கு நல்ல வெயில் கிடைக்கும். அதனால் காய்ப்பு அதிகரிக்கும். காய் பறிப்பைச் சிரமமின்றி செய்திட முடியும்.

குழி எடுத்து கன்று நடவேண்டும்

நெல்லிக் கன்று உட்பட எல்லாப் பழமரக் கன்றுகளையும் குழி எடுத்து, அதில் மண்ணை நிரப்பி நடவு செய்ய வேண்டும். குழியில் நிரப்பப்படும் மண் பொலபொலப்பாக இருக்கும். மண் பொல பொலப்பாக இருந்தால்தான் பழக்கன்றுகளின் வேர்கள் நன்கு பரவி வளரும். செடி வளர்ச்சி சிறப்பாக இருக்கும். பழமரப் பயிர்களின் வேர் வளர்ச்சிக்கு ஏற்ப குழியின் அளவு இருக்க வேண்டும்.

நெல்லிக் கன்றுகளை நடுவதற்கு 3 அடி நீளம், 3 அடி அகலம், 3 அடி ஆழம் கொண்ட குழிகள் எடுக்க வேண்டும். இத்தகைய அளவுள்ள குழிகள் மழை நீர் மற்றும் பாசன நீரை நல்ல முறையில் உட்கிரகித்து, 30 நாட்கள் வரை சேமித்து வைத்துக்கொள்ளும் திறனைப் பெற்றிருக்கும். குழியின் அளவு குறையக் குறைய நீரைச் சேமிக்கும் ஆற்றல் குறைந்துவிடும். ஆழமான குழிகளில் நெல்லி வேர்கள் நீளமாகவும், ஆழமாகவும் தடையின்றி வளர்கின்றன. பக்க

வேர்கள் நன்கு பரவி வளர்கின்றன. மண்ணில் நல்ல வேர் பிடிப்பு ஏற்படுகிறது. அதனால் மரங்கள் புயலில் சாய்வதில்லை.

குழிகளைத் தோண்டிய பிறகு, அவைகளை ஒரு மாத காலம் ஆறப் போட வேண்டும். காய்ந்த இலைச் சருகுகள் மற்றும் கூளங்களை குழிகளில் போட்டு எரிக்க வேண்டும். அதன் பயனாக மண்ணிலுள்ள நோய்க் கிருமிகள் மற்றும் கரையான்கள் அழிந்துவிடும். இத்தகைய குழிகளில் நடப்படும் நெல்லிக் கன்றுகள், கரையான்கள் மற்றும் நோய்க் கிருமிகளின் தாக்குதல்களிலிருந்து காப்பாற்றப்படுகின்றன.

குழிகளில் நடப்படும் நெல்லிக் கன்றுகளில் முதலில் வேர் வளர்ச்சியை ஊக்குவிக்க வேண்டும். அதற்குப் பிறகுதான் கன்றுகளின் தழை வளர்ச்சியை ஊக்குவிக்க வேண்டும். இயற்கை உரங்கள் வேர் வளர்ச்சியை ஊக்குவிக்கக் கூடியவை. எனவே, இரசாயன உரங்களைத் தவிர்த்துவிட்டு, இயற்கை உரங்களை மட்டும் குழிகளில் போட வேண்டும்.

நெல்லி நடுவதற்கு 3 அடி ஆழக்குழி எடுக்கும்போது, 1.5 அடி ஆழம் வரையில் உள்ள மேல்மட்ட மண்ணைத் தனியாக எடுத்து வைத்துக்கொள்ள வேண்டும். குழியை நிரப்பும்போது, அதை குழியில் போட வேண்டும். இந்த மேல்மட்ட மண்ணில்தான் பயிரூட்டங்கள் அடங்கி இருக்கின்றன. இந்த மேல் மட்ட மண்ணுடன் 5 கிலோ மண்புழு உரம், 0.5 கிலோ வேப்பம் புண்ணாக்கு, 0.5 கிலோ ராக்பாஸ்பேட், 2 கிலோ அரிசி ஆலைச் சாம்பல் ஆகியவைகளை நிலத்தின்மீது பரப்பிப் போட்டு, மண்வெட்டி கொண்டு நன்றாகக் கலக்க வேண்டும். பிறகு, இந்த மண்கலவையை குழிக்குள் போட்டு நிரப்ப வேண்டும். குழிக்குள் நிறையத் தண்ணீர் விட வேண்டும். அப்போது மண்ணிலிருந்து வெப்பம் வெளிப்படும். மண் குளிர்ந்துவிடும். தொடர்ந்து ஒரு வாரம் குழியிலுள்ள மண் கலவை மீது நிறைய நீர் விட்டு, அதை ஈரமாக வைக்க வேண்டும். அப்போது மண் கலவை நன்றாகக் குளிர்ந்துவிடும். இந்தக் குழிகளை 10 நாட்கள் வரை அப்படியே விட்டு வைக்க வேண்டும். இந்தப் பத்து நாட்களில் குழிகளில் நிரப்பப்பட்டுள்ள மண் கலவை நன்றாகப் படிந்து அமர்ந்துவிடும். மண் கலவையில் காணப்படும் காற்றறைகள் அகற்றப்பட்டுவிடும். இது நெல்லிக் கன்றுகளின் நல்ல வேர் வளர்ச்சிக்கு உகந்ததாகும். இப்போது நெல்லிக் கன்றுகளை நடவு செய்வதற்கு ஏற்ற வகையில் குழிகள் தயாராகி விடுகின்றன. இவ்வாறு சரியான முறையில் தயார் செய்யப்பட்டுள்ள குழிகளில் நடவு செய்யப்படும் நெல்லிக் கன்றுகள் நன்றாக வேர் பிடித்து செழித்து வளர்ந்துவிடும். பாடுவாசிகள் இருக்காது.

இவ்வாறு நடவுக் குழிகளை நல்ல முறையில் தயார் செய்வதற்கு இரண்டு மாத காலஅவகாசம் தேவைப்படும். எனவே, நடவு குழிகளைத்

தோண்டும் வேலையை கன்று நடுவதற்கு இரண்டு மாதங்களுக்கு முன்னதாகவே தொடங்கிவிட வேண்டும். இது மிகவும் அவசியம்.

நெல்லி நடவு காலம்

தமிழ்நாட்டைப் பொறுத்த வரையில் நெல்லிக் கன்றுகளை நடவு செய்வதற்கு ஆடிப்பட்டம் தான் (ஜூலை - ஆகஸ்ட் மாதம்) சாலச் சிறந்தது. தமிழ்நாட்டில் அக்னி நட்சத்திர காலமான மே மாதத்தில், கடும் கோடை வெப்பம் நிலவும். அடுத்து வரும் ஜூன் - ஜூலை மாதங்களில் கோடை முடிந்து வெயிலின் கடுமை குறைந்திருக்கும். தென்மேற்குப் பருவ மழை பெய்யத் தொடங்கியிருக்கும். அந்தச் சமயத்தில் நிலம் குளிரும்படி நல்லதொரு மழை பெய்தபிறகு ஒரு நல்ல நாளில், மாலை வேளையில் நெல்லிக் கன்றுகளை நடவு செய்திட வேண்டும். மாலை நான்கு மணியிலிருந்து இரவு ஏழு மணி வரை கன்றுகளை நடுவது நல்லது. கடும் வெயில் அடிக்கும் நண்பகல்

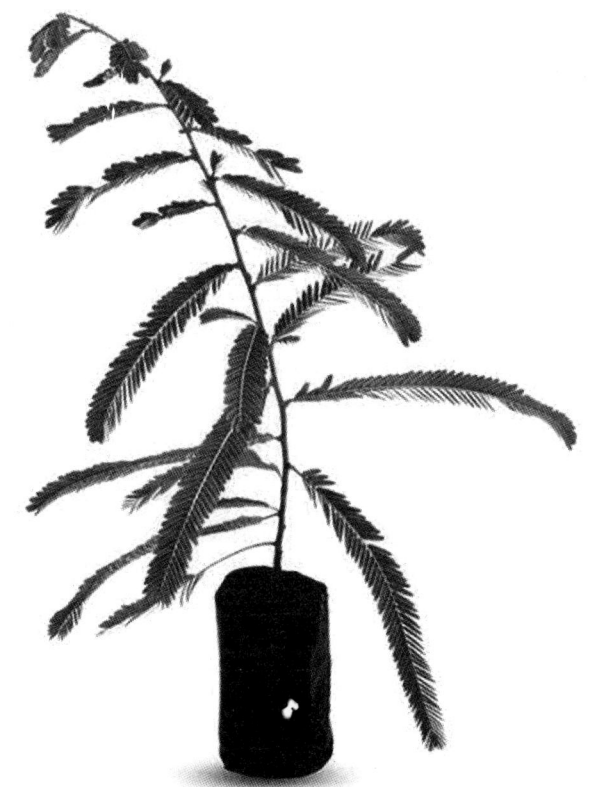

நல்ல நெல்லிக்கன்று

நேரத்தில் நெல்லிக் கன்றுகளை நடவு செய்யக்கூடாது. குளிர்ந்த மாலை நேரத்தில்தான் கன்றுகளை நடவு செய்ய வேண்டும். மாலை வேளையில் நடவு செய்யும்போது அடுத்து வரும் இரவு வேளையில் குறைந்தது 12 மணி நேரம் வெப்பம் குறைவாக இருப்பதால் நெல்லிச் செடிகள் தெளிவு பெற்றுவிடும். அடுத்த நாளில் அதற்கு அதிக வெயிலைத் தாங்கும் திறன் கிடைத்து விடும். அதனால் அவைகள் வாடாமல் வதங்காமல் வளர்ந்திடும்.

ஒட்டுக் கட்டிய நெல்லிக் கன்றுகளை நடவுசெய்வதற்கு 15 நாட்களுக்கு முன்னதாகவே வாங்கி வந்து, தோட்டத்தில் ஓரளவு நிழலும், வெயிலும் விழுகின்ற மரத்தடியில் வைத்து, பூவாளி மூலம் தண்ணீர் தெளித்து 15 நாட்கள் பராமரித்து வர வேண்டும். அதன் பின்னர்தான் அவைகளை நடவுசெய்ய வேண்டும். நெல்லிக் கன்றுகளை வாங்கி வந்தவுடன் நடவு செய்யக்கூடாது. அப்படிச் செய்தால் பல நெல்லிக் கன்றுகள் மடிந்துவிடும்.

நெல்லிக் கன்றுகளை நடவு செய்யும்போது கடைப்பிடிக்க வேண்டியவை

நெல்லிக் கன்றை நடவுசெய்யும்போது தண்ணீர் விடக்கூடாது. கன்று நடும்போது தண்ணீர் விட்டால், குழியின் அடிப்பகுதியில் வெப்பம் ஏற்பட்டு, நெல்லிக் கன்றின் வேர்கள் பாதிக்கப்படும். எனவே, நடவுக்கு இரண்டு நாட்களுக்கு முன்னதாகக் குழிகளில் தண்ணீர் ஊற்றி, குழிகளின் அடிப்பகுதி வரை மண்ணை நன்றாகக் குளிர வைக்க வேண்டும். குளிர வைத்த குழியில்தான் நெல்லிக் கன்றை நடவுசெய்ய வேண்டும். நடவு செய்த மூன்றாம் நாள் உயிர்த் தண்ணீர் ஊற்ற வேண்டும். பல விவசாயிகள் கைபம்பு போட்டு கன்றுகளுக்கு தண்ணீர் ஊற்றுகின்றனர். இதற்கு பானைப் பாசன முறையையும் கடைப்பிடிக்கலாம்.

நெல்லித் தோட்டத்தில் சொட்டு நீர்ப் பாசனம் அமைப்பது சாலச் சிறந்தது. பாசன நீர் பற்றாக்குறை உள்ள இடங்களுக்கு இது அவசியமானது.

முதல் மூன்று வருடங்கள் இளம் நெல்லிக் கன்றுகளுக்கு நல்ல முறையில் பாசனம் செய்து, அவைகளை வாடாமல் வதங்காமல் பராமரித்து வரவேண்டும். அப்போது தான் அவைகள் மூன்றாம் ஆண்டில் காய்ப்புக்கு வரும். இல்லையேல் காய்ப்பு தாமதம் ஆகும்.

நடவு செய்வதற்கான நெல்லிக் கன்றுகளை எடுத்து வந்து ஒவ்வொரு குழியின் அருகில் வைக்க வேண்டும். எந்த நெல்லி ரகம் எந்தக் குழியில் நடவு செய்யப்பட்டுள்ளது என்பதை குறித்து வைத்துக் கொள்ள வேண்டும். இது மிகவும் அவசியம். இதற்கு வசதியாக நெல்லிக் கன்றுகளை ரகம் வாரியாக எடுத்து வந்து குழிகளின் அருகில் வைத்துவிட வேண்டும்.

நெல்லிக் கன்றுகளை நடுவதற்கு முந்திய நாளன்று, கன்று உள்ள பாலித்தீன் பையில் தண்ணீர் ஊற்ற வேண்டும். அப்போதுதான் மறுநாளன்று பையிலுள்ள மண் ஈரத்தோடு இருக்கும். அதனால் பாலித்தீன் பையிலிருந்து கன்றை எடுக்கும்போது மண்கட்டி உடையாமல் இருக்கும். கன்றை நடும்போது, அதன் வேரை மூடியுள்ள மண்கட்டி உடையாமல் இருக்க வேண்டும். இது மிகவும் முக்கியம். மண்கட்டி உடைந்துவிட்டால், வேர்கள் வெளியே தெரிந்துவிடும். இளம் வேர்கள் காய்ந்து விடும். அதனால் கன்றுகள் வேர்பிடிப்பது பாதிக்கப்படும்.

குழியில் கன்றை நடுவதற்கு முன்பு, மண்கட்டியைச் சுற்றியுள்ள பாலித்தீன் பையை அகற்றிவிட வேண்டும். இதற்கு பாலித்தீன் பையின் பக்கவாட்டில் இருபுறமும், அடிப்பக்கமும் புதிய சவரபிளேடால் கீறி விட்டால், பாலித்தீன் பையை மிகச் சுலபமாக உருவி எடுத்துவிடலாம். மண்கட்டி உடையாமல் இருக்கும். குழிக்குப் பக்கத்தில் உட்கார்ந்து கொண்டு இந்த வேலையைச் செய்தால் அது எளிதாக இருக்கும். மண் கட்டி உடையாது. வேரடி மண்கட்டியுடன் நெல்லிக் கன்றை நல்ல விதமாக நடவு செய்திட முடியும். வேரடி மண்கட்டி இல்லாமல் நடவுசெய்தால் கன்றுகள் விரைவில் மடிந்துவிடக்கூடும்.

நெல்லிக் கன்றிலுள்ள மண்கட்டி முழுவதும் மண்ணுக்குள் அமரும் அளவுக்கு, குழியின் நடுவில் கையால் பள்ளம் பறித்து, அதில் மண்கட்டியுடன்கூடிய நெல்லிக் கன்றை வைத்து நடவுசெய்ய வேண்டும். பாலித்தீன் பையில் கன்று இருக்கின்ற அதே மட்டத்தில், நடவுக் குழியிலும் கன்று இருக்கும் வகையில் சரியாக வைத்து நட வேண்டும். இவ்வாறு நடவுசெய்யும்போது, கன்றிலுள்ள ஒட்டுக் கட்டிய பகுதி தரை மட்டத்திற்கு மேலே இருக்கும்படி நடவுசெய்ய வேண்டும். இது மிகவும் முக்கியம்.

இவ்வாறு நடவுக்குழியில் நெல்லிக் கன்றை நட்ட பின்பு, செடியின் மண்கட்டிக்கும் அதே அளவில் பறித்த பள்ளத்திற்கும் இடையே உள்ள சிறிய இடைவெளியில் அசோஸ்பைரில்லம், பாஸ்போபாக்டீரியா, பொட்டாஷ் பாக்டீரியா, வேம் எனும் வேர் உட்பூசணம், சூடோமோனாஸ், டிரைக்கோடெர்மா விரிடி ஆகியவைகளைத் தலா 50 கிராம் வீதம், மொத்தம் 300 கிராமைப் போட்டு மண்ணால் மூடிவிடவேண்டும். இப்போது இந்த நுண்ணுயிரிகள் பல்கிப் பெருகிடத் தேவையான "ஈரமும், இருட்டும்" கிடைத்திடும். நட்டுள்ள கன்றைச் சுற்றி, கால்களால் லேசாக மிதித்து, மண்ணை இறுகச் செய்திட வேண்டும். அதன் விளைவாக மண்ணிலுள்ள காற்றறைகள் அகற்றப்பட்டுவிடும். இத்தகைய சூழ்நிலை நெல்லிக் கன்றுகளின் நல்ல வேர் வளர்ச்சிக்கு ஏற்றதாகும். அதன் பயனாக

நடப்பட்டுள்ள நெல்லிக் கன்றுகள் விரைவில் வேர் பிடித்து வளர்ந்திடும். பாடுவாசி குறைந்துவிடும்.

கட்டுப் பிரித்தல்

ஒட்டுக் கட்டிய நெல்லிக் கன்றில் வேர்ச்செடியையும், தாய்த் தண்டுக் குச்சியையும் இணைத்து, பாலித்தீன் நாடாவால் கட்டப்பட்டு இருக்கும். இந்தக் கட்டை நட்ட 15வது நாளில், கத்தி கொண்டு, தண்டில் காயம் படாதவாறு கவனமாகப் பிரித்து எடுக்க வேண்டும். நட்ட 15 வது நாளில் கன்று துளிர்விட்டு இருக்கும். அந்தச் சமயத்தில் கட்டைப் பிரித்து எடுக்க வேண்டும். கட்டைப் பிரிக்காவிட்டால், அந்த இடத்தில் உள்ள தண்டுப் பகுதி பெருக்காமல் குறுகிப் போய்விடும். இதனால் ஒட்டுக் கன்று பலம் இழந்துவிடும். அதாவது, ஒட்டுக் கட்டிய பகுதியில் தண்டு மெலியதாகவும், ஒட்டுக்கு மேலேயுள்ள தண்டும், ஒட்டுக்குக் கீழேயுள்ள தண்டும் பெருத்தும் இருக்கும். இதனால் காற்றில் ஒட்டுப் பகுதி உடைந்துவிடக்கூடும். எனவே மறக்காமல், நட்ட 15 ஆம் நாளன்று ஒட்டுக் கன்றிலுள்ள பாலித்தீன் கட்டை கவனமாகப் பிரித்து அகற்றி விட வேண்டும். இது மிகவும் முக்கியம்.

பல நெல்லி ரகங்களைக் கலந்து நட வேண்டும்

நெல்லி மரங்களில் ஆண் பூக்களும், பெண் பூக்களும் தனித்தனிப் பூக்களாக உள்ளன. எனவே, அவைகளில் மகரந்தச் சேர்க்கை காற்று மற்றும் தேனீக்கள் மூலம் நடைபெறுகிறது. வட இந்திய பெருநெல்லி ரகங்களான என்.ஏ. 7 (நீலம்), காஞ்சன், கிருஷ்ணா, சாக்கையா ரகங்களில் "தன் மகரந்த ஒவ்வாமை" எனும் இடர்பாடு காணப்படுகிறது. அதன் காரணமாக ஒரு நெல்லி மரத்திலுள்ள மகரந்தங்கள், அதே நெல்லி மரத்திலுள்ள பெண் பூக்களைக் கருத்தரிக்க முடிவதில்லை. இந்த இடர்பாடு 'தன் மகரந்த ஒவ்வாமை' எனப்படும். எனவே, ஒரு நெல்லி மரத்திலுள்ள பெண் பூக்கள் கருத்தரிப்பதற்கு மற்றொரு மரத்திலிருந்து மகரந்தங்கள் வர வேண்டும். இது, 'அயல் மகரந்தச் சேர்க்கை' எனப்படும். இந்த அயல் மகரந்தச் சேர்க்கை காற்று மற்றும் தேனீக்கள் மூலம் நடைபெறுகிறது. இதற்கு ஏதுவாகப் பல நெல்லி ரகங்களைக் கலந்து நட வேண்டும்.

தமிழ்நாட்டில் 15X15 அடி இடைவெளியில் ஒரு ஏக்கரில் 200 நெல்லிக் கன்றுகள் நடப்படுகின்றன. எனவே, ஒரு ஏக்கரில் என்.ஏ.7 (நீலம்) ரகக் கன்றுகள் 75, காஞ்சன் கன்றுகள் 75, கிருஷ்ணா கன்றுகள் 25, சாக்கையா கன்றுகள் 25 என மொத்தம் 200 நெல்லிக் கன்றுகளைக் கலந்து நட வேண்டும்.

நெல்லி மரங்களில் அயல் மகரந்தச் சேர்க்கை நன்றாக நடைபெறுவதற்கு தேனீக்கள் பெரிதும் உதவுகின்றன. எனவே, நெல்லித்

தோட்டத்தில் ஏக்கருக்கு 5 தேனீப் பெட்டிகள் வீதம் வைத்து தேனீக்களைப் பராமரித்து வர வேண்டும். மேலும், வேலியோரத்தில் வேப்பமரங்களை வளர்க்க வேண்டும். நெல்லி மரங்கள் பூக்கும் சமயத்தில், வேப்பமரங்களும் பூப்பதால், நெல்லித் தோட்டத்தில் தேனீக்களில் நடமாட்டம் அதிகரிக்கிறது. அதன் பயனாக நெல்லி மரங்களில் அயல் மகரந்தச் சேர்க்கை அதிகரிக்கிறது. அதன் மூலம் காய்ப்பு அதிகரிக்கிறது. தேனீப் பெட்டிகளிலிருந்து கிடைக்கும் தேனை விற்பனை செய்வது மூலம் உபரி வருமானம் கிடைக்கும்.

தேனீக்களுக்கு மாற்றாக வீட்டு ஈக்கள்

வீட்டு ஈக்களும், தேனீக்களைப் போலவே மகரந்தச் சேர்க்கைக்கு உதவுகின்றன என்கிறார் தோட்டக்கலை வல்லுநர் முனைவர் பிரபு ராம். இது பற்றி அவர் கூறியதாவது: "மாமரங்களில் பூக்கள் அதிகமாக இருந்தும், மகரந்தச் சேர்க்கை சரியாக நடக்காமல் மாம்பூக்கள் கொட்டிவிடும். காய்ப்பு குறைந்துவிடும். இந்தப் பிரச்சனைக்கு நல்லதொரு தீர்வாக வீட்டு ஈக்கள் உள்ளன. மா மரங்களில் மகரந்தச் சேர்க்கை நன்றாக நடைபெறுவதற்கு வீட்டு ஈக்கள் பெரிதும் உதவுகின்றன. அதற்கு ஏதுவாக தோட்டத்தில் வீட்டு ஈக்களின் இனப்பெருக்கத்தை அதிகரிக்க வேண்டும்." அதற்கு கீழ்க்கண்ட வழிமுறையைக் கடைப்பிடிக்க வேண்டும். தோட்டத்தில் நான்கு மூலைகளிலும் அரை அடி ஆழத்தில் குழிகள் எடுத்து, ஒரு குழிக்கு ஐந்து கிலோ வீதம் பசுஞ்சாணத்தைப் போட்டு, அதன்மீது வைக்கோலைப் போட்டு மூடிவிட வேண்டும். இரண்டு நாட்களுக்கு ஒருமுறை சாணத்தின் மீது மிதமான அளவுக்கு தண்ணீர் தெளித்து, சாணத்தில் ஈரம் காயாமல் பார்த்துக்கொள்ள வேண்டும். இந்தச் சாணத்தில் தாய் ஈக்கள் முட்டையிட்டு நிறைய ஈக்களை உருவாக்கிடும். இந்த ஈக்கள் மாம்பூக்களில் அதிக அளவுக்கு அயல் மகரந்தச் சேர்க்கை நடக்க உதவிடும். இதன் பயனாக மா விளைச்சல் அதிகரித்துவிடும். ஆண்டு தோறும் பூக்கள் பிடிக்கும் நேரத்தில் இப்படிச் செய்தால், நல்ல மகசூல் கிடைத்திடும் என்கிறார் பிரபுராம்.

தோட்டக்கலை வல்லுநர் பிரபு ராம் அவர்களின் தொழில் நுட்பத்தைக் கடைப்பிடித்து, நெல்லித் தோட்டத்திலும் வீட்டு ஈக்களின் இனப்பெருக்கத்தை அதிகரிக்கச் செய்து, அவைகளின் உதவியால் நெல்லிப் பூக்களில் மகரந்தச் சேர்க்கையை அதிகரிக்கச் செய்திடலாம். அதன் மூலம் நெல்லிக்காய் மகசூலை அதிகரித்திடலாம்.

11. கவாத்து செய்தல்

நெல்லி, ஓர் இலையுதிர் மரம். டிசம்பர்-ஜனவரி மாதங்களில் நெல்லி மரம் இலைகளை உதிர்த்துவிடும். பிப்ரவரி மாதத்தில் புது இலைகளும், பூக்களும் தோன்றிவிடும். காய்கள் காய்த்திடும். இந்த நிகழ்வுகள் யாவும் நெல்லி மரத்தில் தன்னிச்சையாகவே நடைபெறுகின்றன. மனித தலையீடு தேவையில்லை. எனவே, நெல்லி மரத்திற்கு 'வழக்கமான கவாத்து' தேவையில்லை. வருடத்திற்கு ஒரு முறை நெல்லி மரத்தில் காணப்படும் காய்ந்த கிளைகள், நோய் வாய்ப்பட்ட கிளைகள், குறுக்கும் நெடுக்குமாக, கோணலாக வளர்ந்துள்ள கிளைகளை வெட்டி அகற்றிவிட்டால் போதும். அதன் பயனாக நெல்லி மரத்திலுள்ள எல்லாக் கிளைகளுக்கும் அதிக சூரிய ஒளியும், நல்ல காற்றும் கிடைத்திடும். நெல்லி மரம் ஆரோக்கியமாக வளர்ந்து அதிகமாகக் காய்த்திடும். இது பெரும்பாலோர்களின் கருத்து.

சீரமைப்பு கவாத்து (Training) செய்ய வேண்டும்.

நெல்லி மரத்திற்கு 'வழக்கமான கவாத்து' தேவையில்லை என்றாலும், அதன் ஆரம்ப வளர்ச்சிக் காலத்தில் அதன் உயரத்தையும், கிளைப்படர்வையும் சீரமைப்பு செய்ய வேண்டும். அதற்கான காரணங்கள் வருமாறு:

நெல்லி ஒரு காட்டு மரம். தொடர் வளர்ச்சி கொண்ட மரம். எனவே அதனை, அதன் போக்கில் வளரவிட்டால், அதிக கிளைகளுடன், அதிக உயரமாக வளர்ந்துவிடும். தழை வளர்ச்சி அதிகரித்துவிடும். காய்ப்பு குறைந்துவிடும். இத்தகைய கட்டுப்பாடற்ற, அளவுக்கு மீறிய தாவர வளர்ச்சி நல்லதல்ல. எனவே, நெல்லி மரத்தின் கிளைகளை ஓரளவுக்கு வெட்டி, சீரமைப்பு செய்ய வேண்டும். நெல்லி மரத்தின் கிளைகள் நீளமாக வளரக்கூடியவை. வலுக்குறைந்தவை. எளிதில் ஒடிந்துவிடக்கூடியவை. எனவே, கிளைகளை அதிக நீளமாக வளர விடாமல் வெட்டிக் குறைக்க வேண்டும். கிளைகள் குட்டையாகவும் கெட்டியாகவும் இருக்குமாறு சீரமைப்பு செய்ய வேண்டும்.

நெல்லி வெயிலை விரும்பும் மரம். எனவே, நெல்லி மரக் கிளைகளுக்கு அதிக அளவு வெயில் கிடைப்பதற்கு ஏதுவாக, கிளைகள் விரிந்து படர்ந்து இருக்கும்படி சீரமைப்பு செய்ய வேண்டும்.

தமிழ்நாட்டில் நெல்லி பெரும்பாலும் 15 அடிக்கு 15 அடி என்ற இடைவெளியில் நடப்படுகிறது. எனவே, நெல்லியின் கிளைப்படர்வு 15

அடி அரைவட்ட அளவுக்குள் இருக்குமாறு மரத்தை சீரமைப்பு செய்ய வேண்டும். நெல்லி மரத்தின் உயரத்தை 10-12 அடிக்குள் இருக்குமாறு கட்டுப்படுத்த வேண்டும். அப்போதுதான் காய் பறிப்பை சிரமமின்றி செய்திட முடியும். நெல்லி மரத்தில் ஒரு குடை போன்ற உருவத்தைக் கொண்டு வர வேண்டும். இதற்கு திருந்திய ஓங்குவளர் முறை கவாத்தை (Modified central leader system) கடைப்பிடிக்க வேண்டும்.

முதன்மைத் தண்டைப் பராமரித்தல்

நெல்லிக் கன்று நடவுக்குப் பின்னர், வேர் பிடித்து முதன்மைத் தண்டாக வளர்ந்துவரும். இந்த முதன்மைத் தண்டு வளையாமல் நேராக வளர வேண்டும். அதற்கு ஏதுவாக நெல்லிக் கன்றை நட்டவுடன், அதன் அருகில் ஒரு நீண்ட குச்சியை ஊன்றிவைத்து, அதில் நெல்லிக் கன்றை நைலான் கயிற்றால், ∞ வடிவத்தில் முடிச்சுப் போட்டு, சற்றுத் தளர்வாகக் கட்டிவைக்க வேண்டும். முதன்மைத் தண்டு வளையாமல் நேராக வளர்வதற்கும், வேகமாக வீசும் காற்றில் நெல்லிக் கன்று சாயாமல் இருப்பதற்கும், இந்த ஊன்றுகோல் உதவுகிறது.

முதன்மைத் தண்டு, முதலில் பக்கக் கிளைகள் இல்லாமல், ஒற்றைத் தண்டாக வளர்ந்து வரவேண்டும். இதற்காக முதன்மைத் தண்டிலிருந்து துளிர்த்து வரும் பக்கச் சிம்புகளை சிக்கேச்சர் (கிளை வெட்டும் சிறிய கத்தரி) கொண்டு கத்தரித்து நீக்கிவிட வேண்டும்.

நெல்லிக் கன்றுகளை முறையாகப் பராமரித்து வந்தால், நட்ட ஆறு மாத காலத்தில் அவைகள் 1.5 மீட்டர் உயரம் வரை வளர்ந்திருக்கும். அப்போது அவைகளின் முதன்மைத் தண்டை, தரையிலிருந்து ஒரு மீட்டர் உயரத்தில் சிக்கேச்சர் கொண்டு வெட்டிவிட வேண்டும். இது முதல் வெட்டு ஆகும். இதன் விளைவாக, முதன்மைத் தண்டில் வெட்டுக்குக் கீழே பல பக்கக்கிளைகள் வளர்ந்து வரும். இவைகளில் நான்கு நல்ல கிளைகளைத் தேர்வுசெய்து வளரவிட வேண்டும். மற்றக் கிளைகளை ஒட்ட வெட்டிவிட வேண்டும். இந்த நான்கு கிளைகளை நான்கு திசைகளிலும் நன்கு விரிந்து படர்ந்து வளரும்படி விட வேண்டும். அடுத்த ஆறு மாத காலத்தில் அவைகள் நீளமாகவும், பருமனாகவும் வளர்ந்து காணப்படும். அப்போது அவைகளின் நீளத்தைப் பாதியாக வெட்டிக் குறைக்க வேண்டும். இது இரண்டாவது வெட்டு ஆகும். இவ்வாறு பாதியாக வெட்டப்படும் நான்கு கிளைகள் ஒவ்வொன்றிலிருந்தும் மேலும் நான்கு கிளைகளை வளரவிட வேண்டும். இந்தக் கிளைகள், அடுத்த ஒரு வருட காலத்தில் காய்க்கும் கிளைகளாக மாறிவிடும். இவ்வாறு கவாத்து செய்யப்படும் நெல்லி மரம் மூன்றாம் ஆண்டு முடிவில் நன்கு காய்த்திடும்.

இவ்வாறு கவாத்து செய்யப்பட்டுள்ள நெல்லி மரத்தில் ஓரிரண்டு கிளைகள் மேல்நோக்கி நேராக வளர்ந்து செல்லக்கூடும். அவைகளின் நுனியில் ஒரு கனமாகக் கல்லைக் கட்டிவிட்டு அவைகளை கீழ்நோக்கி வளைந்து வருமாறு செய்ய வேண்டும். காய் பறிப்பை சிரமமின்றி செய்தவற்கு இது ஏதுவாக இருக்கும்.

முதன்மைத் தண்டை ஒரு மீட்டர் உயரத்தில் வெட்டிவிடுவதன் மூலம் முதன்மைத் தண்டின் தொடர் வளர்ச்சி தடுத்து நிறுத்தப்படுகிறது. மரம் உயரமாக வளர்வது தடுக்கப்படுகிறது.

நெல்லியைப் பொறுத்த வரையில் ஒரு வருட முதிர்ச்சி பெற்றுள்ள முந்திய பருவக் கிளைகளில்தான் காய்கள் காய்க்கும். நெல்லியின் மூன்றாம் ஆண்டில் பல கிளைகளின் வயது, ஒரு வருடத்தைத் தாண்டியிருக்கும். அப்போது, அவைகள் காய்க்கும் கிளைகளாக மாறியிருக்கும். அப்போது, அந்தக் கிளைகளில் முதிர்ந்த பகுதி மங்கிய வெண்மை நிறத்தில் காணப்படும். நுனிப்பகுதி பசுமையாக இருக்கும். இந்த நுனிப்பகுதியை ஒரு அடி நீளத்திற்கு வெட்டி விட வேண்டும். அதன் விளைவாக, வெட்டுக்குக் கீழேயுள்ள தண்டுப் பகுதியில் ஒரு வித தூண்டுதல் ஏற்படும். அதன் பயனாக, அப்பகுதியில் உள்ள இலைக் கிளைகளில் பூக்கள் பூக்கும். காய்கள் காய்க்கும். இலைகளின் மிக அருகில் காய்கள் காய்ப்பதால், அவைகள் இலைகளிலிருந்து காய்ப்பது போன்று தோன்றும். இது ஒரு மாயத் தோற்றம்.

ஒட்டு நெல்லிக் கன்றுகள் நட்ட மறுவருடமே காய்க்கத் தொடங்கிவிடும். ஆனால், மூன்று வருடங்கள் முடியும் வரை அவைகளை காய்க்கவிடக் கூடாது. காய்களை உதிர்த்துவிட வேண்டும். மாறாக காய்க்கவிட்டால், கன்றுகளுக்கு பயிரூட்டங்கள் கிடைப்பது குறைந்துவிடும். அதனால் செடிகளின் வளர்ச்சி பாதிக்கப்படும். மரம் நசுங்கிப்போகும். மூன்று வருடங்களுக்குப் பிறகுதான் நெல்லி மரங்களைக் காய்க்க விட வேண்டும். ஆள் அளவு உயரமும், கால் அளவு கனமும் வரும் வரை நெல்லிச் செடிகளைக் காய்க்க விடக் கூடாது. இது பட்டறிவு விதி.

மூன்றாம் ஆண்டு முடிவில் தரையைத் தொட்டுக்கொண்டு வளர்ந்திருக்கும் கிளைகளை வெட்டி நீக்கிவிட்டு, அடிமரம் தெளிவாகத் தெரியும்படி செய்ய வேண்டும். இதன் பயனாகத் தண்டுத் துளைப்பான் தாக்குதலைத் தவிர்த்திட முடியும். நெல்லி மரத்தைச் சுற்றி வட்டப் பாத்தி அமைத்து, பாசனம் செய்வதையும், உர மிடுவதையும் செவ்வனே செய்திட முடியும்.

நான்காம் ஆண்டு முதல் நெல்லி மரங்கள் அதிகமாகக் காய்க்கத் தொடங்கிவிடும். அதைத் தொடர்ந்து, ஆண்டுதோறும் காய்ப்பு அதிகரித்து வரும். அதற்கேற்ப உரமும் தண்ணீரும் ஒழுங்காகக் கொடுத்து வரவேண்டும். நெல்லி மரங்கள் ஆண்டுக்கு இரண்டு முறை காய்ப்பதால், ஆண்டுக்கு இரண்டு முறை உரமிட வேண்டும். உரமிட்டவுடன் தண்ணீர் பாய்ச்ச வேண்டும்.

12. நீர் மேலாண்மை

நெல்லி, கடின வளர்தன்மை கொண்ட தாவரமாகும். அதன் நீர்த் தேவை மிகவும் குறைவு. அது மரம் ஒன்றுக்கு நாள் ஒன்றுக்கு 6-8 லிட்டர் நீர் ஆகும். அதிக நீர் நெல்லிக்கு ஆகாது. அதிகமாக நீர் பாய்ச்சினால் நெல்லி மரம் அதிக இலை தழைகளுடன் செழித்துக் கொழுத்து வளர்ந்துவிடும். காய்ப்பு குறைந்துவிடும். நெல்லி வறட்சியை விரும்பும் தாவரம். எனவே, அதற்கு காய்ச்சலும் பாய்ச்சலுமாகத்தான் பாசனம் செய்ய வேண்டும். சரியாகச் சொல்வதானால் நிறைந்த காய்ச்சலும், குறைந்த பாய்ச்சலும்தான் நெல்லிக்கு நல்லது.

இயற்கையாகவே நெல்லி மரம் அதிக வறட்சியையும், அதிக வெப்பத்தையும் தாக்குப்பிடிக்கும் ஆற்றல் படைத்தது. ஆனால் அத்தகைய ஆற்றல் இளம் நெல்லிச் செடிக்கு கிடையாது. எனவே, முதல் மூன்றாண்டுகள் வரை, இளம் நெல்லிச் செடிக்கு போதிய அளவில் தண்ணீர் பாய்ச்சி, அதை வாடாமல் வதங்காமல் பராமரிக்க வேண்டும். அப்போதுதான் அது நன்கு வளரும். நன்றாகக் காய்க்கும்.

நடவுக்குழியில் நெல்லிக் கன்றை நட்டவுடன் தண்ணீர் விடக் கூடாது. நட்டவுடன் தண்ணீர் விட்டால் குழியின் அடிப்பகுதியில் வெப்பம் ஏற்பட்டு நெல்லிக் கன்றின் இளம் வேர்கள் பாதிக்கப்படும். நெல்லிக் கன்றை நடுவதற்கு முன்னதாக, இரண்டு நாட்கள் நடவுக் குழியில் 20 லிட்டர் வீதம் (ஒரு குடம்) தண்ணீர் ஊற்றி, குழியை குளிரச் செய்யவேண்டும். நடவுக்குழியிலுள்ள மண்ணை நல்ல ஈரப்பதத்தில் வைத்திருக்க வேண்டும். ஈரக் குழியில்தான் நெல்லிக் கன்றை நடவு செய்ய வேண்டும். இது மிகவும் முக்கியம். மூன்றாம் நாளன்று உயிர்த் தண்ணீர் விட வேண்டும்.

நெல்லிக்கு நீர்ப்பாசனம் செய்தல்

வாய்க்கால் பாசனம்: நெல்லி சாகுபடியில் பெரும்பாலும் வாய்க்கால் பாசனம் தான் கடைப்பிடிக்கப்படுகிறது. நெல்லி மரத்தைச் சுற்றி வட்டப் பாத்தி அமைத்து, வாய்க்கால் வழியாகப் பாசனம் செய்யப்படுகிறது. வட்டப் பாத்தியில் தண்ணீர் தேங்கி நிற்காதபடி அளவோடு தண்ணீர் பாய்ச்ச வேண்டும். தண்ணீர் தேங்கி நின்றால் மண்ணிலிருந்து காற்று வெளியேற்றப்பட்டுவிடும். அப்போது சுவாசிப்பதற்கு காற்று (பிராண வாவு) கிடைக்காமல் நெல்லி வேர்கள் செயலிழந்துவிடும். பயிர் வளர்ச்சி பாதிக்கப்படும். நெல்லி வேர்களுக்கு

காற்று கிடைப்பதற்கு ஏதுவாக காய்ச்சலும், பாய்ச்சலுமாகப் பாசனம் செய்ய வேண்டும்.

நெல்லிக்கான பாசன அட்டவணை

	நெல்லி வயது	பாசன இடைவெளி
1.	முதல் வருடம்	3 நாட்களுக்கு ஒருமுறை
2.	2 ஆம் வருடம்	7 நாட்களுக்கு ஒருமுறை
3.	3 ஆம் வருடம்	10 நாட்களுக்கு ஒருமுறை
4.	4 ஆம் வருடம் மற்றும் அதற்குமேல்	15 நாட்களுக்கு ஒருமுறை

நெல்லிக்கு அதிக அளவு நீர் பாய்ச்சத் தேவையில்லை. மண்ணில் ஓரளவு ஈரப்பதம் இருக்கும்படி நீர் பாய்ச்சினால் போதும்.

நெல்லிக்குப் பாய்ச்ச வேண்டிய நீரின் அளவைத் தெரிந்து கொள்வதற்கு கீழ்க்கண்ட வழிமுறையைக் கடைப்பிடிக்கலாம்.

நெல்லி வேர்கள் 60 செ.மீ ஆழத்திற்குக் கீழ் போவதில்லை. எனவே, மண்ணில் 60 செ.மீ ஆழம் வரை ஈரப் பதம் இருந்தால் போதும். இதைக் கண்டறிவதற்கு, ஒரு நாள் காலை 8 மணிக்கு நெல்லிச் செடிக்கு நீர் பாய்ச்சி விட்டு, மறுநாள் காலை 8 மணிக்கு நெல்லிச் செடிக்கு அருகில் 80 செ.மீ ஆழம் வரை ஒரு குழி எடுத்துப் பார்க்கும்போது, அதில் 60 செ.மீ சென்டிமீட்டர் ஆழம் வரையில் ஈரப்பதம் இருந்தால், பாய்ச்சும் நீர்அளவு சரியென்று தெரிந்துகொள்ள வேண்டும். மாறாக 60 செ.மீ.க்கும் அதிகமான ஆழம் வரையில் ஈரப்பதம் இருந்தால் பாய்ச்சும் நீர்அளவு அதிகம் என்று தெரிந்துகொண்டு, பாசன நீர் அளவை குறைக்க வேண்டும். குழியில் 60 செ.மீ ஆழம் வரையில் ஈரப்பதம் இல்லாவிட்டால் பாசன நீர் அளவு குறைவு என்பதாகும். அப்போது, பாசன நீர் அளவை அதிகரிக்க வேண்டும். இந்த எளிய வழிமுறையைக் கடைப்பிடித்து, நெல்லிக்குப் பாய்ச்சும் நீர் அளவைச் சரிசெய்ய வேண்டும்.

நெல்லிக்கு நீர் பாய்ச்சுவதற்கான சரியான தருணத்தைத் தெரிந்துகொள்வதற்கு கீழ்க்கண்ட வழிமுறையை அசோக் ஷா என்ற விஞ்ஞானி பரிந்துரை செய்துள்ளார். அவரது முறையில் நெல்லிச் செடியைச் சுற்றிலுள்ள வட்டப் பாத்தியில் நான்கைந்து மிளகாய்ப் பூண்டு (Croton Plants) எனும் களைச் செடிகளை வளர்க்க வேண்டும். அந்தச் செடிகள் வாடத் தொடங்கும்போது நெல்லிச் செடிக்கு நீர் பாய்ச்ச வேண்டும். இது நல்லதொரு சுலபமான வழிமுறையாகும்.

நெல்லி மரத்தைச் சுற்றி மண் அணைத்து, பாசன நீர் அடிமரத்தைத் தொடாதபடி பார்த்துக்கொள்ள வேண்டும்.

நெல்லி மரங்களுக்கு மாலை நேரத்தில்தான் தண்ணீர் பாய்ச்ச வேண்டும். குறிப்பாக, இளம் நெல்லிச் செடிகளுக்கு மாலை நேரப் பாசனம் மிகவும் நல்லது.

நெல்லிக்கு சொட்டுநீர்ப் பாசனம் நல்லது

பொதுவாக வாய்க்கால் பாசனம் நெல்லி சாகுபடிக்கு எற்றது என்றாலும், பாசன நீர் பற்றாக்குறை காணப்படும் இடங்களில் வாய்கால் முறையில் பாசனம் செய்ய இயலாது. மேலும் வாய்க்கால் பாசனம் செய்வதற்குத் தேவையான வேலையாட்கள் கிடைப்பதில்லை. கிடைத்தாலும் அவர்களுக்கு அதிகக் கூலி கொடுக்க வேண்டும். இத்தகைய இக்கட்டான சூழ்நிலையில் நெல்லித் தோட்டத்தில் சொட்டுநீர்ப் பாசன முறையைக் கடைப்பிடிப்பது உத்தமம். அதிக நன்மை கிடைக்கும். நெல்லி மரங்களுக்கு நல்ல விதமாகப் பாசனம் செய்வதற்கு சொட்டுநீர்ப் பாசனம்தான் சிறந்தது.

சொட்டுநீர்ப் பாசன முறையில் கீழ்க்கண்ட அளவுகளில் நெல்லிக்குத் தினமும் தண்ணீர் பாய்ச்ச வேண்டும்.

நெல்லிக்கான சொட்டுநீர் பாசன அட்டவணை

	நெல்லியின் வயது	சொட்டு நீர் அளவு (லிட்டர் / மரம் / நாள்)
1.	முதல் வருடம்	10 லிட்டர் நீர்
2.	2 ஆம் வருடம்	20 லிட்டர் நீர்
3.	3 ஆம் வருடம்	30 லிட்டர் நீர்
4.	4 ஆம் வருடம்	40 லிட்டர் நீர்
5.	5 ஆம் வருடம் மற்றும் அதற்குப் மேல்	50 லிட்டர் நீர்

மணிக்கு 4 லிட்டர் வீதம் நீரைச் சொட்டும் சொட்டுவான்களை, மரம் ஒன்றுக்கு 4 சொட்டுவான்கள் வீதம் பொருத்த வேண்டும். நெல்லி மரத்தைச் சுற்றி வட்டப் பாத்தி அமைத்து, அதில் 4 சொட்டுவான்களை சம இடைவெளியில் பொருத்த வேண்டும். நெல்லி மரத்தின் வேர்மண்டல மண்கண்டம் 60 சதவீதம் அளவுக்கு நனையும்படி சொட்டுநீர்ப் பாசனம் செய்தால் போதும்.

சொட்டு நீர்ப் பாசன முறையில் மண்ணில் 60 சதவீதம் தண்ணீரும், 40 சதவீதம் காற்றும் இருக்கும் வகையில் பாசனம் செய்யப்படுகிறது. அதன் மூலம் நெல்லிப் பயிர் நன்கு வளர்வதற்குத் தேவையான தண்ணீரும், நெல்லி வேர்கள் நல்ல விதமாக சுவாசம் செய்வதற்குத்

தேவையான காற்றும் (பிராணவாயு) மண்ணில் கிடைக்கின்றன. அதன் பயனாக நெல்லிப் பயிர் ஆரோக்கியமாக வளர்ந்து, விரைவில் காய்ப்புக்கு வந்துவிடுகிறது. அதிகக் காய்கள் காய்க்கின்றன.

சொட்டுநீர்ப் பாசனம் அமைப்பதற்கு தமிழக அரசு மானியம் அளித்து வருகிறது. சிறு குறு விவசாயிகளுக்கு 100 சதவீதமும், மற்றவர்களுக்கு 75 சதவீதமும் மானியம் அளிக்கப்படுகிறது. சொட்டு நீர்ப்பாசனம் காலத்தின் கட்டாயம். எனவே, எல்லா விவசாயிகளும் தவறாது சொட்டு நீர்ப்பாசனம் அமைத்திட வேண்டும்.

இப்போது சொட்டு வான்களை அகற்றிவிட்டு, திறவு குழாய்களை அமைத்து பாசனம் செய்யும் முறையை பெரும்பாலான விவசாயிகள் கடைப்பிடித்து வருகின்றார்கள். சொட்டுவான்களைப் பயன்படுத்தும் போது, மண்ணின் மேல் பகுதியில் ஈரப்பதம் அதிகரித்துக் காணப்படுகிறது. கீழ்ப்பகுதியில் ஈரப்பதம் குறைவாகக் கிடைக்கிறது. அதன் காரணமாக பெரும்பாலான வேர்கள் மண்ணின் மேல்பகுதியில் முண்டியடித்துக்கொண்டு முடங்கிவிடுகின்றன. மண்ணின் கீழ்ப் பகுதிக்கு பெரும்பாலும் வேர்கள் செல்வதில்லை. இதன் காரணமாக காலம் முழுவதும் பயிர்களுக்குத் தொடர்ந்து பாசனம் செய்யவேண்டிய அவசியம் ஏற்பட்டுவிடுகிறது.

திறவு குழாய் மூலம் தண்ணீர் பாய்ச்சும்போது, வாரம் ஒருமுறை அல்லது மாதம் இரண்டு முறை மட்டுமே பாசனம் செய்யும் முறையைக் கடைப்பிடிக்க வேண்டும். அவ்வாறு பாசனம் செய்தால், ஐந்து ஆண்டுகளுக்குப் பிறகு பாசனத்தை முழுமையாக நிறுத்திவிட முடியும். மாறாக, சொட்டுவான்கள் மூலம் தினமும் தண்ணீர் கொடுத்துவந்தால், ஐந்து ஆண்டுகளுக்குப் பிறகும் நீர்ப் பாசனத்தை நிறுத்தாமல் தொடர்ந்து கொடுத்து வர வேண்டும். இது விரும்பத்தக்கதல்ல.

பானைப் பாசனம்

பாசன நீர் பற்றாக்குறை காணப்படும் நிலங்களில் இளம் நெல்லிச் செடிகளுக்குப் பாசனம் செய்வதற்கு பானைப் பாசன முறையை கடைப்பிடிக்கலாம். இதற்கு 20 லிட்டர் கொள்ளவு கொண்ட ஒரு மண் பானையில், அடிப்பகுதியில், பக்கவாட்டில் ஒரு சிறிய துவாரம் (0.5 செ.மீ அளவு) போட்டு, அதில் 30 செ.மீ. நீளமுள்ள 5 பிரி சணல் கயிற்றை நுழைத்து சொருகி வைக்க வேண்டும். கயறு உருவி வராமல் இருக்க உள்ளும் புறமும் முடிச்சுகள் போட வேண்டும். இந்த மண்பானையை நெல்லிச் செடிக்கு 30 செ.மீ தூரத்தில், பானையிலுள்ள துவாரம் நெல்லிச் செடியை நோக்கியும், சணல் கயறு செடியின் வேரைத் தொட்டுக்கொண்டு இருக்குமாறும், பானையின் வாய் மட்டும் நிலத்திற்கு சற்று மேலாக இருக்கும்படியும் வைத்து, பானையை

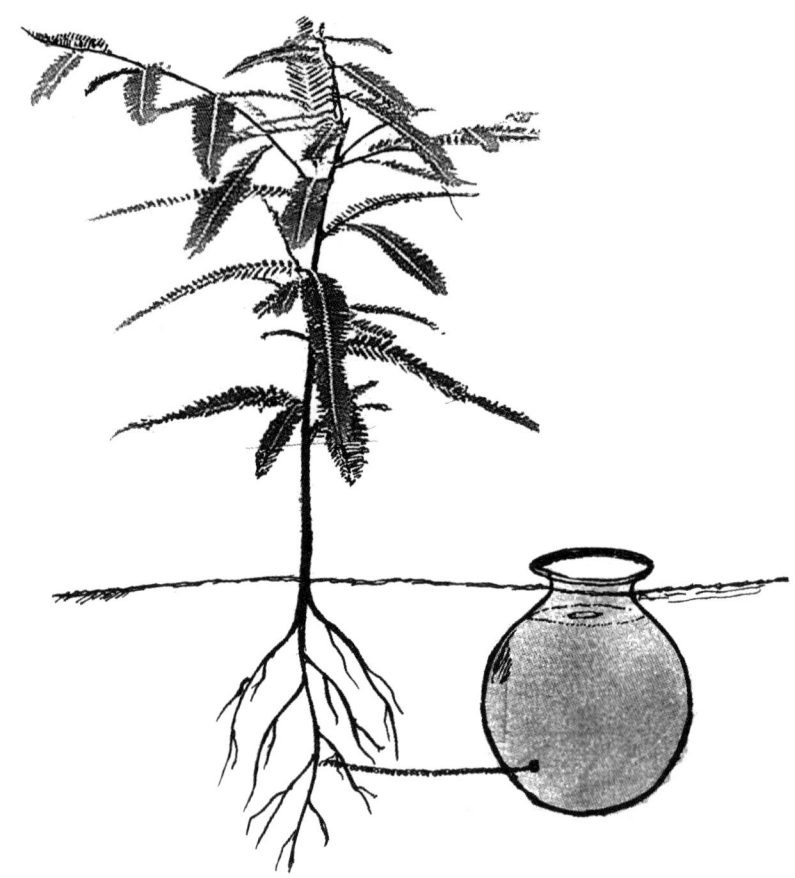

பானைப் பாசனம்

மண்ணுக்குள் புதைத்து வைத்துவிட வேண்டும். *(பார்க்க படம்)* பின்னர் இந்தப் பானையில் 20 லிட்டர் தண்ணீரை ஊற்றி நிரப்பி வைக்க வேண்டும். இந்தத் தண்ணீர் சணல் கயறு மூலம் கசிந்து நெல்லிச் செடிக்குச் சென்றுவிடும். பானையிலுள்ள 20 லிட்டர் தண்ணீர் நாளொன்றுக்கு 2 லிட்டர் வீதம் 10 நாட்களுக்கு நெல்லிச் செடிக்கு கிடைத்துக்கொண்டிருக்கும். அதன் பயனாக நெல்லிச் செடி வாடாமல் வளர்ந்து வரும். பானையின் வாயை மூடியால் மூடிவைக்க வேண்டும். நீர் ஆவியாவது குறையும். பானையில் உள்ள தண்ணீர் காலியானவுடன் மறுபடியும் தண்ணீர்விட்டு பானையை நிரப்பி வைக்க வேண்டும். பானையில் உள்ள தண்ணீர் அளவை அவ்வப்போது கண்காணித்து, பானையில் தண்ணீரை நிரப்ப வேண்டும். தண்ணீர் இல்லாமல் பானை

காலியாக இருக்கும்படி விட்டுவிடக் கூடாது. அதில் மிகவும் கவனமாக இருக்க வேண்டும்.

பானைப் பாசனத்திற்கு மாற்றாக கீழ்க்கண்ட முறையைக் கடைப்பிடிக்கலாம். நெல்லிக் கன்றை நடவு செய்த பின்னர், அதிலிருந்து 15 செ.மீ. தூரத்தில், 10 செ.மீ குறுக்களவும், 30 செ.மீ ஆழமும் கொண்ட ஒரு குழி எடுக்க வேண்டும். இதற்கு கையால் இயக்கப்படும் சிறிய ஆக்கர் கருவியைப் பயன்படுத்த வேண்டும். குழியினுள் மண் சரிந்து விழுவதைத் தடுக்கும் பொருட்டு குழியின் அளவுள்ள ஒரு பிளாஸ்டிக் குழாயை குழியில் சொருகி வைக்க வேண்டும். பின்னர், அந்தப் பிளாஸ்டிக் குழாயினுள் சிறிய சல்லிக்கற்களைப் போட்டு, தரைமட்டத்திலிருந்து 5 சென்டிமீட்டருக்குக் கீழே இருக்கும் வரை நிரப்ப வேண்டும். பின்னர், பிளாஸ்டிக் குழாயை உருவி வெளியே எடுத்துவிட வேண்டும். இவ்வாறு தயார் செய்யப்பட்ட குழியில் நான்கு நாட்களுக்கு ஒருமுறை இரண்டு லிட்டர் வீதம் தண்ணீர் ஊற்ற வேண்டும். இந்தத் தண்ணீர் சல்லிக் கற்களின் ஊடாகப் புகுந்து சென்று, நெல்லிச் செடியின் வேர்ப்பகுதிக்கு நேரடியாகச் சென்றுவிடும். இந்தத் தண்ணீரை நெல்லிச் செடி நாள்தோறும் உட்கிரகித்து வளர்ந்து வரும். இந்த அமைப்பு மூலம் போதிய அளவு நீர் கிடைப்பதால், இளம் நெல்லிச் செடிகள் வறட்சியால் மடிவது தவிர்க்கப்படும்.

நெல்லிச் செடிகளின் வயதுக்கேற்ப குழிகளின் எண்ணிக்கையை அதிகரித்துக்கொள்ள வேண்டும். ஒரு வருட நெல்லிச் செடிகளுக்குத் தலா ஒரு குழியும், இரண்டு வருட செடிச்செடிகளுக்குத் தலா இரண்டு குழிகளும், மூன்று வருட நெல்லிச் செடிகளுக்குத் தலா மூன்று குழிகளும் எடுக்க வேண்டும். இந்தக் குழிகளை சம இடைவெளியில் நெல்லிச் செடிகளைச் சுற்றி எடுக்க வேண்டும்.

பெரிய நெல்லி மரங்களிலும் இந்த முறையைக் கடைப்பிடித்து பாசன நீரைச் சிக்கனப்படுத்தலாம். மானாவாரி நெல்லி சாகுபடியில் மழை நீரை நெல்லி மரங்களின் வேர்ப் பகுதிக்குள் செலுத்துவதற்கு இந்த முறை சாலச்சிறந்தது. பெரிய நெல்லி மரங்களில் இந்த முறையைப் பயன்படுத்தும்போது, கீழ்க்கண்ட மாற்றங்களைச் செய்துகொள்ள வேண்டும். பெரிய நெல்லி மரம் ஒன்றுக்கு நான்கு குழிகள் வீதம், மரத்தைச் சுற்றி நான்கு இடங்களில், மரத்தின் தூரிலிருந்து இரண்டு மீட்டர் தூரத்தில் குழிகள் எடுக்க வேண்டும். இந்தக் குழிகளின் குறுக்களவு 20 சென்டிமீட்டர் அளவிலும், ஆழம் 50 சென்டிமீட்டர் அளவிலும் இருக்க வேண்டும். இத்தகைய குழிகளை எடுப்பதற்கு சிறிய ஆக்கர் கருவியைப் பயன்படுத்துவது உத்தமம். குழியின் அளவுக்கேற்ப சரியான அளவுள்ள பிளாஸ்டிக் குழாயைத் தேர்வுசெய்து பயன்படுத்த வேண்டும். பிளாஸ்டிக் குழாயினுள் சல்லிக் கற்களைப் போட்டு,

தரைமட்டத்திலிருந்து 5 செமீ கீழே இருக்கும்வரை நிரப்ப வேண்டும். பின்னர் பிளாஸ்டிக் குழாயை வெளியே உருவி எடுத்துவிட வேண்டும். இத்தகைய அமைப்பு மூலம் பாசன நீர் மற்றும் மழைநீரை நெல்லிச் செடியின் வேர்ப் பகுதிக்குள் நேரடியாகச் சென்றடையச் செய்துவிட முடிகிறது. அதன் பயனாகப் பாசன நீரைச் சீராகவும் சிக்கனமாகவும் பயன்படுத்த முடிகிறது.

பயிர் சாகுபடிக்கு உதவும் பண்ணைக் குட்டை

நெல்லி உட்பட எல்லாப் பயிர்களுக்கும் தண்ணீர் தேவைப்படுகிறது. தண்ணீரை உற்பத்தி செய்ய முடியாது. இருக்கும் தண்ணீரை மறுசுழற்சி செய்துதான் பயன்படுத்த முடியும். கடல் நீர் சூரிய வெப்பத்தால் ஆவியாக மாறி, வானத்திற்குச் சென்று மேகமாக மாறி, பின்பு மழையாகப் பூமியில் பெய்கிறது. இந்த மழைநீர் மூலம்தான் பயிர்களுக்குத் தண்ணீர் கிடைக்கிறது.

பயிர்களுக்குத் தினமும் தண்ணீர் தேவைப்படுகிறது. ஆனால் தினமும் மழை பெய்வதில்லை. மழை பெய்யும்போது, மழை நீரை சேமித்து வைத்து பயிர்களுக்குத் தினமும் கொடுக்க முடியும். மழை நீரை சேமித்து வைப்பதற்கு ஏதுவாகப் பண்ணைக் குட்டை அமைக்க வேண்டும். பண்ணைக் குட்டை அமைப்பதற்கு வேளாண் பொறியியல் துறை உதவி செய்துவருகிறது. அரசு மானியமும் அளிக்கப்படுகிறது.

பண்ணைக் குட்டையில் சேமித்து வைத்துள்ள மழைநீரை பயிர்களுக்குப் பாசனம் செய்வதற்கு உதவக்கூடிய சிறிய நடமாடும் நீர் தெளிப்பான் கருவியை இராமநாதபுரத்தில் உள்ள கடலோர உவர் ஆராய்ச்சி நிலையத்தின் விஞ்ஞானிகள் வடிவமைத்துள்ளார்கள். இந்தக் கருவி பெட்ரோலால் இயக்கி, மண்ணெண்ணையில் ஓடக்கூடியது. எனவே, மின்சாரம் இல்லாத இடங்களிலும் இந்தக் கருவியைப் பயன்படுத்த முடியும். இந்தக் கருவியை விரும்பும் இடத்திற்கு எளிதில் எடுத்துச் செல்ல முடியும். சிறு குறு விவசாயிகள் வாங்குவதற்கு வசதியாக மிகக் குறைந்த விலையில் இந்தக் கருவி கிடைக்கிறது. தேவைக்கு தொடர்புகொள்ள வேண்டிய முகவரி:

திட்ட ஒருங்கிணைப்பாளர்,
வேளாண்மை அறிவியல் நிலையம்,
கடலோர உவர் ஆராய்ச்சி நிலையம், மாவட்ட ஆட்சியர் வளாகம்.
இராமநாதபுரம் - 623503.
தொலைபேசி எண் 04567 - 23025

இளம் நெல்லிச் செடிகளுக்கு வறட்சியைத் தாங்கும் திறன் குறைவு. எனவே, இளம் நெல்லிச் செடிகளுக்குப் போதிய அளவு தண்ணீர் கிடைக்காவிட்டால் அவைகள் வாடிவிடும். வளர்ச்சி குன்றி

மடிந்துவிடும். நெல்லிச் செடிகளை முதல் மூன்று ஆண்டுகள் வாடாமல், வதங்காமல் பராமரித்து வரவேண்டும். அப்போதுதான் அவைகள் நன்றாக வளர்ந்து வரும். மூன்று ஆண்டுகளில் காய்ப்புக்கு வரும். எனவே, இளம் நெல்லிச் செடிகளுக்குப் பாசனம் செய்வது அவசியமாகும். இதற்கு பண்ணைக் குட்டையில் சேகரித்து வைத்துள்ள மழை நீரை குடங்களில் மொண்டு இளம் நெல்லிச் செடிகளுக்கு ஊற்ற வேண்டும் அல்லது சிறிய நடமாடும் நீர்த் தெளிப்பான் மூலம் தண்ணீரைத் தெளிக்க வேண்டும். விவசாயிகள் நெல்லித் தோட்டத்தில் பண்ணைக் குட்டை அமைத்து, நெல்லிச் செடிகளுக்கு நல்ல முறையில் பாசனம் செய்ய வேண்டும். நெல்லிச் செடிகளை வறட்சியில் பாதிக்காதவாறு பராமரித்து வரவேண்டும்.

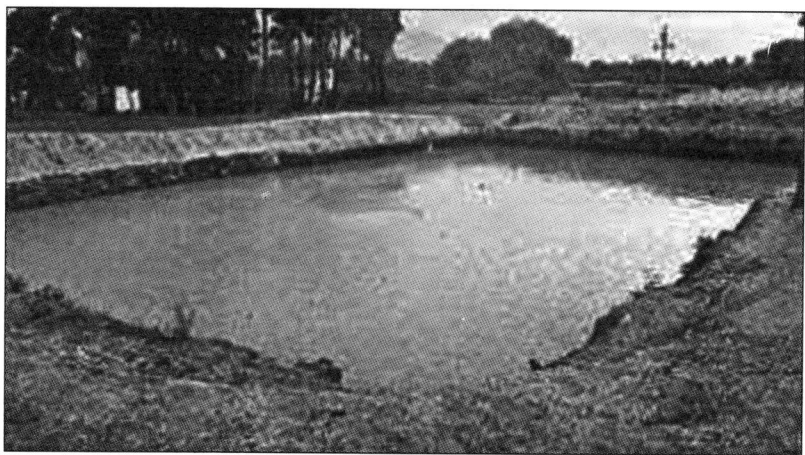

பண்ணைக் குட்டை

13. உர மேலாண்மை

மனிதர்களும் மற்ற விலங்குகளும் உயிர் வாழ்வதற்கு உணவு அவசியம். அவ்வாறே பயிர்கள் உயிர் வாழ்வதற்கும் உணவு அவசியம். பயிர்களின் உணவு 'உரங்கள்' எனப்படும். பயிர்கள் நன்கு வளர்வதற்கும், நல்ல மகசூல் தருவதற்கும் உரங்கள் அவசியமாகும். அதனால்தான் **'ஏரினும் நன்றால் எருவிடுதல்'** என்றார் வள்ளுவர்.

பயிர்களுக்குப் பயன்படுத்தப்படும் உரங்கள், இயற்கை உரங்கள், இரசாயன உரங்கள், உயிர் உரங்கள் என்று மூன்று வகைப்படும். தொழு உரம், குப்பை உரம், மாட்டுச் சாணம், மண்புழு உரம், பசுந்தாள் உரம் போன்றவை இயற்கை உரங்களாகும். யூரியா, சூப்பர், பொட்டாஷ், டிஏபி, காம்ப்ளக்ஸ் போன்றவை இரசாயன உரங்களாகும். அசோஸ்பைரில்லம், ரைசோபியம், பாஸ்போபாக்டீரியா, பொட்டாஷ் பாக்டீரியா, வேம் எனும் வேர்பூசணம் போன்றவை உயிர்உரங்களாகும். இந்த மூன்று வகை உரங்களும், அவைகளுக்கே உரித்தான வழிகளில் செயல்பட்டு பயிர்களுக்குப் பயன் அளிக்கின்றன.

பயிர்களுக்குத் தேவை 18 பயிரூட்டங்கள்:

பயிர்கள் நன்கு வளர்வதற்கும், நல்ல மகசூல் தருவதற்கும் 18 பயிரூட்டங்கள் தேவைப்படுகின்றன. அவைகள்: கார்பன் (கரிமம்), ஹைட்ரஜன் (நீர்வாயு), ஆக்சிஜன் (உயிர்வாயு), நைட்ரஜன் (தழைச் சத்து), பாஸ்பரஸ் (மணிச்சத்து), பொட்டாசியம் (சாம்பல் சத்து) கால்சியம் (சுண்ணாம்புச்சத்து), மக்னீஷியம், சல்பர் (கந்தகச்சத்து), மாங்கனீஸ், அயர்ன் (இரும்புச்சத்து), காப்பர் (தாமிரச்சத்து), ஜிங் (துத்தநாகச்சத்து) போரான் (வெண்காரச்சத்து), மாலிப்டினம், குளோரின், நிக்கல், கோபால்ட் ஆகியனவாகும். இந்தப் பயிரூட்டங்கள் ஒவ்வொன்றும் அவைகளுக்கே உரித்தான வேலைகளை மட்டுமே பயிர்களில் செய்ய முடியும். ஒன்றின் வேலையை மற்றொன்றால் செய்ய முடியாது. ஒன்றின் குறைபாட்டை மற்றொன்று மூலம் நிவர்த்தி செய்ய முடியாது. எனவே, இந்த 18 பயிரூட்டங்களும் பயிர்களுக்கு குறைவின்றி கிடைத்திட வேண்டும். அப்போதுதான் அதிக மகசூலை அறுவடை செய்திட முடியும்.

இந்த 18 பயிரூட்டங்களும் விண்ணிலும், மண்ணிலும், தண்ணியிலும் உள்ளன. ஆனால் இவைகளில் முதல் மூன்று பயிரூட்டங்களைத் தவிர இதர 15 பயிரூட்டங்கள், பயிர்களால் நேரடியாக உட்கொள்ள முடியாத வடிவங்களில் உள்ளன. அதனால் அவைகளை பயிர்களால் நேரடியாகப்

பயன்படுத்திக்கொள்ள முடிவதில்லை. இந்தப் பிரச்சனைக்குத் தீர்வாக இரசாயன உரங்கள் அமைந்துள்ளன. இரசாயன உரங்களில் உள்ள பயிரூட்டங்கள் பயிர்களால் நேரடியாக உட்கொள்ளக்கூடிய வடிவங்களில் உள்ளன. அதனால் அத்தகைய பயிரூட்டங்களை பயிர்களால் நல்ல முறையில் உட்கொள்ள முடிகிறது. அதன் பயனாகப் பயிர்கள் செழித்து வளர்ந்து அதிக மகசூல் தரமுடிகிறது. இரசாயன உரங்கள் இந்திய விவசாயத்தில் பெரும்புரட்சி செய்துள்ளன. உணவு உற்பத்தியில் இந்தியாவை தன்னிறைவு பெறச் செய்துள்ளன.

இரசாயன உரங்கள், பயிரூட்டங்கள் மூலம் பயிர்களை வளப்படுத்தி பயிர் மகசூலை பல மடங்கு அதிகரிக்கச் செய்கின்றன. மாறாக, இயற்கை உரங்கள் கரிமச்சத்து மூலம் மண்ணை வளப்படுத்திப் பயிர் மகசூலைப் படிப்படியாக அதிகரிக்கச் செய்கின்றன. உயிர் உரங்கள், நுண்ணுயிரிகள் மூலம் விண்ணிலும், மண்ணிலுமுள்ள பயிரூட்டங்களைப் பயிர்களுக்கு கிடைக்கச் செய்கின்றன. அதன் பயனாக பயிர்களின் வளர்ச்சியும் மகசூலும் கணிசமாக அதிகரிக்கின்றன.

இரசாயன உரங்கள், இயற்கை உரங்கள், உயிர் உரங்கள் ஆகிய மூன்றையும் ஒருங்கிணைந்த முறையில் உபயோகப்படுத்துவதுதான் உத்தமம். இத்தகைய ஒருங்கிணைந்த முறையில் நெல்லி சாகுபடியில் உர மேலாண்மை செய்வது பற்றி வரும் பகுதியில் விவரிக்கப்பட்டுள்ளது.

அண்மைக்கால ஆய்வுகள்படி நெல்லி மரத்திற்கு, ஆண்டு ஒன்றுக்கு, மரம் ஒன்றுக்கு 800 கிராம் தழைச்சத்து, 640 கிராம் மணிச் சத்து, 750 கிராம் சாம்பல் சத்து பரிந்துரை செய்யப்படுகின்றன. இந்த மூன்று சத்துக்களையும் நெல்லி மரத்திற்குத் தருவதற்கு, 1750 கிராம் யூரியா, 4000 கிராம் சூப்பர் பாஸ்பேட் மற்றும் 1250 கிராம் மூரியேட் ஆப் பொட்டாஷ் உரங்களைப் போட வேண்டும். மேலும், தலா 50 கிராம் என்ற அளவில் அனைத்து உயிர் உரங்களையும் போட வேண்டும். தொழு உரத்தை 50 கிலோ/மரம் என்ற அளவில் போட வேண்டும்.

இந்த உர அளவுகள், ஐந்து வயதும், அதற்கு மேற்பட்ட வயதும் உள்ள நெல்லி மரங்களுக்கு உரியதாகும். ஐந்து வருடங்களுக்கு குறைவான வயதுடைய நெல்லி மரங்களுக்கு அவைகளின் வயதுக் கேற்ப உர அளவுகளைக் குறைத்துக்கொள்ள வேண்டும்.

நெல்லி மரத்திற்கான உர அளவுகள் (மரம் / ஆண்டு)

	மரத்தின் வயது	**தொழு உரம் (கிலோ)**	**யூரியா (கிராம்)**	**சூப்பர் (கிராம்)**	**பொட்டாஷ் (கிராம்)**
1.	முதல் வருடம்	10	400	500	250
2.	2 ஆம் வருடம்	20	800	1000	500

3.	3 ஆம் வருடம்	30	1200	2000	750
4.	4 ஆம் வருடம்	40	1500	3000	1000
5.	5 ஆம் வருடம் மற்றும் அதற்கு மேற்பட்ட வருடங்கள்	50	1750	4000	1250

மேற்கண்ட உரங்களை இரண்டு சம பாகங்களாகப் பிரித்து, ஜூன் - ஜூலை மற்றும் செப்டம்பர் - அக்டோபர் மாதங்களில், இரண்டு தவணைகளாகப் போட வேண்டும். உரமிட்ட பின்பு தண்ணீர் பாய்ச்ச வேண்டும். உரங்கள் நன்றாக செயல்படுவதற்கு மண்ணில் போதிய அளவு ஈரம் இருக்க வேண்டும். இது மிகவும் அவசியம்.

உரமிடும் முறை

உச்சிப்பொழுதில், நெல்லி மரக்கிளைகளின் நிழல் தரையில் விழும்போது, அந்த நிழலின் வெளி விளிம்புப் பகுதியில் 30 செ.மீ அகலமும், 30 செ.மீ ஆழமும் உள்ள காண் ஒன்றை, மரத்தைச் சுற்றி வெட்டி, அதில் உரங்களைப் போட்டு, மண்ணால் நன்றாக மூடிவிட வேண்டும்.

உயிர் உரங்களை இடும்முறை

அசோஸ்பைரில்லம், பாஸ்போபாக்டீரியா, பொட்டாஷ் பாக்டீரியா, வேம் எனும் வேர் உட்பூசணம் ஆகிய உயிர் உரங்களையும், சூடோமோனாஸ் மற்றும் டிரைக்கோடெர்மா எனும் உயிரி நோய் தடுப்பான்களையும், தலா 50 கிராம் / மரம் என்ற அளவில் தொழு உரத்துடன் சேர்த்துப் போட வேண்டும். இவைகளை இரசாயன உரங்களுடன் சேர்த்துப் போடக்கூடாது. போட்டால் அவைகளில் உள்ள நுண்ணுயிரிகள் மடிந்துவிடும். பலன் கிடைக்காது. எனவே, இரசாயன உரங்களை இடுவதற்கு 15 நாட்கள் முன்பாக உயிர் உரங்களை தொழு உரத்தில் கலந்துப் போட்டுவிட வேண்டும். இது மிகவும் முக்கியம்.

உயிர் உரங்கள் மற்றும் உயிரி நோய்த் தடுப்பான்களிலுள்ள நுண்ணுயிரிகள் மண்ணில் உயிர்வாழ்வதற்கு, மண்ணில் ஈரமும் இருட்டும் இருக்க வேண்டும். எனவே, இவைகளை மண்ணில் போட்ட பின்பு, மண் மீது மூடாக்குப் போட வேண்டும். மூடாக்கு போடுவது மூலம் மண்ணில் ஈரமும் இருட்டும் கிடைக்கச் செய்திட வேண்டும்.

நெல்லி மரங்களுக்கு நுண்ணூட்டங்கள்

நெல்லி மரங்களில் போரான் (வெண்காரம்), துத்தநாகம், இரும்பு, தாமிரம் ஆகிய நுண்ணூட்டங்களின் குறைபாடுகள், அவ்வப்போது காணப்படுவதுண்டு. இந்த நுண்ணூட்டங்களின் குறைபாடுகளுக்கான அறிகுறிகள் வருமாறு:

1. போரான்

நுண்ணூட்டங்களில் போரான் குறைபாடுதான் நெல்லி மரங்களில் அதிகமாகக் காணப்படுகிறது. போரான் குறைபாடு ஏற்படும்போது மாவுச்சத்து இலைகளிலிருந்து நெல்லிக் காய்களுக்குச் செல்வது தடைபடுகிறது. இதன் விளைவாக நெல்லிக் காய்களின் வளர்ச்சி தடைபடுகிறது. நெல்லிக்காய்கள் வளர்ச்சி குன்றி, சுருங்கி உருக்குலைந்து விடுகின்றன. காய்களில் வெடிப்புகள் ஏற்படுகின்றன. காய்கள் அழுகி உதிர்ந்துவிடுகின்றன. காய்ப்பு குறைந்துவிடுகிறது.

2. துத்தநாகச்சத்து

இந்தச் சத்துக்குறைபாடு அறிகுறிகள் முதலில் முதிர்ந்த இலைகளில் தோன்றுகின்றன. இந்தச் சத்துக் குறைபாடு ஏற்படும்போது இலைகள் சிறுத்துவிடுகின்றன. இடைக்கணுக்கள் குறுகிவிடுகின்றன. மரங்கள் வளர்ச்சி குன்றி காணப்படும். பூக்கள் கொட்டி விடும். காய்கள் உதிர்ந்துவிடும். காய்ப்பு குறைந்துவிடும்.

3. இரும்புச்சத்து

இரும்புச்சத்துக் குறைபாடு அறிகுறிகள் முதலில் இளம் இலைகளில் தோன்றுகின்றன. இலைகளில் நரம்பிடை பச்சையச் சோகை ஏற்படும். இலைகள் பச்சை நிறத்தை இழந்து மஞ்சள் நிறமாகிவிடும். பின்னர், வெள்ளை நிறமாகிவிடும். இரும்புச்சத்துக் குறைபாடு பெரும்பாலும் சுண்ணாம்பு நிலங்களில் காணப்படும்.

4. தாமிரச்சத்து

இந்தச் சத்துக்குறைபாடு அறிகுறிகள் முதலில் இளம் இலைகளில் தான் தோன்றுகின்றன. மேல் மட்ட இலைகளில் நுனிக் கருகல் ஏற்படும். நெல்லிக்காய்களில் பழுப்பு நிறத் திட்டுகள் தோன்றும்.

5. வினையியல் குறைபாடு

நெல்லி மரங்களில் செப்டம்பர் மாதம் இரண்டாவது அல்லது மூன்றாவது வாரத்தில் வினையியல் குறைபாடு ஏற்படுவதுண்டு. இந்த வினையியல் குறைபாடு ஏற்படும்போது, நெல்லிக் காய்களின் வெளிப்புறம் எந்தவொரு பாதிப்பும் இன்றி நன்றாகக் காணப்பட்டாலும், காய்களின் உள்பகுதியில் உள்ள சதைப்பகுதி தீய்ந்த பழுப்பு நிறமாக மாறிவிடுகிறது. பின்னர், சதைப்பகுதி கரும்பழுப்பு நிறமடைந்து கடினமான பிசின் போன்று மாறிவிடுகிறது. பனாரசி மற்றும் பிரான்ஸிஸ் நெல்லி ரகங்கள் இந்தக் குறைபாட்டால் அதிகமாகப் பாதிக்கப்படுகின்றன. ஆனால் சாக்கையா, என்ஏ.6, என்ஏ.7 நெல்லி ரகங்களில் இந்தக் குறைபாடு ஏற்படுவதில்லை. எனவே, இந்த நெல்லி ரகங்களைப் பயிரிடுவது நன்மை பயக்கும்.

இந்த வினையியல் குறைபாட்டையும், இதர நுண்ணூட்டக் குறைபாடுகளையும் சரிசெய்வதற்கு, துத்தநாக சல்பேட், இரும்பு சல்பேட், தாமிர சல்பேட் மற்றும் போராக்ஸ் ஆகியவைகளை தலா 4 கிராம் / லிட்டர் நீர் என்ற அளவில் நீரில் கரைத்து பயிர்மீது தெளிக்க வேண்டும். இந்தக் கரைசலை செப்டம்பர் அக்டோபர் மாதங்களில், 15 நாட்கள் இடைவெளியில் மூன்றுமுறை தெளிக்க வேண்டும்.

மண்பரிசோதனை செய்து உரமிட வேண்டும்

பொது உரப்பரிந்துரை எல்லா நிலங்களுக்கும் சரியாக இருப்பதில்லை. எனவே, மண் பரிசோதனை செய்து, அதன் அடிப்படையில் சரியான உரப் பரிந்துரையைப் பெற்று உரமிடுவது உத்தமம். தமிழ்நாடு வேளாண்மைத் துறை, வேளாண்மைக் கல்லூரிகள், வேளாண்மை அறிவியல் நிலையங்கள், உரநிறுவனங்கள் மண் பரிசோதனை செய்து தருகின்றன. இந்தச் சேவையை விவசாயிகள் பயன்படுத்திக் கொள்ளவேண்டும். உரச்செலவில் சிக்கனத்தைக் கடைப்பிடிப்பதற்கு மண் பரிசோதனை பெரிதும் உதவுகிறது.

நெல்லி மரங்களுக்குத் தேவைப்படும் பயிரூட்டங்கள், மண்ணில் இருக்க வேண்டிய குறைந்தபட்ச அளவுகள், மத்திம அளவுகள் மற்றும் அதிக பட்ச அளவுகள், ஆய்வுகள் மூலம் கண்டறியப்பட்டுள்ளன. அவைகள் கீழ்க்கண்ட அட்டவணையில் கொடுக்கப்பட்டுள்ளன.

நெல்லிக்கான பயிரூட்ட அளவுகள்

	பயிரூட்டங்கள்	குறைந்த பட்ச அளவு	மத்திம அளவு	அதிக பட்ச அளவு
1.	கரிமக்கரி (%)	< 0.50	0.50-0.75	> 0.75
2.	தழைச்சத்து (கிகி/எக்)	< 280	280-560	> 560
3.	மணிச்சத்து (கிகி/எக்)	< 28	28-56	> 56
4.	சாம்பல்சத்து (கிகி/எக்)	< 140	140-280	> 280
5.	சுண்ணாம்பு சத்து (கிகி/எக்)	< 300	300-800	> 800
6.	மக்னீசியம் சத்து (மிகி/கிகி மண்)	< 120	120-200	> 200
7.	கந்தகச்சத்து (மிகி/கிகி மண்)	< 10	10-15	> 15
8.	துத்தநாகச் சத்து (பிபிஎம்)	< 1.20	1.20-1.80	> 1.80
9.	இரும்புச் சத்து (பிபிஎம்)	< 3.70	3.70-8.00	> 8.00
10.	தாமிரச் சத்து(பிபிஎம்)	< 0.60	0.60-1.20	> 1.20
11.	மாங்கனீஸ் சத்து (பிபிஎம்)	< 2.00	2.00-400	> 4.00
12.	போரான் சத்து(பிபிஎம்)	< 0.46	0.46-1.00	> 1.00

குறியீடுகளுக்கான விளக்கங்கள்

மிகி = மில்லி கிராம், கிகி = கிலோ கிராம்

கிகி/எக் = கிலோகிராம் / எக்டேர்

பிபிஎம் (ppm) = பத்து லட்சம் பங்கில் ஒரு பங்கு

< என்றக் குறியீடு "குறைவு" என்பதையும்,

> என்றக் குறியீடு "அதிகம்" என்பதையும் குறிக்கின்றன.

நெல்லி விவசாயிகள் தங்கள் நிலத்து மண்ணைப் பரிசோதனை செய்து, மண்ணில் உள்ள பயிரூட்டங்களின் அளவுகளை சரியாகத் தெரிந்துகொள்ள வேண்டும். அந்த அளவுகள் மூலம் அவர்கள் நிலத்து மண்ணில் இருக்கின்ற பயிரூட்டங்கள் நெல்லிப் பயிருக்குப் போதுமான அளவில் உள்ளதா, குறைவான அளவில் உள்ளதா என்பதை மேற்கண்ட அட்டவணை மூலம் அறிந்துகொள்ள வேண்டும். அந்த அளவுகளுக்கு ஏற்ப நெல்லிப் பயிருக்குப் போடவேண்டிய பல்வேறு உரங்களின் சரியான அளவுகள் மண்பரிசோதனை அறிக்கையில் கொடுக்கப் பட்டிருக்கும். அந்த அளவுகளின்படிதான் உரங்களைப் போட வேண்டும். கூட்டியோ குறைத்தோ உரங்களைப் போடக் கூடாது. இது மிகவும் முக்கியம். இதன் மூலம் உரச்செலவில் சிக்கனத்தைக் கடைப்பிடிக்க வேண்டும்.

மண்ணில் மத்திம அளவில் பயிரூட்டங்கள் இருப்பது நெல்லிப் பயிருக்கு நல்லது. பயிரூட்டங்கள் மண்ணில் மத்திம அளவில் இருக்கும்போது நெல்லிப் பயிரின் வளர்ச்சியும் மகசூலும் சிறப்பாக இருக்கின்றன.

நெல்லி மரங்களுக்கு சொட்டுநீர் உரப்பாசனம்

பயிர்களுக்குப் போட வேண்டிய இரசாயன உரங்களை நீரில் கரையும் உரங்கள் வடிவில் சொட்டு நீர்ப் பாசனம் மூலம் அளிப்பது தான் சொட்டு நீர் உரப்பாசனம் என்பதாகும். இந்த முறையில் உரங்களின் உற்பத்தித் திறன் 80 முதல் 90 சதவீதம் வரையில் இருப்பதால், இரசாயன உரங்களை 50 சதவீதம் அளவுக்கு மிச்சப்படுத்த முடிகிறது. இதனால் உரச் செலவு குறைகிறது. 30-40 சதவீதம் அளவுக்கு மகசூல் அதிகரிக்கிறது. உரப்பாசனம் மூலம்தான் நுண்ணூட்ட உரங்களைத் திறம்பட பயன்படுத்த முடியும்.

தமிழ்நாட்டில் நெல்லி மரங்கள் 15 அடிக்கு 15 அடி என்ற இடைவெளியில், ஏக்கருக்கு 200 மரங்கள் வீதம் பயிரிடப்படுகின்றன. அண்மைக்கால ஆய்வுகளின்படி, நெல்லி மரங்களுக்கு 800-640-750 கிராம் / மரம் என்ற அளவில் தழைச்சத்து, மணிச்சத்து, சாம்பல் சத்துகள் பரிந்துரைக்கப்படுகின்றன. இந்தப் பரிந்துரைப்படி நெல்லி

மரங்களுக்கு சொட்டு நீர் உரப்பாசனம் மூலம் உரமிடுவது உத்தமம். இதற்கு நீரில் கரையும் உரங்களைப் பயன்படுத்த வேண்டும்.

மேற்கண்ட உரப்பரிந்துரைப்படி ஒரு ஏக்கரிலுள்ள 200 நெல்லி மரங்களுக்கு உரமிடுவதற்கு கீழ்க்கண்ட அளவு உரச்சத்துக்கள் (பயிரூட்டங்கள்) தேவைப்படும்.

தழைச்சத்து = 160 கிலோ / ஏக்கர்
மணிச்சத்து = 128 கிலோ / ஏக்கர்
சாம்பல்சத்து = 150 கிலோ / ஏக்கர்

மேற்கண்ட உரச்சத்துக்களை சொட்டு நீர் உரப்பாசனம் மூலம் நெல்லிப் பயிருக்குக் கொடுப்பதற்கு கீழ்க்கண்ட அளவு கரையும் உரங்கள் தேவைப்படும்.

1. 19-19-19 ரக கரையும் உரம் = 685 கிலோ / ஏக்கர்
2. யூரியா = 65 கிலோ / ஏக்கர்
3. சல்பேட் ஆப் பொட்டாஷ் = 40 கிலோ / ஏக்கர்

உரப்பாசனத்திற்கான காலகட்டம்

மேற்கண்ட கரையும் உரங்களை இரண்டு காலகட்டங்களில் கொடுக்க வேண்டும்.

1. முதல் காலகட்டம் = மார்ச், ஏப்ரல், மே ஆகிய 3 மாதங்கள்
2. 2 ஆம் கால கட்டம் = அக்டோபர், நவம்பர், டிசம்பர் ஆகிய 3 மாதங்கள்

உரப்பாசனத் தவணைகள்

மேற்கண்ட ஆறு மாதங்களில், வாரம் ஒரு தவணை வீதம், மொத்தம் 24 தவணைகளில் கரையும் உரங்களை சொட்டு நீர் உரப்பாசனம் மூலம் நெல்லிப் பயிருக்கு கொடுக்க வேண்டும்.

ஒரு தவணைக்கான உர அளவு (கிலோ / வாரம் / ஏக்கர்)

1. 19-19-19 ரக கரையும் உரம் = 28 கிலோ /வாரம் / ஏக்கர்
2. யூரியா = 2.7 கிலோ / வாரம் / ஏக்கர்
3. சல்பேட் ஆப் பொட்டாஷ் = 1.7 கிலோ / வாரம் / ஏக்கர்

மேற்கண்ட உரங்களை நெல்லி மரங்களுக்கு சொட்டுநீர் உரப் பாசனம் மூலம் கொடுக்க வேண்டும். சொட்டு நீர் உரப்பாசனம் செய்வதற்கு மாலை நேரம்தான் சாலச்சிறந்தது. சொட்டுநீர் உரப் பாசனம் செய்யும்போது, முதல் 30 நிமிடங்கள் சொட்டுநீர் பாசனம் மட்டுமே செய்ய வேண்டும். அதன் மூலம் நிலத்து மண் நன்கு நனைந்து ஈரமாகிவிடும். அதற்குப் பின்னர் 15 நிமிடங்கள் உரப்பாசனம் செய்ய வேண்டும். அப்போதுதான் உரக்கரைசல் மண்ணில் சீராகப் பரவும். எல்லாச் செடிகளுக்கும் சீராகக் கிடைக்கும். அதற்குப் பின்னர்

மறுபடியும் 15 நிமிடங்கள் சொட்டுநீர்ப் பாசனம் மட்டும் செய்ய வேண்டும். அதன் மூலம் பாசனக் குழாய்களில் படிந்துள்ள உரக் கரைசல் எச்சங்கள் முழுமையாக வெளியேற்றப்பட்டுவிடும். பாசனக் குழாய்களில் உள்ள அடைப்புகள் அகற்றப்பட்டு, குழாய்கள் சுத்தமாகிவிடும்.

சொட்டு நீர் உரப்பாசனத்திற்கான நீரில் கரையும் உரங்கள்

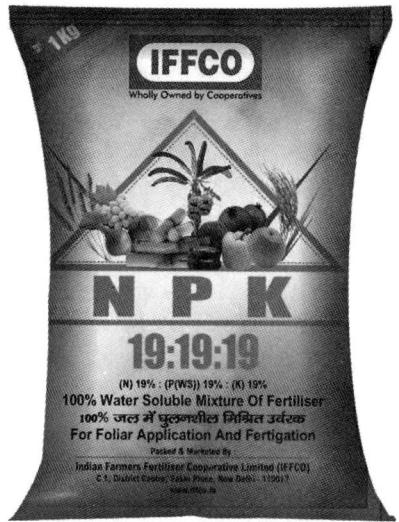

19-19-19 ரக கரையும் உரம்

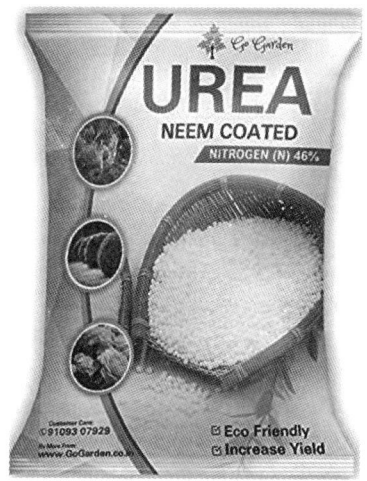

யூரியா உரம்

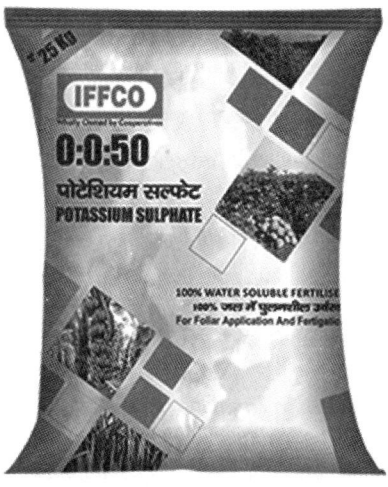

சல்பேட் ஆப் பொட்டாஷ் உரம்

14. களை மேலாண்மை

'களை எடுக்காத பயிர் கால்பயிர்' என்பதற்கிணங்க, களை எடுக்காத நெல்லிப் பயிரில் கால்பங்கு மகசூல்தான் கிடைக்கும். எனவே, நெல்லி சாகுபடியில் களை எடுப்பது மிகவும் அவசியமாகும். தமிழ்நாட்டில் நெல்லிக் கன்றுகள் 15 அடிக்கு 15 அடி என்ற இடைவெளியில் நடப்படுவதால், அவைகளுக்கிடையே அதிக அளவு நிலப்பரப்பு காலி இடமாக உள்ளது. முதல் மூன்று ஆண்டுகளில் நெல்லிச் செடிகளில் கிளைப்படர்வு குறைவாக இருப்பதால், காலியாக உள்ள நிலத்தின்மீது சூரியஒளி தங்குதடையின்றி முழுமையாக விழுகிறது. அதன் விளைவாக, அங்கு களைச் செடிகள் அதிக அளவில் வளர்ந்துவிடுகின்றன. நெல்லிச் செடிகளுக்கு அளிக்கப்படும் நீரும், உரமும் பெருமளவில் களைச்செடிகளால் உட்கிரகிக்கப்படுகின்றன. அதன் விளைவாக நெல்லிச் செடிகளில் வளர்ச்சியும், காய்ப்பும் குறைந்துவிடுகின்றன. எனவே, நெல்லிச் சாகுபடியில் களை மேலாண்மை முக்கியத்துவம் பெற்றுள்ளது.

நெல்லித் தோட்டங்களில் காணப்படும் ஒரு சில முக்கியமான களைச்செடிகள்:

1. செடிவகை : குப்பைமேனி, தும்பை, நாய்கடுகு, மூக்குத்திப் பூண்டு, நாயுருவி, முள்ளுக்கீரை, முள்துளசி
2. புல்வகை : அருகம்புல், இஞ்சிப்புல், மயில்கொண்டைப் புல்
3. கோரை வகை : கோரைக்கிழங்கு, ஊசிக்கோரை

களை மேலாண்மை முறைகள்

1. கைக்களை எடுத்தல்:

நெல்லிச் செடிகளைச் சுற்றி ஒரு மீட்டர் விட்டமுள்ள வட்டப் பாத்தி அமைத்து, அதில் வளரும் களைச்செடிகளை பெண் வேலைஆட்களைக் கொண்டு கைக்களை எடுக்க வேண்டும். களைக் கொத்தி கொண்டு களைச்செடிகளை கொத்தி எடுக்க வேண்டும். மண்ணில் ஓரளவு ஈரப்பதம் இருக்கும் சமயத்தில் தான் களை எடுக்க வேண்டும். களைச்செடிகளைப் பூக்கும் வரை வளரவிடக் கூடாது. பூக்கும் முன்னரே அவைகளைப் பிடுங்கி விட வேண்டும். களைச்செடிகள் ஓராண்டு பூத்துவிட்டால், ஏழாண்டுகள் வரை நிலத்தில் வளர்ந்து கொண்டிருக்கும். இதைத்தான் **'ஓராண்டு விதை, ஏழாண்டு களை'** என்கின்றனர்.

உழவு மூலம் களைக்கட்டுப்பாடு:

நெல்லிச் செடிகளுக்கிடையே உள்ள காலி இடத்தில் உழவு செய்வது மூலம் களைகளைக் கட்டுப்படுத்தலாம். சித்திரை மாதத்தில் பெய்யும் மழையால் மண்ணில் ஏற்படும் ஈரத்தைப் பயன்படுத்தி நாட்டுக் கலப்பையால் இரண்டு உழவு போட வேண்டும். அதன் பயனாக நிலத்திலுள்ள களைகள் வேரோடு வெளியே வந்துவிடும். அவைகளைச் சேகரித்து நெல்லிச் செடியைச் சுற்றியுள்ள வட்டப் பாத்தியில் மூடாக்காகப் போட்டுவிட வேண்டும். நாளடையில் அவைகள் மக்கி, நெல்லிக்கு நல்ல உரமாகிவிடும்.

மூடாக்கு மூலம் களைக்கட்டுப்பாடு

நெல்லிச் செடிகளைச் சுற்றி அமைத்துள்ள வட்டப் பாத்தியில் மூடாக்குப் போடுவது மூலம் அங்கு களைச்செடிகள் வளர்வதைத் தடுத்திட முடியும். இலைச் சருகுகள், வைக்கோல், கரும்புத் தோகை தென்னை நார்க் கழிவு போன்ற தாவரக் கழிவுகளை வட்டப் பாத்தியில் பரப்பிப் போட்டு, அங்குள்ள மண்ணை முழுமையாக மூடிவிட வேண்டும். இதுதான் மூடாக்குப் போடுவது என்பதாகும்.

வட்டப் பாத்தியில் மூடாக்குப் போடுவது மூலம் அங்குள்ள மண் மீது சூரிய ஒளி விழுவது தடுக்கப்படுகிறது. சூரிய ஒளி கிடைக்காத காரணத்தால் அங்கு களைச் செடிகள் வளர்வது தடைபடுகிறது. களைக்கட்டுபாடு செய்யப்படுகிறது.

மூடாக்கு போடுவது மூலம் மண்ணிலுள்ள ஈரம் தக்க வைக்கப்படுகிறது. அது பயிருக்கு நன்கு பயன்படுகிறது. மூடாக்காகப் போடப்படும் தாவரக் கழிவுகள், நாளடைவில் மண்ணில் மக்கி நல்லதொரு இயற்கை உரமாக மாறி மண்ணை வளப்படுத்துகின்றன. அதனால் நெல்லிப் பயிர் செழித்து வளர்கிறது.

ஊடுபயிர்கள் மூலம் களைக்கட்டுப்பாடு :

நெல்லித் தோட்டத்தில் முதல் மூன்று வருட காலத்தில், நெல்லிச் செடிகளுக்கிடையே அதிக அளவு காலி இடமும், அதிக அளவு சூரிய ஒளியும் கிடைக்கின்றன. அவைகளைப் பயன்படுத்தி ஊடுபயிர் செய்யலாம். ஊடு பயிர்கள் மூலம் களைகள் கட்டுப்படுத்தப்படுகின்றன. உபரி வருமானம் கிடைக்கிறது.

நெல்லித் தோட்டத்தில் சூரியகாந்தி, நிலக்கடலை, தட்டைப் பயறு, நாட்டுச் சோளம் போன்றவைகளை ஊடுபயிர்களாகப் பயிரிடலாம். சூரியகாந்திச் செடிகள் களைச்செடிகளை நன்கு கட்டுப்படுத்துகிறது என்பது தெரியவந்துள்ளது.

மூடுபயிர்கள் மூலம் களைக்கட்டுப்பாடு

பரந்த பரப்புள்ள இலைகளைக் கொண்டுள்ள சூரியகாந்தி, சர்க்கரைவள்ளிக்கிழங்கு, தட்டைப்பயறு போன்றவை வேகமாக வளர்ந்து நிலத்தின் மேற்பரப்பை விரைவில் மூடி விடுவதால், சூரிய ஒளி கிடைக்காமல் களைகள் வளர்வது கணிசமாகக் குறைந்துவிடுகிறது. இத்தகைய பயிர்கள் மூடுபயிர்கள் எனப்படுகின்றன. சர்க்கரை வள்ளிக்கிழங்கை மூடுபயிராகப் பயிரிடும்போது பலவகையான களைகள் கட்டுப்படுத்தப் படுவதாகத் தெரியவந்துள்ளது.

களைச்செடிகளால் பயன் கிடையாது. எனவே, பயனில்லாத களைச் செடிகள் வளரும் காலி இடத்தில் பயனுள்ள பயிர்ச் செடிகளைப் பயிரிடுவது உத்தமம். நெல்லி சாகுபடியில், முதல் மூன்று வருட காலத்தில் ஊடுபயிர்கள் மற்றும் மூடுபயிர்களைப் பயிரிடுவது மூலம் களைகளைக் கட்டுப்படுத்திட முடியும். அவைகள் மூலம் உபரி வருமானம் ஈட்டிட முடியும்.

பாசன வசதி இல்லாத மானாவாரி நெல்லித் தோட்டங்களில் பருவ மழைக் காலத்தில், முதல் மழை பெய்தவுடன், நெல்லிச் செடிகளுக்கிடையே உள்ள காலி இடங்களை நாட்டுக் கலப்பையால் இரண்டு முறை மேலோட்டமாக உழுதுவிட்டு, கொள்ளு விதைகளை நெருக்கமாக விதைத்துவிட வேண்டும். கொள்ளுப் பயிர் படர்ந்து வளர்ந்து களைச் செடிகளை வளரவிடாமல் அமுக்கிவிடும். மூன்று ஆண்டுகள் கொள்ளுப் பயிரைத் தொடர்ந்து பயிரிட்டுவந்தால், களைச்செடிகள் காணாமல் போய்விடும். கொள்ளுச் செடிகள் வறட்சியைத் தாங்கி வளரக்கூடியவை. நெல்லி மரநிழலில் நன்கு வளரக் கூடியவை. எனவே, மானாவாரி நெல்லித் தோட்டங்களில் களைகளைக் கட்டுப்படுத்துவதற்கு கொள்ளுச் செடிகள் சாலச் சிறந்தவை. கொள்ளுச் செடிகள் விண்ணிலுள்ள தழைச்சத்தை மண்ணில் சேர்க்கக்கூடிய பயறு வகைத் தாவரமாகும். எனவே, கொள்ளுச் செடிகள் மூலம் நிலத்தில் தழைச்சத்து சேர்க்கப்படுகிறது. அதனால் நிலவளம் அதிகரிக்கிறது. நெல்லிப் பயிர் செழித்து வளர்ந்து நல்ல மகசூல் தருகிறது.

பலபயிர் வளர்ப்பு மூலம் களைக்கட்டுப்பாடு

பல பயிர் வளர்ப்பு முறையைக் கடைப்பிடித்து களைகளைக் கட்டுப்படுத்திவிடலாம் என்று கூறுகிறார் இயற்கை விவசாய வித்தகர் மணிவாசன். இவரது கைபேசி எண் 9965737555. இவரது கூற்றுப்படி "களைகளைக் கட்டுப்படுத்துவதற்கு பல பயிர் வளர்ப்பு முறையை கடைப்பிடிக்கும்போது, விதை அளவை 50 சதவீதம் அதிகரித்துக்கொள்ள வேண்டும்." அதாவது, 20 பயிர்களின் விதைகளை தலா 3 கிலோ வீதம் மொத்தம் 60 கிலோ விதைகளை ஒரு ஏக்கர் நிலத்தில் நெருக்கமாக

விதைக்க வேண்டும். அந்த 20 பயிர்களும் ஒருங்கே வளர்ந்து நிலம் முழுவதும் அடர்ந்துவிடும். களைச்செடிகளை வளர விடாமல் அமுக்கிவிடும். களைகள் கட்டுப்படுத்தப்பட்டு விடும். பல பயிர் வளர்ப்பை மூன்று முறைகள் தொடர்ந்து செய்ய வேண்டும். இது மிகவும் அவசியம். இது இயற்கை முறை களைக்கட்டுப்பாடு ஆகும்.

பல பயிர் வளர்ப்பு பற்றிய முழு விபரமும் "இயற்கை விவசாய முறையில் நெல்லி சாகுபடி" என்ற கட்டுரையில் கொடுக்கப்பட்டுள்ளது.

கருவி மூலம் களைக்கட்டுப்பாடு

அண்மைக் காலத்தில், நூறு நாட்கள் வேலைத் திட்டத்தின் காரணமாக நெல்லித் தோட்டத்தில் களை எடுப்பதற்கு ஆட்கள் கிடைப்பதில்லை. கிடைத்தாலும் அவர்களுக்கு அதிககூலி கொடுக்க வேண்டியுள்ளது. இந்தப் பிரச்சனைக்கு நல்லதொரு தீர்வாக வந்துள்ளது பிரஷ்கட்டர் எனும் களை அறுப்பான் கருவி. (பார்க்க படம்) இந்தக் கருவியை இடுப்பில் கட்டிக்கொண்டு ஒரு ஆள் ஏக்கர் கணக்கில் களை எடுக்க முடியும். எல்லா விதமான களைச் செடிகளையும் தரையோடு வெட்டி எடுத்து விடுகிறது இந்தக் கருவி. ஆட்கள் மூலம் களை எடுக்க ஆகும் செலவில் பாதியளவு செலவுதான் இதற்கு ஆகிறது. மோட்டாரில் இயங்கும் இந்தக் களைஅறுப்பான் கருவியை இயக்குவது எளிது. இது விவசாயிகளிடையே நல்ல வரவேற்பைப் பெற்று வருகிறது. இந்தக் கருவியைப் பயன்படுத்தி நெல்லித் தோட்டத்தில் நல்லவிதமாக களைக்கட்டுபாடு செய்திட வேண்டும்.

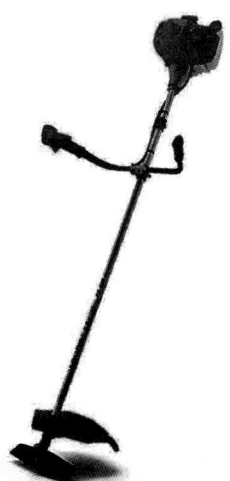

களை அறுப்பான் கருவி (பிரஷ் கட்டர்)

15. நெல்லித் தோட்டத்தில் ஊடுபயிர் சாகுபடி

நெல்லித் தோட்டங்களில், ஆரம்பக் காலகட்டத்தில் ஊடுபயிர்கள் சாகுபடி செய்து உபரி வருமானம் ஈட்டுவதற்கு நல்ல வாய்ப்பு உள்ளது. அது பற்றி சற்று விளக்கமாகப் பார்க்கலாம்.

தமிழ்நாட்டில் நெல்லிப் பயிர் 15 அடிக்கு 15 அடி என்ற இடைவெளியில் பயிரிடப்படுவதால், அவைகளுக்குக்கிடையில் அதிக அளவு காலி இடங்கள் காணப்படுகின்றன. நெல்லி மரங்களின் கிளைகள் நன்கு படர்வதற்கு ஐந்து வருடங்கள் பிடிக்கின்றன. அந்தக் காலகட்டத்தில் அதிக அளவு சூரிய ஒளி காலி இடங்களில் கிடைக்கிறது. நெல்லி மரங்கள் ஆழமான வேர்த் தொகுதியையும், மிகச் சிறிய இலைகளையும், இலைகளை உதிர்க்கும் தன்மையையும் கொண்டிருப்பதால், நெல்லி மரங்களுக்கு இடையில் ஊடு பயிர்கள் சாகுபடி செய்வதற்கு சாதகமான சூழ்நிலை காணப்படுகிறது. அதாவது நெல்லித் தோட்டங்களில், நெல்லி மரங்களுக்கு இடையில், ஊடுபயிர்களைச் சாகுபடி செய்வதற்குத் தேவையான இட வசதியும், சூரிய ஒளியும் போதிய அளவில் கிடைக்கின்றன. இத்தகைய வசதிகளை நல்ல முறையில் பயன்படுத்தி நெல்லித் தோட்டங்களில் ஊடு பயிர்களை சாகுபடி செய்து உபரிவருமானம் ஈட்டிட முடியும். அதற்கு நெல்லி விவசாயிகள் முயற்சி செய்ய வேண்டும்.

பாசன வசதியுள்ள நெல்லித் தோட்டங்களில் வெண்டை, முள்ளங்கி, கத்திரி, வெங்காயம் போன்ற குறுகியகால காய்கறிப் பயிர்களையும், செண்டுமல்லி, சாமந்தி, கனகாம்பரம் போன்ற மலர் பயிர்களையும் ஊடுபயிர்களாகப் பயிரிடலாம்.

சொட்டுநீர்ப் பாசனம் அமைக்கப்பட்டுள்ள நெல்லித் தோட்டங்களில் மஞ்சள் பூசணி, வெள்ளைப் பூசணி போன்ற பூசணிப் பயிர்களை ஊடுபயிராகப் பயிரிடலாம். இந்த பூசணிப் பயிர்களைப் பொறுத்தவரை பட்டம் கிடையாது. ஆண்டு முழுவதும் அவைகளைப் பயிரிடலாம். நெல்லிச் செடியைச் சுற்றி அமைக்கப்பட்டுள்ள வட்டப் பாத்தியில் பூசணி விதைகளை விதைத்து, பாத்திக்கு வெளியே அவைகளைப் படர விடவேண்டும்.

பூசணிப் பயிர் படர்ந்து வளரும் தாவரம் என்பதாலும், அகலமான இலைகளைக் கொண்டிருப்பதாலும் அது நிலத்தில் களைகளை வளரவிடுவதில்லை.

பூசணிப் பயிர்களில் பூச்சித் தாக்குதல் பெரும்பாலும் கிடையாது. இருப்பினும் 25ஆம் நாள் மற்றும் 40ஆம் நாளில் முன்னெச்சரிக்கை நடவடிக்கையாக 300 மி.லி. இஞ்சி, பூண்டு, பச்சை மிளகாய் கரைசலை 10 லிட்டர் தண்ணீரில் கலந்து கைத்தெளிப்பான் மூலம் தெளிக்க வேண்டும். விதைத்த 65ஆம் நாளிலிருந்து பூசணி காய்களை அறுவடை செய்யலாம். மஞ்சள் பூசணி முழுவதுமாக மஞ்சள் நிறமாக மாறிய பிறகும், வெள்ளைப் பூசணி முழுவதும் சாம்பல் படர்ந்தது போல் இருக்கும் நிலையிலும் அவைகளை அறுவடை செய்யலாம். அவைகளுக்கு சந்தையில் எப்போதும் நல்ல விலை கிடைத்துவருகிறது.

மானாவாரி நெல்லித் தோட்டங்களில் உளுந்து, பாசிப்பயறு, நிலக்கடலை போன்றவைகளைப் பயிரிடலாம். வளங்குறைந்த வறண்ட நிலங்களில் கொள்ளு, கொளிஞ்சி, தக்கைப் பூண்டு போன்ற பசுந்தாள் உரப் பயிர்களைப் பயிரிட்டு, மடக்கி உழுது மண்ணை வளப்படுத்தலாம். தக்கைப் பூண்டு பயிரிட்டால் மண்ணில் உள்ள களர் - உவர் தன்மை மாறும். மண் நல்ல மண்ணாக மேம்படும்.

இடை உழவு: நெல்லி மரங்களுக்கு இடையில் நாட்டுக் கலப்பை கொண்டு குறுக்கும் நெடுக்குமாக இரண்டு உழவு செய்வது நல்லது. இடை உழவு செய்தால் களைகள் கட்டுப்படுத்தப்படும். மண் பொலபொலப்பாகும். மழைநீர் அதிக அளவில் மண்ணுக்குள் இறங்கும். இதனால் மண்ணில் அதிக அளவு நீரைச் சேமிக்கலாம். **சித்திரை மாத உழவு, பத்தரை மாத்து தங்கம்** என்பதற்கிணங்க சித்திரை மாதத்தில் இடை உழவு செய்வது அதிக நன்மை பயக்கும்.

நெல்லித்தோட்டத்தில் ஊடுபயிர் சாகுபடி செய்வதற்கு இத்தகைய இடை உழவு அவசியமாகும்.

16. மூடாக்கு போடுதல்

மூடாக்கு என்பது மண்மீது பரப்பிப் போடப்படும் தாவரக் கழிவுகள் மற்றும் நெகிழித்தாள் போன்றவைகளாகும். நெல்லி மரத்தைச் சுற்றி வட்டப் பாத்தி அமைத்து, அதில் தாவரக் கழிவுகளைப் பரப்பிப் போட்டு மண்ணை மூட வேண்டும். இதுதான் மூடாக்கு போடுதல் என்பதாகும்.

நெல்லி மரங்களுக்கு மூடாக்குப் போடுவதற்கு வைக்கோல் சாலச் சிறந்தது என்றும், அதற்கு அடுத்தபடியாக இருப்பது, கரும்புத் தோகை என்றும் ஆய்வுகள் மூலம் அறியப்பட்டுள்ளது. வைக்கோல் கொண்டு மூடாக்குப் போட்ட நெல்லி மரங்களில் மகசூல் 15 சதவீதம் அளவுக்கு அதிகரித்துக் காணப்பட்டது.

தாவர மூடாக்குப் பொருட்கள் நாளடைவில் மண்ணில் மக்கி மண்ணை வளப்படுத்துகின்றன. மண்ணைப் பொலபொலப் பாக்குகின்றன. அதனால், மண்ணுக்குள் நீர் உட்புகும் திறன் மற்றும் நீர் ஊடுருவும் திறன் அதிகரிக்கின்றன. இதனால் மழைநீர் அதிக அளவில் மண்ணுக்குள் இறங்குகிறது. மண்ணில் ஈரம் அதிகரிக்கிறது.

மூடாக்குப் போடுவதால் மண்ணிலுள்ள நீர் ஆவியாக வெளியேறுவது குறைந்துவிடுகிறது. அதனால் மண்ணில் அதிக அளவு ஈரம் தக்க வைக்கப்படுகிறது. இது பற்றி இந்தியாவில் நடத்தப்பட்ட ஆராய்ச்சிகளில் 17 மி.மீ முதல் 37 மி.மீ வரையில் நீர் ஆவியாவது குறைந்து காணப்பட்டது. இதன் பயனாக மண்ணில் தக்க வைக்கப்படும் நீரின் அளவு 25 மி.மீ முதல் 35 மி.மீ வரை அதிகரித்துக் காணப்பட்டது.

மண் மீது நேரடியாக வெயில் விழுவதை மூடாக்கு தடுத்து விடுகிறது. அதன் பயனாக மண்ணில் வெப்பம் அதிகரிப்பதில்லை. இந்தியாவில் நடத்தப்பட்ட ஆராய்ச்சிகளில் வைக்கோல் கொண்டு மூடாக்குப் போட்டபோது, மண்ணின் வெப்ப அளவு 2^0 முதல் 10^0 செல்சியஸ் வரை குறைந்து காணப்பட்டது. மண்ணில் வெப்பநிலை சீராகப் பராமரிக்கப்படுகிறது. அதனால் பயிர் வளர்ச்சி செழிப்பாக இருக்கிறது. மண்ணில் காற்றோட்டம் அதிகரிக்கிறது. மண்புழுக்களும், நுண்ணுயிரிகளும் மண்ணில் பல்கிப் பெருகிட மூடாக்கு உதவுகிறது. பயிரின் வேர் மண்டலத்தில் சீரான தட்பவெப்ப சூழ்நிலை நிலவுவதற்கு மூடாக்கு உதவுகிறது.

உவர் நிலங்களில் அடி மண்ணில் இருக்கும் உப்புக்கள் மேல் மண்ணுக்கு வருவதை மூடாக்கு தடுத்துவிடுகிறது. அதன் பயனாக நச்சு உப்புக்களின் கெடுதல்களிலிருந்து நெல்லிச் செடிகள் பாதுகாக்கப் படுகின்றன. களைகள் கட்டுப்படுத்தப்படுகின்றன.

மூடாக்குப் போடுவது மூலம் எண்ணற்ற நன்மைகள் கிடைப்பதால் நெல்லிச் சாகுபடியில், முக்கியமாக வறண்ட நிலம் மற்றும் மானாவாரி நிலங்களில் மூடாக்கு போடுதல் என்பது கட்டாயம் கடைப்பிடிக்க வேண்டிய தொழில்நுட்பமாகும்.

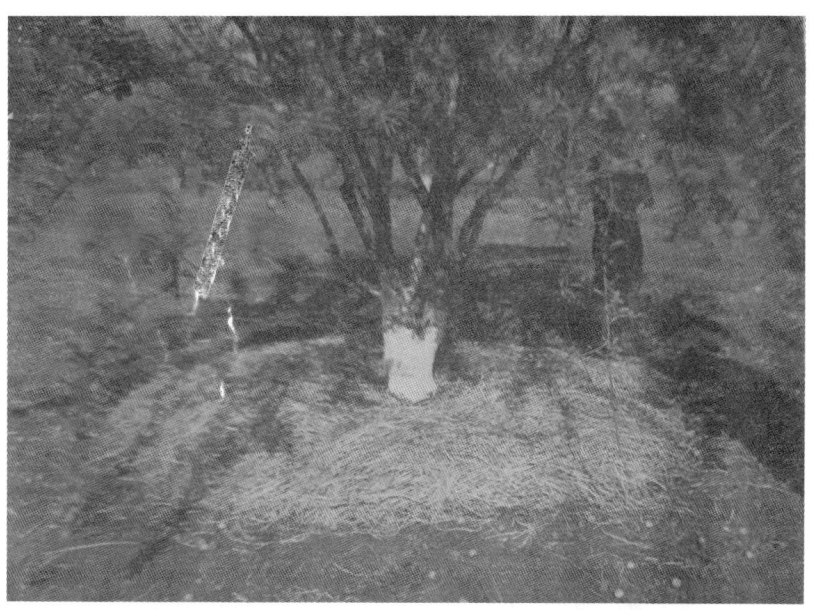

நெல்லி மரத்தைச் சுற்றியுள்ள வட்டப் பாத்தியில்
வைக்கோல் மூடாக்கு

17. பயிர் பாதுகாப்பு

'நீரினும் நன்று காப்பு' என்பதற்கிணங்க நட்டு வளர்த்த நல்லதொரு நெல்லிப் பயிரைப் பூச்சி நோய் தாக்குதல்களிலிருந்து பாதுகாப்பது மிகவும் அவசியமாகும். மற்ற பழப்பயிர்களோடு ஒப்பிடும்போது, தமிழ்நாட்டில் நெல்லிப் பயிரில் பூச்சி நோய் தாக்குதல்கள் குறைவாகவே உள்ளன. இருப்பினும் நெல்லிப் பயிருக்கு முறையான பயிர் பாதுகாப்பு அவசியமாகும்.

நெல்லிப் பயிரைத் தாக்கும் பூச்சிகள்

1. பட்டைத் தின்னும் புழு.

இந்தப் புழு நெல்லி மரத்தின் பட்டையைத் தின்று சேதம் செய்கிறது. கிளைகள் பிரியும் இடங்களில் துளை போட்டு, மரத்தின் உள்ளே சென்று திசுக்களைத் தின்று அழித்துவிடுகிறது. அதன் விளைவாக கிளைகளுக்கு உரமும் தண்ணீரும் கிடைப்பது தடைபட்டு விடுகிறது. அதனால் கிளைகள் வாடி மடிந்துவிடுகின்றன.

இந்தப் புழுவின் தாக்குதல் அறிகுறிகளை நெல்லி மரப்பட்டை மீது காணலாம். புழுவின் கழிவுகளும், மரத்தூள்களும், நூலாம் படையும் மரத்தின் தண்டுகள் மீது நீண்ட கோடு போன்று படிந்திருக்கும்.

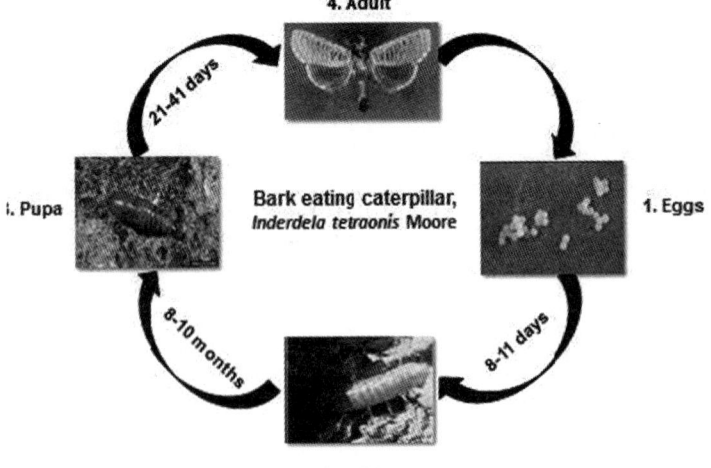

பட்டைத் தின்னும் புழு

பூச்சிக் கட்டுப்பாடு

புழு போட்டுள்ள துளையினுள் டைகுளோர்வாஸ் 0.05 சதம் மருந்தை ஊசி மூலம் செலுத்திவிட்டு, துளையைக் களிமண் கொண்டு பூசி அடைத்துவிட வேண்டும். இதற்கு மாற்றாக மெட்டாரைசியம் அனிசோபிலே அல்லது பிவேரியா பேஸியானா எனும் உயிரியல் பூச்சிக்கொல்லிகளை ஒரு லிட்டர் தண்ணீருக்கு 5 மில்லி லிட்டர் என்ற அளவில் கலந்து ஊசி மூலம் மரத்துளையினுள் செலுத்த வேண்டும்.

நெல்லி தண்டுதுளைப்பான்

நெல்லி தண்டுதுளைப்பான் புழு நெல்லி மரத்தின் தண்டுப் பகுதியில், துளைத்துச் சென்று, உள்ளேயுள்ள திசுக்களைத் தின்று அழித்துவிடுகிறது. புழுக்கள் வளர வளர தண்டுப் பகுதி புடைத்து விடுகிறது. நாளடையில் மரம் பட்டுவிடுகிறது. மகசூல் இழப்பு ஏற்படுகிறது.

அறிகுறிகள் : புழு போட்டுள்ள துளையிலிருந்து மரத்தூள்கள் வெளியே தள்ளப்பட்டிருக்கும். அந்தத் துளையிலிருந்து இளம் சிவப்பு நிறத் திரவம் கசிந்துகொண்டிக்கும்.

பட்டைத் தின்னும் புழுவைக் கட்டுப்படுத்துவதற்கு கடைப் பிடிக்கும் பயிர் பாதுகாப்பு முறைகளை இதற்கும் கடைப்பிடிக்க வேண்டும்.

திருச்சியிலுள்ள ஒரு தனியார் பழப் பண்ணையில், நெல்லி மரத் தண்டில், புழு போட்டுள்ள துளையினுள் இங்க் பில்லர் மூலம் மண்ணெண்ணெயைச் செலுத்தி, பட்டைத் தின்னும் புழு மற்றும் தண்டு துளைப்பான் புழு ஆகிய இரண்டு புழுக்களையும் அழிப்பதாக அந்தப் பண்ணை மேலாளர் தெரிவித்துள்ளார். எனவே, பட்டைத் தின்னும் புழு மற்றும் தண்டு துளைப்பான் புழுக்களைக் கட்டுப்படுத்துவதற்கு இந்த சுலபமான முறையைக் கடைப்பிடிக்கலாம்.

நெல்லி (மாதுளை) பட்டாம்பூச்சி

மாதுளை பழப்பயிரில் பெருமளவு சேதத்தை ஏற்படுத்தி வருகின்ற இந்தப் பூச்சியின் தாக்குதல் நெல்லிப் பயிரிலும் காணப்படுகிறது. ஜூலை - அக்டோபர் மாதங்களில் இந்தப் பட்டாம் பூச்சிகள் அதிக அளவில் காணப்படும். செம்பழுப்பு நிற பெண் பட்டாம்பூச்சி, பிஞ்சு நெல்லிக்காய் மீது வெள்ளை நிற முட்டையை இடுகிறது. முட்டையிலிருந்து வெளியே வரும் இளம் லார்வா புழு, பிஞ்சுக் காயைத் துளைத்துச் சென்று, உள்ளே இருக்கும் கொட்டையைத் தின்று அழித்துவிடுகிறது. முழு வளர்ச்சி அடைந்த புழு 2 செ.மீ. நீளத்தில் இருக்கும். அதன் பருத்த தட்டையான உடம்பு மீது குட்டையான

ரோமங்கள் மூடியிருக்கும். முழு வளர்ச்சி அடைந்தவுடன் இந்தப் புழு நெல்லிக்காயிலிருந்து வெளியே வந்து கூட்டுப் புழுவாக மாறிவிடுகிறது. ஒரு சில புழுக்கள் நெல்லிக்காய்களின் உள்ளேயே இருந்து விடுவதுண்டு. நெல்லிக்காய்களில் இந்தப் புழுக்கள் ஏற்படுத்தும் துளைகளில் பூஞ்சாளங்கள் புகுந்து, நெல்லிக்காய்களை அழுகச் செய்துவிடுகின்றன. அழுகிய நெல்லிக் காய்கள் மரத்திலிருந்து உதிர்ந்து விழுந்துவிடுகின்றன. இதனால் மகசூல் இழப்பு ஏற்படுகிறது.

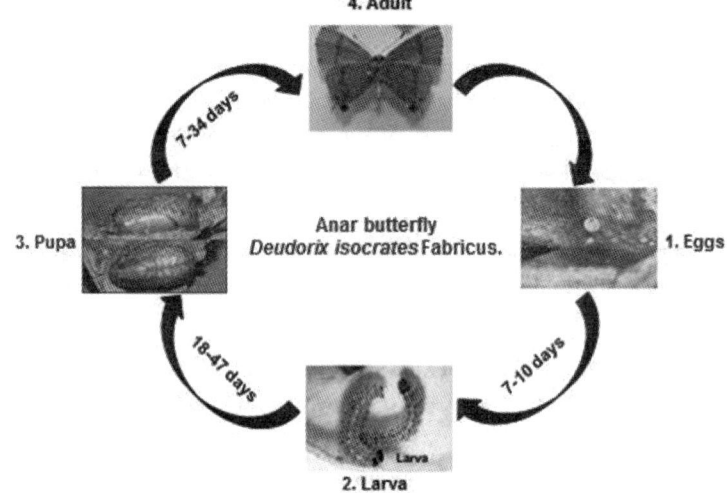

(மாதுளை) பட்டாம்பூச்சி

பூச்சிக் கட்டுப்பாடு

நெல்லித் தோட்டங்களுக்கு அருகில் மாதுளை மற்றும் கொய்யா பயிரிடுவதைத் தவிர்க்க வேண்டும்.

நெல்லித் தோட்டங்களைச் சுற்றி தைலமரம் மற்றும் சவுண்டல் மரங்களை வளர்க்க வேண்டும். இந்த மரங்கள் தடுப்பு அரண்களாகச் செயல்பட்டு நெல்லித் தோட்டத்திற்குள் இந்தப் பட்டாம்பூச்சிகள் நுழைவதைத் தடுத்து விடுகின்றன.

பூச்சி தாக்கிய நெல்லிக்காய்களைப் பொறுக்கி எடுத்து தீயிலிட்டு எரித்து அழித்துவிட வேண்டும். இதன் மூலம் இந்தப் பூச்சிகள் பரவுவதைத் தடுத்திட முடியும்.

உயிரியல் பூச்சிக்கட்டுப்பாடு

இந்தப் பட்டாம்பூச்சியின் இளம் புழுக்கள் மற்றும் கூட்டுப் புழுக்களைத் தாக்கி அழிக்கக்கூடிய பிராச்சிமெரியா எனும் ஒட்டுண்ணி, நெல்லித் தோட்டங்களில் தன்னிச்சையாக வளர்ந்து வருவதுண்டு. இந்த

ஒட்டுண்ணி பல்கிப் பெருகிடுவதற்கு ஏதுவாக இரசாயன பூச்சிக்கொல்லிகள் தெளிப்பதைத் தவிர்த்திட வேண்டும்.

மற்றொரு ஒட்டுண்ணியான டிரைக்கோடெர்மா கைலோனிஸ் எனும் ஒட்டுண்ணியை 2.5 லட்சம் / எக்டேர் என்ற எண்ணிக்கையில் நான்கு முறைகள், 10 நாட்கள் இடைவெளியில் நெல்லித் தோட்டத்தில் விட வேண்டும்.

இரசாயன முறை பூச்சிக்கட்டுப்பாடு

இந்தப் பட்டாம்பூச்சிப் புழுக்களின் தாக்குதல் 5 சதவீதத்தைத் தாண்டும்போது, மானோகுரோட்டோபாஸ் எனும் இரசாயன பூச்சிக்கொல்லியை ஒரு லிட்டர் தண்ணீரில் 2 மில்லி லிட்டர் மருந்து என்ற அளவில் கலந்து தெளிக்க வேண்டும் இரண்டு வாரம் கழித்து மற்றொரு முறை தெளிப்பது நல்லது.

அசுவிணிப் பூச்சி

தமிழ்நாட்டில் நெல்லி மரங்களில் அசுவிணிப் பூச்சிகளின் தாக்குதல்கள் அதிக அளவில் காணப்படுகின்றன. அசுவிணிப் பூச்சிகளும், அதன் குஞ்சுகளும் இலைகளிலிருந்து சாற்றை உறிஞ்சிவிடுகின்றன. அதனால் இலைகள் வாடி வதங்கி உதிர்ந்துவிடுகின்றன. அசுவிணித் தாக்குதல்களால் நெல்லியின் வளர்ச்சி மற்றும் வீரியம் குறைந்து விடுகின்றன. அதனால் நெல்லி மரங்களில் பூப்பதும், காய்ப்பதும் பாதிக்கப்படுகின்றன.

அசுவிணிப் பூச்சிகள் சுரக்கின்ற தேன் துளிகள் நெல்லி மரங்களில் கரும்புகை பூஞ்சாளம் வளர்வதற்கு உதவிபுரிகிறது. இந்தப் பூஞ்சாளம் நெல்லி இலைகள்மீது கரித்தூள்கள் படிந்தது போன்று வளர்ந்து காணப்படும். இதன் மூலம் நெல்லி இலைகளின் பச்சை நிறம் மறைக்கப்பட்டுவிடும். அதனால் நெல்லி இலைகளில் ஒளிச்சேர்க்கை நடைபெறுவது தடைபட்டுவிடும். மரத்தின் வளர்ச்சி குன்றிவிடும். பூப்பதும், காய்ப்பதும் குறைந்துவிடும்.

அசுவிணிப் பூச்சிகள் சுரக்கும் தேன் துளிகளை சுவைப்பதற்கு எறும்புகள் ஏராளமாக வந்துவிடும். நெல்லி மரங்களில் எறும்புகள் மொய்ப்பதை வைத்தே, அங்கு அசுவிணிகள் இருப்பதைத் தெரிந்து கொள்ளலாம். அசுவிணிகளின் தாக்குதல் அதிகமாக இருந்தால், நெல்லி மரங்களில் வளர்ச்சி பாதிக்கப்படும். பூக்கள் கொட்டிவிடும். காய்ப்பு குறைந்துவிடும்.

உயிரியல் பூச்சிக்கட்டுப்பாடு

5 சதம் வேப்பங்கொட்டைக் கரைசல் அல்லது 3 சதம் வேப்ப எண்ணெய் கரைசல் தெளித்து அசுவிணிகளைக் கட்டுப்படுத்த முடியும்.

அசுவிணிப் பூச்சிகளை அழிக்கக்கூடிய எதிரிப் பூச்சிகள் உள்ளன. அவைகளை நெல்லித் தோட்டத்தில் விடுவது மூலம் அசுவிணிப் பூச்சிகளைக் கட்டுப்படுத்த முடியும்.

கிரைசோபெர்லா எனும் கண்ணாடி இறக்கைப் பூச்சி, பொறிவண்டு, சிர்பிட் ஈ ஆகியவைகளை நெல்லித் தோட்டத்தில் விடுவது மூலம் அசுவிணிப் பூச்சிகளை நல்ல முறையில் கட்டுப்படுத்த முடியும். வெர்ட்டிசீலியம் லெக்கானி எனும் பூச்சிக்கொல்லிப் பூஞ்சாளத்தை 4 கிராம் / லிட்டர் என்ற அளவில் தெளிக்க வேண்டும்.

இரசாயனப் பூச்சிக்கட்டுப்பாடு

டைமிதோட் அல்லது இமிடாகுளோபிட் அல்லது அசிபேட் போன்ற இரசாயனப் பூச்சிக் கொல்லிகளை 2 மில்லி லிட்டர் / லிட்டர் தண்ணீர் என்ற அளவில் கலந்து தெளிக்க வேண்டும். இவைகளை 15 நாட்கள் இடைவெளியில் இரண்டு முறை தெளிக்க வேண்டும்.

கரும்புகை பூஞ்சாளக்கட்டுப்பாடு

5 லிட்டர் தண்ணீரில் ஒரு கிலோ மைதா மாவு அல்லது ஸ்டார்ச் மாவைக் கரைத்துக் காய்ச்சவும். மாவை காய்ச்சி இறக்கிய பிறகு, அதை 45 லிட்டர் தண்ணீரில் கரைக்கவும். அந்தக் கரைசலில் 50 கிராம் டைத்தேன் அல்லது புளுகாப்பர் (பூஞ்சாளக் கொல்லிகள்) கலந்து தெளிக்கவும். நண்பகல் வெயிலில் மைதா மாவு கரைசல் காய்ந்து உதிர்ந்து விழுந்து விடும். அதனுடன் சேர்ந்து கரும்புகை பூஞ்சாளமும் உதிர்ந்து விழுந்து விடும். நெல்லி மரம் பசுமை பெறும். பூத்துக் காய்க்கும். நல்ல மகசூல் தரும்.

மாவுப்பூச்சி

மாவுப்பூச்சி ஒரு சாறு உறிஞ்சும் பூச்சி. மாவுப் பூச்சியும் அதன் குஞ்சுகளும் இலைகளிலிருந்து சாற்றை உறிஞ்சிவிடுவதால், இலைகள் பசுமை குன்றி வெளுத்துவிடும். இளம் தண்டுகள் வளைந்துவிடும். கோடைக் காலத்தில் மாவுப் பூச்சித் தாக்குதல் அதிகரித்துக் காணப்படும். மாவுப் பூச்சிகள் சுரக்கின்ற தேன் துளிகளின் விளைவாகக் கரும்புகை பூஞ்சாளம் தோன்றுகிறது. அது இலைகளை மூடிவிடுவதால், இலைகளுக்கு சூரிய ஒளி கிடைப்பது தடைபட்டுவிடுகிறது. அதனால் ஒளிச்சேர்க்கை தடைபடுகிறது. நெல்லி பயிரின் வளர்ச்சியும், மகசூலும் வெகுவாகக் குறைந்துவிடுகிறது.

மாவுப் பூச்சிகள் மீது வெள்ளை நிற மாவுப் படலம் மூடியிருக்கும். இந்த மாவுப் படலத்தைப் பூச்சிக் கொல்லிகளால் ஊடுருவிச் செல்ல முடிவதில்லை. அதனால்தான் மாவுப் பூச்சிகளை பூச்சிக்கொல்லிகளால்

கொல்ல முடிவதில்லை. எனவே, மாவுப் பூச்சிகளைக் கொல்வதற்கு முதலில் அதன் மீது மூடியுள்ள மாவுப் படலத்தை அகற்ற வேண்டும். இதற்கு சோப்புக் தண்ணீரை மாவுப் பூச்சிகள் மீது பீச்சி அடிக்க வேண்டும். மாவுப் படலம் சோப்பு நீரில் கரைந்து அகன்றுவிடும். அதற்குப் பின்னர் பூச்சிக்கொல்லியைத் தெளிக்க வேண்டும்.

மாவுப் பூச்சிகளைக் கட்டுப்படுத்துவதற்கு பூச்சியியல் வல்லுநர் பூச்சி செல்வம், கீழ்க்கண்ட முறையை இப்போது பரிந்துரை செய்துவருகிறார்.

மாவுப் பூச்சிகளைக் கட்டுப்படுத்துவதற்கு முதலில் விசைத் தெளிப்பான் மூலம் வெறும் தண்ணீரை முழு வேகத்தில் மாவுப் பூச்சிகள் மீது பீச்ச வேண்டும். 30 நிமிடங்கள் கழித்து ஒரு லிட்டர் தண்ணீரில் ஒரு சிட்டிகை டிட்டர்ஜென்ட் சோப்புத் தூளைப் போட்டு கலக்கிக்கொள்ள வேண்டும். அந்த சோப்புத் தண்ணீரை மீண்டும் மாவுப் பூச்சிகள் மீது விசைத் தெளிப்பான் மூலம் தெளிக்க வேண்டும். சோப்புத் தண்ணீரில் மாவுப் பூச்சியின் உடலின் மீதுள்ள வெள்ளை மாவுப் பொருள் கரைந்து நீங்கிவிடும். அதன் பிறகு 30 நிமிடங்கள் கழித்து இஞ்சி, பூண்டு, பச்சை மிளகாய் கரைசலைத் தெளிக்க வேண்டும்.

இஞ்சி, பூண்டு, பச்சைமிளகாய் கரைசல் தயாரிக்கும் முறை

இஞ்சி, பூண்டு, பச்சைமிளகாய் ஆகியவைகளைத் தலா அரைக்கிலோ அளவுக்கு எடுத்துக்கொண்டு, அவைகளை தனித்தனியாக உரலில் போட்டு நன்றாக இடித்து எடுக்கவேண்டும். பின்னர், அவைகளை 5 லிட்டர் பசு மாட்டு மூத்திரத்தில் ஒன்றன் பின் ஒன்றாக நன்றாகக் கரைக்க வேண்டும். அந்தக் கரைசலை ஒரு குச்சிகொண்டு நன்றாகக் கலக்கி விட வேண்டும். இந்தக் கரைசலை 5 நாட்கள் ஊறவைக்க வேண்டும். நாள்தோறும் குச்சியால் நன்றாகக் கலக்கிவிட வேண்டும். ஆறாவது நாளன்று இந்தக் கரைசலை மல் துணியால் வடிகட்டி எடுத்துக்கொள்ள வேண்டும். இப்போது இஞ்சி, பூண்டு, பச்சைமிளகாய் கரைசல் தயார். இந்தக் கரைசலை, பத்துலிட்டர் தண்ணீருக்கு அரை லிட்டர் கரைசல் என்ற அளவில் கலந்து, விசைத் தெளிப்பான் மூலம் மாவுப் பூச்சிகள் மீது தெளிக்க வேண்டும். தேவைப்பட்டால் 15 நாட்கள் கழித்து மேலும் ஒருமுறை தெளிக்க வேண்டும். இதன் மூலம் மாவுப் பூச்சிகளைக் கட்டுப்படுத்திட முடியும் என்கிறார், பூச்சி செல்வம்.

நெல்லியைத் தாக்கும் நோய்கள்

1. துருநோய்

நெல்லியைத் தாக்கும் நோய்களில் துருநோய் முக்கியமானதாகும். இந்த நோய் தாக்கிய நெல்லிக்கனிகள் மீது கருப்பு நிறக் கொப்புளங்கள்

தோன்றும். பின்னர், இவைகள் ஒன்றுசேர்ந்து கனிகளின் பெரும் பகுதியை ஆக்கிரமித்துவிடும். அந்தக் கனிகளை விற்பனை செய்ய முடியாது.

இந்தத் துருநோய், இலைகள் மீதும் பழுப்பு நிறக் கொப்புளங்களை ஏற்படுத்தும். இந்தக் கொப்புளங்கள், தனித்தனியாகவோ, ஒன்றாக இணைந்தவைகளாகவோ காணப்படும். இந்த நோய் தாக்குதலால், நெல்லி மரங்களின் வளர்ச்சி மற்றும் காய்ப்பு பெரிதும் பாதிக்கப்படுகின்றன.

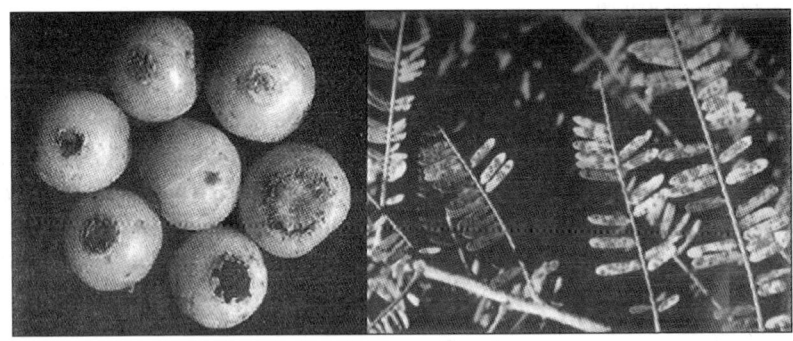

நெல்லி துருநோய்

நோய் கட்டுப்பாடு

நனையும் கந்தகத்தை (0.4 சதவீதம்) ஜூலை மாதம் முதல் ஒரு மாத இடைவெளியில் மூன்று முறைகள் தெளிக்க வேண்டும். இதற்குப் பதிலாக இண்டோபில் எம் 45 என்ற பூஞ்சாளக் கொல்லியை மூன்று முறை தெளிக்கலாம்.

2. கரும்புகை பூஞ்சாள நோய்

இந்த நோய் தாக்கியுள்ள நெல்லி மரங்களில் கரித்தூள் போன்ற கரும்புகை பூஞ்சாளம் இலைகளின் மேற்பரப்பு, தண்டுகள் மற்றும் பூக்கள் மீது பரவிக் காணப்படும். இந்தப் பூஞ்சாளம் இலைகளின் மேற்பரப்பில் மட்டுமே பரவியிருக்கும். இலையினுள்ளே ஊடுருவிச் செல்வதில்லை.

நோய் கட்டுப்பாடு

முந்திய பகுதியில் (பக்கம் 118) கொடுக்கப்பட்டுள்ள மைதா மாவு கரைசல் முறையைக் கடைப்பிடிக்க வேண்டும்.

3. பறவைக்கண் நோய்

இந்த நோய் தாக்கியுள்ள நெல்லி மரங்களில் இலைகள் மீது வட்ட வடிவ பழுப்பு நிற சிறிய புள்ளிகள் தோன்றுகின்றன. புள்ளிகளைச்

சுற்றி மஞ்சள் நிறம் காணப்படும். பின்னர், புள்ளிகளின் நடுப்பகுதி, சாம்பல் நிறத்தில் புடைத்துக் காணப்படும். இந்த நோய் நெல்லிக் கனிகளில் குழிவான கொப்புளங்களை உண்டாக்குகிறது. இந்தக் கொப்புளங்கள் வெவ்வேறு வடிவங்கள் மற்றும் அளவுகளில் காணப்படும். அந்த நெல்லிக் கனிகள் அழுகி, சுருங்கி விழுந்துவிடும்.

4. மென்பழ அழுகல் நோய்

இந்த நோய் டிசம்பர் - பிப்ரவரி மாதங்களில் அதிகமாகக் காணப்படும். இந்த நோய் தாக்கியுள்ள நெல்லிக் கனிகளில், பழுப்பு நிறம் முதல் கருப்பு நிறம் வரையிலான கொப்புளங்கள் தோன்றும். பழங்கள் உருமாறிவிடும். பழங்கள் அழுகி விழுந்துவிடும். காய்ப்பு குறைந்துவிடும். அடிபட்டுள்ள நெல்லிக் கனிகளை இந்த நோய் அதிகமாகத் தாக்குகிறது. முதிர்ந்த கனிகளும் பெரிதும் பாதிக்கப் படுகின்றன.

5. உலர்பழ அழுகல் நோய்

இந்த நோய், நெல்லிக்கனிகள் மீது முதலில் இளம் பழுப்பு நிறப் புள்ளிகளாகத் தோன்றும். பின்னர், இந்தப் புள்ளிகள் கருப்பு நிறக் குழிவான பகுதிகளாக மாறிவிடும். இந்த நோய், பெரும்பாலும் சேமித்து வைத்துள்ள நெல்லிக்கனிகளில்தான் அதிகமாகக் காணப்படுகிறது.

6. நீலநிற பூஞ்சாள நோய்

இந்த நோய் தாக்கியுள்ள நெல்லிக்கனிகளின் மேல் தோலில் பழுப்பு நிறப் பட்டைகள் மற்றும் நீர் கோர்த்த பகுதிகள் காணப்படும். இந்த நோயின் தாக்குதல். அதிகரிக்கும்போது, நெல்லிக்கனிகள் முதலில் அடர் மஞ்சள் நிறமாகவும், பின்னர் செம்பழுப்பு நிறமாகவும், கடைசியில் நீல நிறமாகவும் காணப்படும். கனிகளிலிருந்து மஞ்சள்நிற திரவம் வடியும். கனிகளிலிருந்து துர்வாசனை வீசும். இறுதியில் நெல்லிக்கனிகள் முழுவதும் ஊதா கலந்த பச்சை நிறமாக மாறிவிடும்.

மேற்கண்ட நான்கு நோய்களையும் கட்டுப்படுத்துவதற்கு கீழ்க்கண்ட பயிர் பாதுகாப்பு முறைகளைக் கடைப்பிடிக்க வேண்டும்.

1. கார்பெண்டாசிம் (பெவிஸ்டின்) பூஞ்சாளக் கொல்லியை 0.1 சதவீதக் கரைசலாகத் தண்ணீரில் கரைத்து, அறுவடைக்கு 15 நாட்களுக்கு முன்பு ஒருமுறை தெளிக்க வேண்டும்.

2. போராக்ஸ் அல்லது சோடியம் குளோரைடு கரைசலைத் தெளித்து இந்த நோய்களைக் கட்டுப்படுத்தலாம்.

3. நெல்லிக்கனிகளைக் கைகளால் பறிக்கும்போது அவைகள் மீது வேலையாட்களின் நகக்கீறல்கள் ஏற்படாதவாறு பறிக்க வேண்டும்.

இதற்கு ஏதுவாக வேலையாட்கள், அவர்களின் கைவிரல்களிலுள்ள நகங்களை ஒட்ட வெட்டிக் கொள்ளவேண்டும். இது மிகவும் முக்கியம்.

4. காய் பறிக்கும்போது, நெல்லிக்கனிகள் தரையில் விழுந்து அடிபடுவதைத் தவிர்க்க வேண்டும். இதற்கு ஏணி அல்லது நீண்ட அலுமினியக் குழாய்களைப் பயன்படுத்தி அறுவடை செய்ய வேண்டும்.

5. நெல்லிக்கனிகள் மீது புதினா எண்ணெய் பூசுவது மூலம் இந்த நோயிலிருந்து பாதுகாக்கலாம்.

6. நெல்லிக்கனிகளை சுத்தமான கலன்களில் சேமித்து வைக்க வேண்டும்.

7. சேமிப்புக் கிடங்குகளை ஓசோன் வாயு கொண்டு சுத்திகரிப்பு செய்ய வேண்டும்.

லிச்சன் பாசி தாக்குதல்

லிச்சன் பாசியின் தாக்குதல், நன்கு வளர்ந்த மரங்களில் தண்டுகள் மீது காணப்படுகிறது. இது வெள்ளை, இளஞ்சிவப்பு நிறங்களில் பல வடிவங்களில், மரத்தண்டுகளின் வெளிப்புறத்திலும், கிளைகளின் வெளிப்புறத்திலும் படலம் போன்று படிந்திருக்கும்.

லிச்சன் பாசி படிந்துள்ள தண்டுப் பகுதிகளில் சாக்குப் பைகளைக் கொண்டு நன்றாகத் தேய்த்து, லிச்சன் பாசியை அகற்ற வேண்டும்.

ஒரு சதவீத காஸ்டிக் சோடா உப்புக் கரைசலைத் தெளித்து, லிச்சன் பாசியைக் கட்டுப்படுத்தலாம்.

18. நெல்லி அறுவடை

விளைநிலத்தில் விளைந்துள்ள விளைச்சலை அறுத்து வீட்டுக்குக் கொண்டு வருவது அறுவடை ஆகும். நெல்லி மரத்தில் காய்த்துள்ள காய்களை, ஆட்களைக் கொண்டு கையால் பறித்து, நெல்லி அறுவடை செய்யப்படுகிறது. இத்தகைய நெல்லி அறுவடை மிகவும் சிரமமான வேலையாகும். மிகவும் கவனமாகச் செய்ய வேண்டிய வேலையாகும். நெல்லிக் கன்றுகளை நட்டு வளர்த்து காய்க்க வைப்பதைவிட நெல்லிக் காய்களை அறுவடை செய்வது கஷ்டமானது. மிகுந்த கவனமுடன் செய்ய வேண்டியது.

நெல்லி மரங்களில் பூக்கள் பூத்த 110-120 நாட்களில் காய்கள் அறுவடைக்கு வந்துவிடும். முதல் 60 நாட்கள் வரை காய்கள் பச்சை நிறத்தில் காணப்படும். பின்னர் முதிர்ச்சி அடையும் சமயத்தில் காய்கள் கொஞ்சம் வெளுத்துவிடும். அப்போது, காய்கள் பச்சை நிறத்திலிருந்து வெண்பச்சை நிறம் அல்லது மஞ்சள் நிறம் கலந்த பச்சை நிறத்திற்கு மாறிவிடும். 110-120 நாளில் காய்கள் கடினத் தன்மை அடைந்துவிடும். இதுவே நெல்லிக்காய்களை அறுவடை செய்வதற்கு சரியான சமயமாகும்.

நெல்லிக்காய்கள் பறித்த பின்பு பழுப்பதில்லை. காய்கள் பழுப்பதற்குத் தேவைப்படும் எத்திலின் வாயு உற்பத்தி காய்களில் நின்று விடுவதே இதற்கு காரணமாகும். எனவே, மரத்திலேயே நன்றாக முதிர்ச்சி அடைந்துள்ள காய்களை மட்டும் கவனமாக அறுவடை செய்ய வேண்டும். இது மிகவும் முக்கியம். முழுமையாக முதிர்ச்சி அடைந்துள்ள நெல்லிக்காய்களில்தான் வைட்டமின் சி சத்து உச்சக் கட்ட அளவில் இருக்கும். முதிர்ச்சி அடையாத நெல்லிக்காய்களை ஒருபோதும் பறிக்கக் கூடாது.

காய் பறிப்பை, முதிர்ச்சி அடைவதற்கு முன்னதாகவோ அல்லது மிக தாமதமாகவோ செய்தால், காய்களின் சேமிப்புத் திறன் பாதிக்கப்படும். தாமதமாக அறுவடை செய்தால், காய்கள் உதிர்வது அதிகமாக இருக்கும். குறிப்பாக, பனாரசி மற்றும் பிரான்சிஸ் ரகங்களில் இத்தகைய காய் உதிர்வது மிக அதிகமாக இருக்கும். இவ்வாறு உதிரும் காய்கள் தரையில் விழுந்து அடிபட்டுவிடும். அப்படி அடிபட்ட காய்களை இருப்பு வைக்கும்போது, அவைகளில் கரும்புள்ளிகள் தோன்றிவிடும். அதனால் அவைகளின் விற்பனை பாதிக்கப்படும். விற்பனையில் நஷ்டம் ஏற்படும்.

முதிர்ச்சி அடைந்துள்ள நெல்லிக்காய்களை காலந்தாழ்த்தாமல் உடனுக்குடன் பறித்துவிட வேண்டும். அப்போதுதான் மரத்திலுள்ள மற்ற காய்கள் சரிவர வளர்ச்சி அடையும். விரைவில் அறுவடைக்கு வரும். காலதாமதமாக அறுவடை செய்யப்படும் காய்களின் சேமிப்புத் திறன் குறைந்து விடும். அவைகள் விரைவில் அழுகி வீணாகிவிடும். நெல்லிக்காய்களைத் தாமதமாக அறுவடை செய்தால் அடுத்ததாகக் கிடைக்கும் காய் மகசூல் குறைந்துவிடும்.

நெல்லிக்காய்களின் முதிர்ச்சிக்கான அறிகுறிகள்: நெல்லிக் காய்களின் வயது, நிறம், ஒப்படர்த்தி, நார்ப்பகுதி உற்பத்தி, சர்க்கரை : அமிலம் விகிதம், கொட்டைகள் நிறம் ஆகியவை மூலம் நெல்லிக் காய்களின் முதிர்ச்சியை அறிந்துகொள்ளலாம்.

முதிர்ச்சிக்கான அறிகுறிகள்:

1. நெல்லிக்காய்களின் வயது = 110-120 நாட்கள்
2. நெல்லிக்காய்களின் நிறம் = மஞ்சள் கலந்த பச்சை நிறம்
3. விதைக்கொட்டைகள் நிறம் = கரும் பழுப்பு நிறம்
4. நார்ப்பகுதி உற்பத்தி = விதைக்கொட்டைகள் மீது சிறிய நார்கள் தோன்றுதல்
5. நெல்லிக்காய்களின் ஒப்படர்த்தி = 1.09 - 1.10
6. சர்க்கரை : அமிலம் விகிதம் = 4.0 - 6.0

நெல்லிக்கனிகளின் வயது, நெல்லி ரகங்களுக்கு ஏற்ப வேறுபடும். பனாரசி மற்றும் கிருஷ்ணா ரகங்களில் காய் உருவானதிலிருந்து 120-125 நாட்களில் காய்கள் முதிர்ச்சி அடைந்து அறுவடைக்குத் தயாராகிவிடும். காஞ்சன் மற்றும் பிரான்சிஸ் ரகங்களில் காய்கள் 140 நாட்களில்தான் முதிர்ச்சி அடைகின்றன.

நெல்லிக்காய்கள் அறுவடைக்கு வரும் காலம் ரகங்களுக்கேற்ப மாறுபடுகிறது. சாக்கையா ரகம் ஜனவரி மாதத்திலும், பனாரசி ரகம் அக்டோபர் மாதத்திலும், பிரான்சிஸ் ரகம் நவம்பர் - டிசம்பர் மாதத்திலும் அறுவடைக்கு வருகின்றன.

பொதுவாக நெல்லிக்காய்களை டிசம்பர் மாதம் இரண்டாம் வாரத்தில் (டிசம்பர் 10-12 தேதிக்குள்) அறுவடை செய்யும்போது அவைகளின் பதனப்படுதல் தரம் சிறப்பாக இருக்கிறது. பொதுவாக டிசம்பர் மாதத்திற்கு முன்பு அறுவடை செய்யப்படும் நெல்லிக் காய்களிலிருந்து தயாரிக்கப்படும் பொருட்களின் தரம் குறைவாக இருக்கிறது. மேலும், அவைகளின் நிறமும் தோற்றமும் தரங்குறைந்து காணப்படுகின்றன. இதற்கு முக்கிய காரணம் அந்த நெல்லிக் காய்களில் டானின் அளவு அதிகமாக இருப்பதேயாகும்.

நெல்லிக்காய் பறிப்பு / அறுவடை

நெல்லி மரங்களில் காய்கள் பிடிக்கத் தொடங்கியவுடன் மரக் கம்புகளைக்கொண்டு கிளைகளுக்கு முட்டுக்கொடுக்க வேண்டும். இல்லையேல் காய்களின் கனத்தைத் தாங்க முடியாமல் கிளைகள் ஒடிந்துவிடும். காய்கள் சிதறி விரயமாகிவிடும். இதைத் தடுப்பதற்கு முட்டுக்கொடுப்பது அவசியமாகும்.

முதிர்ச்சி அடைந்துள்ள நெல்லிக்காய்களைத் தேர்வுசெய்து பறிப்பது கஷ்டமான வேலையாகும். நெல்லிக்காய்களைப் பறிப்பது ஒரு கலையாகும். நல்ல அனுபவம் உள்ளவர்களால் மட்டுமே இதைச் சரியாகச் செய்திட முடியும். அனுபவம் இல்லாதவர்கள் முற்றாத இளங்காய்களையும் சேர்த்து பறித்துவிடுவார்கள். அவைகள் விலை போகாது; விற்பனை நஷ்டமாகிவிடும்.

பல இடங்களில் நெல்லி மரங்களை வேகமாக உலுக்கி, உதிர்ந்து விழும் காய்களைப் பொறுக்கி எடுத்து, சாக்குப் பைகளில் போட்டு கட்டி சந்தைக்கு அனுப்பி வைக்கப்படுகின்றன. மரங்களை உலுக்கி நெல்லிக் காய்களை அறுவடை செய்யும் முறையில் முதிர்ச்சி அடையாத காய்களும் விழுந்துவிடுகின்றன. அவ்வாறு விழும் காய்கள் தரையில் மோதி அடிபட்டுவிடும். அப்படி அடிபட்ட காய்களில் கருப்பு புள்ளிகள் தோன்றிவிடும். அவைகளை வியாபாரிகள் வாங்கமாட்டார்கள். அதனால் விவசாயிகளுக்கு பொருளாதார இழப்பு ஏற்படும்.

சிறிய நெல்லி மரங்களில், தரையில் நின்றுகொண்டு கிளைகளை வளைத்து காய்களைப் பறித்துவிடலாம். உயரமாக வளர்ந்துள்ள

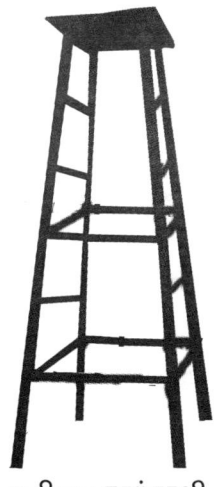

குதிரை நாற்காலி

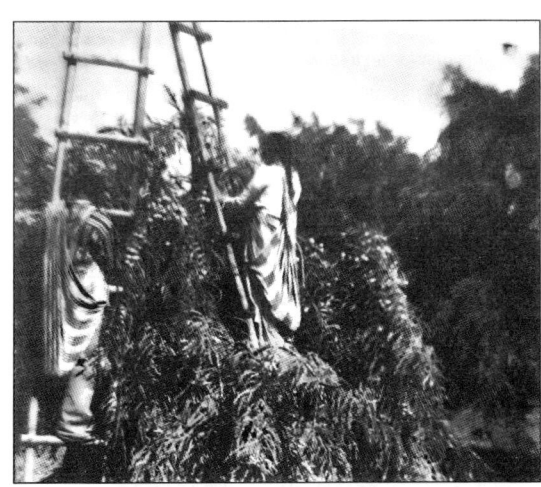

நெல்லி அறுவடை

மரங்களில், 'குதிரை' எனப்படும் உயரமான நாற்காலி அல்லது ஏணியைப் பயன்படுத்தி, முதிர்ந்த நெல்லிக் காய்களைப் பறிக்க வேண்டும். இதுவே சரியான அறுவடை முறையாகும்.

அறுவடை பின்சார் தொழில் நுட்பங்கள்

அறுவடை செய்துள்ள நெல்லிக்காய்களைத் தரம் பிரித்து விற்பனை செய்ய வேண்டும். அப்போதுதான் நல்ல விலை கிடைக்கும்.

நெல்லிக்காய்களை மூன்று தரங்களாகப் பிரிக்கலாம்.

1. **முதல் தரம்** : பெரிய காய்கள். இவைகள் 4 முதல் 4.5 செ.மீ வரையிலான குறுக்களவு கொண்டவை. குறைகள் எதுவும் இல்லாதவை.

2. **இரண்டாம் தரம்:** நடுத்தர அளவுள்ள காய்கள். இவைகள் 4 சென்டிமீட்டருக்கும் குறைவான குறுக்களவு கொண்டவை. குறைகள் எதுவும் இல்லாதவை.

3. **மூன்றாம் தரம்** : சிறிய நெல்லிக்காய்கள். குறைகள் உள்ளவை. காயம் பட்டவை, அழுகல் நோய் தாக்கியவை.

சிப்பம் கட்டுதல்

பொதுவாக நெல்லிக்காய்கள், 50 கிலோ கொள்ளவு கொண்ட கோணிப்பைகளில் கட்டப்பட்டு விற்பனைக்கு அனுப்பப்படுகின்றன. 25 கிலோ கொள்ளவு கொண்ட பிளாஸ்டிக் பெட்டிகளில் நிரப்பி சந்தைக்கு அனுப்பிவைப்பது உத்தமம். வெளிநாடுகளுக்கு ஏற்றுமதி செய்யும்போது, காற்றோட்டமுள்ள, கடினமான அட்டைப் பெட்டிகளில் சிப்பம் செய்ய வேண்டும்.

நெல்லிக்காய்களை சேமிப்பு செய்யும்போது, காய்களில் எடைக் குறைவு, அழுகல் நோய் தாக்குதல், வைட்டமின் சி சத்து குறைவு ஆகியன ஏற்படுகின்றன. அதன் விளைவாக பொருளாதார இழப்பு ஏற்படுகிறது.

சேமித்து வைக்கப்படும் நெல்லிக்காய்களின் சேமிப்புக் காலம் கீழ்க்கண்டவாறு காணப்படுகிறது.

	வெப்ப நிலை	சேமிப்பு காலம்
1.	ஆற்றல் அற்ற அறை வெப்பநிலை	6-9 நாட்கள்
2.	குளிரூட்டப்பட்ட சேமிப்பு அறைகள்	12-18 நாட்கள்
3.	குளிர்பதன சேமிப்புக் கிடங்குகள் (5^0-7^0 செல்சியஸ் வெப்பநிலை)	60 நாட்கள்

நெல்லிக்காய்களை சேமிப்பு செய்வதற்கு 10^0 செல்சியஸ் வெப்பநிலை மிகவும் உகந்தது என்று கண்டறியப்பட்டுள்ளது.

அறுவடை பின்சார் தொழில் நுட்பங்கள்:

1. அறுவடை செய்த நெல்லிக்காய்களை ஒரு சதவீதம் கால்சியம் நைட்ரேட் கரைசலில், மூன்று நிமிடங்கள் முக்கி வைத்து, பின்னர் அவைகளை உலர வைத்து, துளையிட்ட பாலித்தீன் பைகளில் சிப்பம் கட்டி வைத்தால், அவைகளை அறை வெப்பநிலையில் 20 நாட்கள் வரை எவ்வித பாதிப்பும் இல்லாமல் நல்ல முறையில் சேமித்து வைத்திருக்க முடியும். இந்த நெல்லிக்காய்களில் கால்சியம் சத்து அதிகரிப்பதால் அவைகள் கடினத் தன்மை பெறுகின்றன. அதனால் அவைகளில் நீர்ச்சத்துக் குறைவு, எடைக்குறைவு ஏற்படுவதில்லை. அதனால் அவைகளின் சேமிப்புக் காலம் 20 நாட்கள் வரை அதிகரிக்கிறது.

அறுவடை செய்த நெல்லிக்காய்களை கைனட்டின் 10 பி.பி.எம் (சைட்டோகைனின்) கரைசலில் மூன்று நிமிடங்கள் முக்கி வைத்து, பின்னர் அவைகளை உலரவைத்து, துளையிடப்பட்ட பாலித்தீன் பைகளில் சிப்பம் கட்டி வைத்தால் அவைகள் அறை வெப்பநிலையில் 12 நாட்கள் வரை எவ்வித பாதிப்பும் இல்லாமல் இருக்கின்றன.

அறுவடை செய்த நெல்லிக்காய்களை 50 பிபிஎம் ஜிப்ரலிக் அமிலக் கரைசலில் மூன்று நிமிடங்கள் முக்கி வைத்து, பின்னர் அவைகளை உலர வைத்து, துளையிடப்பட்ட பாலித்தீன் பைகளில் கட்டி வைத்தால், நெல்லிக் காய்களில் அடங்கியுள்ள வைட்டமின் சி சத்து குறையாமல் இருக்கிறது.

உப்புக்கரைசலில் சேமிப்பு செய்தல்

உப்புக் கரைசலில் நெல்லிக்காய்களை முக்கி வைத்து சேமிப்பு செய்வது நல்லதொரு எளிய சேமிப்பு முறையாகும். நுண்கிருமிகளின் தாக்குதலைத் தடுக்கக்கூடிய ஆற்றல் 12 சதவீத உப்புக்கரைசலுக்கு உள்ளது. 15 சதவீதம் உப்புக்கரைசலில் நெல்லிக்காய்களை முக்கி வைத்து சேமிப்பு செய்தால், அவைகளை 75 நாட்கள் வரை சேமித்து வைக்க முடியும். அந்த நெல்லிக்காய்கள் நல்ல தோற்றமும், குறைந்த அளவு ஊட்டச் சத்து இழப்பும் கொண்டவைகளாக இருக்கும்.

நெல்லிக்காய்களைச் சேமித்து வைக்கும்போது, அவைகளிலுள்ள நீர்ச்சத்து வெளியேறிவிடுவதால் எடை இழப்பு ஏற்படுகிறது. பென்சிலின் மற்றும் ஆஸ்பர்சீலஸ் பூஞ்சாளங்களின் தாக்குதலால் காய் அழுகல் ஏற்படுகிறது. நெல்லிக் காய்களில் உள்ள அஸ்கார்பிக் அமிலம் ஒரு சில என்சைம்களால் டைஹைட்ரோ அஸ்கார்பிக் அமிலமாக ஆக்ஸிகரணம்

செய்யப்படுவதால், வைட்டமின் சி சத்து இழப்பு ஏற்படுகிறது. அறுவடை பின் சார் தொழில்நுட்பங்களை முறைப்படி கடைப்பிடிக்காத காரணத்தினால் சுமார் 20 சதவீதம் வரையில் நெல்லிக்காய்கள் விரயமாகிவிடுகின்றன. எனவே, சேமிப்பு காலத்தில் நெல்லிக்காய்களில் ஏற்படும் இழப்புகளைத் தவிர்ப்பதற்கான தொழில்நுட்பங்களைக் கட்டாயம் கடைப்பிடிக்க வேண்டும்.

நெல்லி விற்பனை

விவசாயத்தில் வெற்றி என்பது விளைபொருளின் விற்பனையைச் சார்ந்தது. விளைபொருளுக்கு உரியவிலை கிடைத்தால்தான் விவசாயம் வெற்றிபெறும். விளைபொருட்களுக்கு உரியவிலை கிடைப்பதற்கு விவசாயிகள் முயற்சி செய்ய வேண்டும். அறுவடை சார் தொழில் நுட்பங்கள், அறுவடை பின் சார் தொழில்நுட்பங்கள் மற்றும் மதிப்புக் கூட்டுதல் ஆகியவைகளைக் கட்டாயம் கடைப்பிடிக்க வேண்டும்.

அநேக விவசாயிகள் நெல்லிக்காய்களைப் பறித்தவுடன், அப்படியே வியாபாரிகளுக்கு விற்றுவிடுகின்றனர். அப்போது, அவர்களுக்கு உரியவிலை கிடைப்பதில்லை. இன்னும் சிலர், அறுவடை செய்வதையும் வியாபாரிகளிடம் குத்தகைக்கு விட்டுவிடுகின்றனர். வியாபாரிகள் தோட்டத்திற்கு ஆட்களோடு வந்து நெல்லிக்காய்களைப் பறித்துவிட்டு, பணத்தைக் கொடுத்துவிட்டு போய்விடுகின்றார்கள். அப்போது வியாபாரிகள் மிகவும் குறைந்த விலையைத்தான் கொடுக்கின்றார்கள். இதைத் தவிர்க்க வேண்டும். நெல்லிக்காய்களை நேரடியாக விற்பனை செய்ய வேண்டும். அதாவது விவசாயிகள், வியாபாரிகளாகச் செயல்பட வேண்டும்.

விளைவிக்கும் வரைக்கும் விவசாயமாகப் பார்க்க வேண்டும். விளைவித்தப் பின்னர் வியாபாரமாகப் பார்க்க வேண்டும். அப்போது தான் உரிய விலையைப் பெற முடியும். நெல்லி விவசாயம் இலாபகரமாக இருக்கும்.

இன்றைக்கு நெல்லிக்காய்களுக்கு ஓரளவுக்கு நல்ல விலை கிடைத்துவருகிறது. இதற்கான காரணம் வருமாறு: இப்போது எல்லா விளைபொருட்களும் தாராளமாக இறக்குமதி செய்யப்படுகின்றன. அதனால் இந்தியாவில் விளையும் அதே பொருளின் விலை குறைந்து விடுகிறது. ஆனால், நெல்லிக் காய் இறக்குமதி செய்யப்படுவதில்லை. எனவே, இந்தியாவில் நெல்லிக்காய்களுக்கு நல்ல விலை கிடைக்கிறது. இத்தகைய நல்லதொரு வாய்ப்பை நெல்லி விவசாயிகள் நன்கு பயன்படுத்திக் கொள்ள வேண்டும்.

விவசாய விளைபொருட்களுக்கு உரிய விலை பெற உதவும் அமைப்புகள்:

விவசாயிகள் தங்களது விளைபொருட்களை இடைத்தரகர்கள் குறுக்கீடு இல்லாமல் உரிய விலைக்கு விற்பனை செய்வதற்கு கீழ்க்கண்ட அமைப்புகள் உதவி வருகின்றன.

1. உழவர் சந்தைகள்
2. ஒழுங்கு முறை விற்பனைக் கூடங்கள்
3. உழவர் உற்பத்தியாளர் நிறுவனங்கள்
4. மின்னணு தேசிய வேளாண் சந்தை
5. உழவன் செயலி
6. கிசான் சுவிதா செயலி
7. வேளாண் சந்தை செயலி

இன்று பெரும்பாலான விவசாயிகள் அலைபேசி வைத்துள்ளார்கள். அலைபேசி செயலிகள் மூலம் விளைபொருட்களை நேரடியாக விற்பனை செய்திட முடியும். உரிய விலையைப் பெற்றிட முடியும். இதற்கான வழிமுறைகளைக் கற்றறிந்து கொண்டு விவசாயிகள் செயல்பட வேண்டும். இது காலத்தின் கட்டாயம்.

இ - காமர்ஸ் எனப்படும் மின்னணு சந்தை மூலம் வேளாண் விளைபொருட்களை நல்ல விலைக்கு விற்பனை செய்வதற்கு ஏராளமான சந்தை வாய்ப்புகள் உள்ளன. இந்த மின்னணு சந்தை மூலம் விளை பொருட்களை விற்பதற்கு விவசாயிகளுக்கு பயிற்சி அவசியமாகிறது. கோயம்புத்தூரில் உள்ள தமிழ்நாடு வேளாண்மைப் பல்கலைக் கழகத்தில் செயல்பட்டுவரும் வேளாண் வணிக இயக்குனரகத்தில் இதற்கானப் பயிற்சி கொடுக்கப்படுகிறது. இந்தப் பயிற்சியில் விவசாயிகள் கலந்து கொண்டு பயிற்சி பெற வேண்டும். இது காலத்தின் கட்டாயம். இதற்கானத் தொடர்புக்கான கைபேசி எண். 6380257553

19. நெல்லி மகசூல்

தமிழ்நாட்டில் நிலவும் தட்ப வெப்ப நிலை நெல்லி சாகுபடிக்கு மிகவும் ஏற்றது. தமிழ்நாட்டில் 7,299 எக்டேரில் நெல்லி பயிரிடப்பட்டு 1,73,927 டன் நெல்லிக் காய்கள் விளைவிக்கப்படுகின்றன. சராசரி மகசூல் 24 டன் / எக்டேர். சராசரி நெல்லி மகசூலில், இந்திய தேசிய அளவில் தமிழ்நாடு முதலிடத்தில் இருக்கிறது. இது பெருமைக்குரிய சாதனையாகும்.

நெல்லி சாகுபடியில் அதிக மகசூல் பெறுவதற்கு ஏதுவாக, அதிக மகசூல் தரக்கூடிய பல புதிய நெல்லி ரகங்கள் இப்போது வெளியிடப்பட்டுள்ளன.

உத்தரப்பிரதேச மாநிலத்தில் பைசாபாத்தில் உள்ள நரேந்திர தேவா வேளாண்மைப் பல்கலைக்கழகத்தில் நடத்தப்பட்ட ஆராய்ச்சிகள் மூலம் பல்வேறு நெல்லி ரகங்களின் மகசூல் திறன் கண்டறியப் பட்டுள்ளன.

நெல்லி ரகங்களின் மகசூல் திறன் (கிலோ / மரம்)

	நெல்லி ரகங்கள்	மரத்தின் வயது (வருடம்)			
		4	5	6	7
1.	பனாரசி	10.2	13.8	17.5	19.0
2.	சாக்கையா	20.5	24.2	42.3	55.8
3.	காஞ்சன்	31.8	48.5	60.3	73.8
4.	கிருஷ்ணா	14.0	24.2	32.0	41.0
5.	என்.ஏ 6	20.8	36.3	48.1	56.7
6.	என்.ஏ 7	29.2	42.8	38.5	62.7
7.	என்.ஏ 8	6.2	8.3	14.8	16.8
8.	என்.ஏ 9	11.0	19.5	28.2	37.2

இந்த ஆராய்ச்சியில், காஞ்சன், என்.ஏ 7, என்.ஏ 6, சாக்கையா, ஆகிய நான்கு ரகங்கள் அதிக மகசூல் தரக்கூடியவை என்பது தெரிய வந்துள்ளது. ஆகவே, விவசாயிகள் இந்த நெல்லி ரகங்களைத் தேர்வு செய்து பயிரிட வேண்டும்.

ஒட்டு நெல்லிக் கன்றுகளுக்கு போதிய அளவில் உரமும், நீரும் கொடுத்து பராமரித்து வந்தால், அவைகள் மூன்று ஆண்டுகளில் காய்க்கத் தொடங்கிவிடும். மூன்றாவது வருடத்தில் ஒரு மரத்தில் 10 கிலோ காய்கள் காய்க்கும். இந்த மகசூல் படிப்படியாக அதிகரிக்கும். நாலாவது வருடம் 20 கிலோ காய்களும், ஐந்தாவது வருடம் 30 கிலோ காய்களும், ஆறாவது வருடம் 40 கிலோ காய்களும், ஏழாவது வருடம் 50 கிலோ காய்களும் காய்க்கும். ஏழு வருடங்களுக்குப் பிறகு, ஒரு மரத்தில் 200 கிலோ காய்கள் வரை கிடைப்பதற்கு வாய்ப்பு உள்ளது. இருப்பினும் ஒரு மரத்திற்கு 50 கிலோ என்பதை சராசரி மகசூலாக வைத்துக்கொள்ளலாம்.

தமிழ்நாட்டில் நெல்லி சாகுபடியில் 15 அடிக்கு 15 அடி என்ற இடைவெளி கடைப்பிடிக்கப்படுகிறது. இந்த இடைவெளியில் ஒரு ஏக்கரில் 200 நெல்லிக் கன்றுகள் நடவு செய்யப்படுகின்றன. எனவே, ஏழாவது ஆண்டு முதல் ஒரு ஏக்கரில் 10 டன்கள் (200 X 50 = 10000 கிலோ) நெல்லிக்காய்களை அறுவடை செய்திட முடியும். ஒருகிலோ நெல்லிக்காய் விலை ரூ 25 என்றால் ஒரு ஏக்கரிலிருந்து 2.5 இலட்சம் வருமானம் கிடைக்கும். சாகுபடி செலவு ஒரு லட்சம் போக நிகர வருமானம் ரூ 1.5 லட்சம் கிடைக்கும். நெல்லி ஒரு இலாபகரமான பணப்பயிர் ஆகும்.

நெல்லி மரத்தின் மகசூல் திறன்

நெல்லி மரத்தின் அதிகபட்ச மகசூல் திறன் **300 கிலோ நெல்லிக்காய்கள் / மரம் / ஆண்டு** என்று நிர்ணயம் செய்யப் பட்டுள்ளது.

அதற்கான அடிப்படை ஆதாரம் வருமாறு:

ஒரு நெல்லித் தோட்டத்தில் 8 மீட்டர் x 8 மீட்டர் இடைவெளியில் ஒரு எக்டேரில் பயிரிடப்பட்டிருந்த 156 நெல்லி மரங்களில் இருந்து 46.80 டன் நெல்லிக்காய் மகசூல் அறுவடை செய்யப்பட்டிருந்தது.

மற்றொரு நெல்லித் தோட்டத்தில் ஒரு எக்டேரில் பயிரிடப் பட்டிருந்த 494 நெல்லி மரங்களிலிருந்து 149 டன் நெல்லிகாய் மகசூல் அறுவடை செய்யப்பட்டிருந்தது.

இந்த இரண்டு நெல்லித் தோட்டங்களிலும் கிடைத்துள்ள 'எக்டேர் மகசூலை', ஒரு நெல்லி மரத்திற்கான மகசூலாக கணக்கிட்டபோது அது "300 கிலோ / மரம்" என்று தெரிந்தது.

அதன் அடிப்படையில் நெல்லி மரத்தின் அதிகபட்ச மகசூல் திறன் **300 கிலோ / மரம்** என்று நிர்ணயம் செய்யப்பட்டுள்ளது.

20. நெல்லி மதிப்புக் கூட்டுதல்

நெல்லிக்கனிகள் இனிப்பதில்லை. மாறாக நெல்லிக்கனிகள் புளிப்பு, துவர்ப்பு சுவைகளைக் கொண்டிருக்கின்றன. அதனால் நெல்லிக்கனிகளை, மாங்கனி, வாழைக்கனி போன்று நேரடியாக உண்பதற்கு மக்கள் விரும்புவதில்லை. அதனால் நெல்லிக்கனிகளின் நேரடி பயன்பாடு மிகவும் குறைவு. இல்லை என்றும் சொல்லலாம். எனவே, நெல்லிக்கனிகளை மக்கள் விரும்பி உண்ணும் பண்டங்களாகத் தயாரித்துத் தர வேண்டும். அப்போதுதான் அவைகளின் பயன்பாட்டை அதிகரிக்க முடியும்.

நெல்லிக்கனி அழுகும் பொருளாகும். அதன் சேமிப்புக் காலம் குறைவு. சாதாரண அறைகளில் நெல்லிக்கனிகளை ஏழு நாட்கள் வரை தான் சேமித்துவைத்திருக்க முடியும். அதற்குள் அவைகளை விற்பனை செய்துவிட வேண்டும். இல்லையேல் அவைகள் அழுகி விரயமாகிவிடும். அதிக பொருளாதார இழப்பு ஏற்படும். நெல்லிக்கனிகளின் சேமிப்புக் காலத்தை அதிகரிப்பதற்கு அவைகளை மதிப்புக் கூட்டப்பட்டப் பொருட்களாகத் தயாரிக்க வேண்டும். மதிப்பு கூட்டப்பட்ட பொருட்களின் சேமிப்பு காலம், நெல்லிக்கனிகளின் சேமிப்பு காலத்தை விட மிகவும் அதிகமாகும்.

நெல்லிக்கனிகளின் பயன்பாட்டை அதிகரிக்கச் செய்வதற்கும், அவைகளின் சேமிப்புக் காலத்தை அதிகரிக்கச் செய்வதற்கும், அவைகளை மதிப்பு கூட்டப்பட்டப் பொருட்களாகத் தயாரிக்க வேண்டும். மதிப்பு கூட்டப்பட்ட நெல்லிப் பொருட்களின் விலை மதிப்பு நெல்லிக்காய்களின் விலையைவிட மிகவும் அதிகமாகும். எனவே, நெல்லிக்காய்களை, காய்களாக விற்பனை செய்வதை விட, அவைகளை மதிப்பு கூட்டப்பட்ட பொருட்களாகத் தயாரித்து விற்பனை செய்தால் இரட்டிப்பு வருமானம் ஈட்ட முடியும். நெல்லிக் காய்களைப் பதனப்படுத்தி, பல வகையான மதிப்பு கூட்டப்பட்ட நெல்லிப் பண்டங்களைத் தயாரிக்க முடியும். ஆனால், அதற்கான செய்முறைப் பயிற்சிகளைப் பெற்றிருக்க வேண்டும். இது மிகவும் அவசியம்.

மதிப்பு கூட்டப்பட்ட நெல்லிப் பண்டங்களைத் தயாரிப்பதற்கான செய்முறைப் பயிற்சிகளை வேளாண் அறிவியல் நிலையங்கள் அளித்து வருகின்றன. அந்தப் பயிற்சிகளில் கலந்து கொண்டு மதிப்பு கூட்டப்பட்ட நெல்லிப் பண்டங்களின் தயாரிப்பு முறைகளை முறைப்படி கற்றுக்

கொள்ள வேண்டும். அப்போதுதான் அவைகளை வெற்றிகரமாகத் தயாரிக்க முடியும். எனவே பயிற்சி அவசியம்.

இப்போது கீழ்க்கண்ட மதிப்பு கூட்டப்பட்ட நெல்லிப் பண்டங்கள் தயாரிக்கப்படுகின்றன.

1. நெல்லி ஜாம்,
2. நெல்லி ஸ்குவாஷ்
3. நெல்லி தயார்நிலை பானம்,
4. நெல்லி சுபாரி
5. நெல்லி மிட்டாய் - 1,
6. நெல்லி மிட்டாய் - 2
7. தேன் நெல்லி,
8. நெல்லி முள்ளி (வற்றல்)
9. நெல்லி ஊறுகாய்,
10. நெல்லி எண்ணெய்

மதிப்பு கூட்டப்பட்ட நெல்லி பொருட்கள் தயாரித்தல்

1. நெல்லி தயார் நிலை பானம்

தேவையான பொருட்கள்

நெல்லிக்காய் கூழ்	=	300 கிராம்
எலுமிச்சைச் சாறு	=	200 மில்லி லிட்டர்
இஞ்சிச் சாறு	=	50 மில்லி லிட்டர்
சீனி	=	1 கிலோ கிராம்
சிட்ரிக் அமிலம்	=	5 கிராம்
தண்ணீர்	=	2 லிட்டர்
பொட்டாசியம் மெட்டாபைசல்பைட்	=	1 சிட்டிகை

செய்முறை:

நன்கு முற்றின நெல்லிக் காய்களை சுத்தமான நீரில் கழுவி, அதிலுள்ள கொட்டையை நீக்கவேண்டும். இதற்கு கொட்டை நீக்கும் கருவியைப் பயன்படுத்துவது நல்லது. கொட்டை நீக்கப்பட்ட தசைப் பகுதியை சிறிய துண்டுகளாக நறுக்கி, மிக்ஸியில் போட்டு அரைத்துப் பழக்கூழ் தயாரிக்க வேண்டும். எலுமிச்சை சாறு மற்றும் இஞ்சிச் சாறையும் தயாரிக்க வேண்டும்.

தண்ணீரில் சர்க்கரை மற்றும் சிட்ரிக் அமிலம் கலந்து சர்க்கரைக் கரைசல் தயாரிக்க வேண்டும். சர்க்கரை நன்றாகக் கரையும் வரை கரைசலை சுடவைக்க வேண்டும். சர்க்கரைக் கரைசலை மல்துணியில் வடிகட்ட வேண்டும். இந்தச் சர்க்கரைக் கரைசலில் எலுமிச்சைச் சாறையும், இஞ்சிச் சாறையும் நன்றாகக் கலந்துகொள்ள வேண்டும்.

இந்தக் கரைசலையும், நெல்லிக்காய் கூழையும் நன்றாகக் கலந்து அடுப்பில் வைத்து, 80^0செண்டிகிரேடு வரை அல்லது ரசம் பொங்கி

வருவது போன்ற நிலை வரும் வரைக்கும் கொதிக்க வைக்க வேண்டும். பின்பு, அதைக் கிருமி நீக்கம் செய்யப்பட்ட 200 மி.லி. குப்பிகளில் ஊற்றி சோடா குப்பி மூடியைக் கொண்டு மூடிவைக்க வேண்டும்.

ஒரு வாயகன்ற பாத்திரத்தில், பாதி அளவுக்கு தண்ணீரை எடுத்துக்கொண்டு, அதில் பழச்சாறு நிரப்பி மூடப்பட்டுள்ள குப்பிகளை வைத்து, பாத்திரத்தை அடுப்பில் வைத்து, அதிலுள்ள தண்ணீரை கொதிக்க விட வேண்டும். அந்தக் கொதிக்கும் நீரில் குப்பிகளை 20 நிமிடங்கள் வைத்திருக்க வேண்டும். இப்போது, குப்பிகளில் உள்ள நெல்லிப் பழச்சாறு பதனப்படுத்தப்பட்டு தயார் நிலைப் பானமாகத் தயாராகிவிடுகிறது. இந்தப் பானம், ஒரு வருடம் வரை கெடாமல் இருக்கும்.

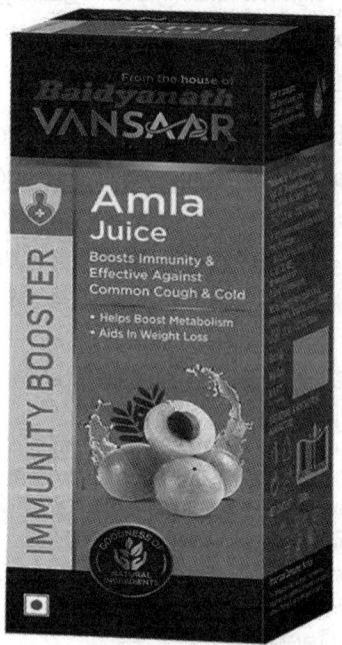

நெல்லிப்பானம்

நெல்லி ஸ்குவாஷ்

தேவையான பொருட்கள்:

நெல்லிப் பழச்சாறு	= 1 குவளை
சர்க்கரை	= 2 குவளை
தண்ணீர்	= 1 குவளை

சிட்ரிக் அமிலம் = 1 தேக்கரண்டி
பொட்டாசியம் மெட்டாபைசல்பேட் = 1 சிட்டிகை

செய்முறை:

நெல்லிக்காய்களை இரண்டு நாட்களுக்கு இரண்டு சதவீத உப்புக் கரைசலில் ஊறவைக்க வேண்டும். பின்னர், அந்தக் காய்களை நன்றாகக் கழுவி விட்டு, இட்லிப் பாத்திரத்தில் வைத்து, இட்லியை வேகவைப்பது போல இரண்டு நிமிடங்கள் வேக வைத்து, பின்பு அதிலுள்ள கொட்டையை நீக்கிவிட வேண்டும். பின்பு அதை மிக்ஸியில் போட்டு அரைக்க வேண்டும்.

ஒரு பாத்திரத்தில் தேவையான அளவு தண்ணீர், சர்க்கரை மற்றும் சிட்ரிக் அமிலம் ஆகியவைகளை எடுத்துக் கொண்டு சர்க்கரைப் பாகு தயார்செய்ய வேண்டும். சர்க்கரை நன்கு கரையும் வரை சூடுபடுத்த வேண்டும். சர்க்கரைக் கரைசலை மல்துணியில் வடிகட்டி, நன்கு ஆற வைக்க வேண்டும். சர்க்கரைக் கரைசலில் பொட்டாசியம் மெட்டா பை சல்பேட் டை சேர்க்க வேண்டும். நன்கு உலர்ந்துள்ள பாட்டிலின் மேல் பகுதியில் ஒரு அங்குலம் இடைவெளி இருக்குமாறு பழச்சாற்றை நிரப்பி, பாட்டிலை காற்றுப் புகாதபடி நன்றாக மூடி வைக்க வேண்டும். இதைப் பரிமாறுவதற்கு முன்பு ஒரு பங்கு ஸ்குவாஷ்வுடன் மூன்று பங்கு தண்ணீர் சேர்த்துப் பரிமாற வேண்டும்.

நெல்லி ஜாம்

தேவையான பொருட்கள்:

நெல்லிக்காய் கூழ் = 1 கிலோ
சர்க்கரை = 1 கிலோ
சிட்ரிக் அமிலம் = 1 தேக்கரண்டி
பெக்டின் = 10 கிராம்
பொட்டாசியம் மெட்டாபைசல்பேட் = ஒரு சிட்டிகை

செய்முறை:

நெல்லிக் காய்களை சுத்தமான நீரில் நன்றாகக் கழுவி கொட்டையை நீக்கிவிட்டு, தசைப் பகுதியை சிறிய துண்டுகளாக நறுக்கி, மிக்ஸியில் போட்டு நன்றாக அரைத்து பழக்கூழ் தயார் செய்ய வேண்டும். அதை ஒரு பாத்திரத்தில் எடுத்துக்கொண்டு அதனுடன் சர்க்கரை மற்றும் பெக்டின் சேர்த்து, ஒரே சீரான வெப்பநிலையில் கொதிக்கவிட வேண்டும். அப்போது பழக்கூழை கிளறிக்கொண்டே இருக்க வேண்டும். பழக்கூழ் கெட்டியாகி சரியான பதத்திற்கு வந்தவுடன் சிட்ரிக் அமிலத்தைச் சேர்த்து கலக்க வேண்டும். கரண்டியில் பழப்

பாகை எடுத்து வழிய விடும்போது, பழப்பாகு தகடு போன்று விழுந்தால் பழப்பாகு சரியான பதத்திற்கு வந்துவிட்டது என்று தெரிந்து கொள்ள வேண்டும். பழப்பாகு சரியான பதத்திற்கு வந்துவிட்டதா என்பதைப் பரிசோதிக்க, ஒரு சிறிய கிண்ணத்தில் தண்ணீரை எடுத்து, அதில் சிறிதளவு பழப்பாகை விடும்போது, அது நீரில் கரையாமல் அப்படியே இருக்கும். பழப்பாகு பதத்திற்கு வந்தவுடன் அதில் பொட்டாசியம் மெட்டா பை சல்பேட் சேர்த்து, அடுப்பிலிருந்து இறக்கிவிட வேண்டும். இப்போது நெல்லி ஜாம் தயாராகிவிட்டது. சுத்தம் செய்யப்பட்ட வாயகன்ற கண்ணாடிக் குப்பிகளில், மேல் பகுதியில் ஒரு அங்குலம் இடைவெளி இருக்குமாறு ஜாமை நிரப்பி, காற்றுப் புகா வண்ணம் இறுக்கமாக மூடி வைக்க வேண்டும்.

நெல்லி கேண்டி

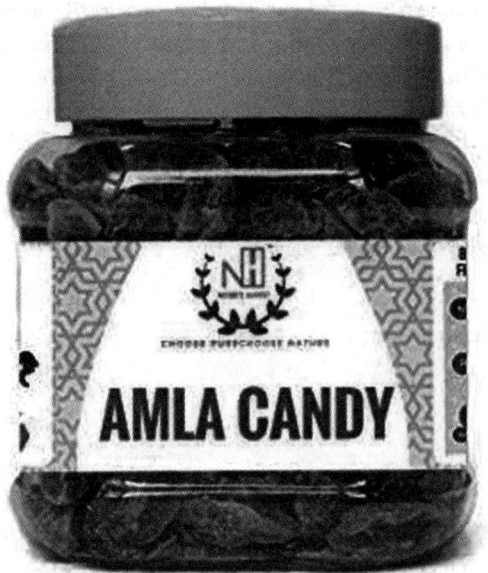

நெல்லி கேண்டி

தேவையான பொருட்கள்

நெல்லிக்காய்கள்	=	1 கிலோ
உப்பு	=	20 கிராம்
ஆலம்	=	20 கிராம்
சர்க்கரை	=	1 கிலோ
சிட்ரிக் அமிலம்	=	5 கிராம்
பொட்டாசியம் மெட்டாபைசல்பேட்	=	1 கிராம்

நன்கு முற்றின நெல்லிக்காய்களை, சுத்தமான நீரில் நன்றாகக் கழுவி எடுத்துக்கொள்ள வேண்டும். பின்பு, அந்த நெல்லிக்காய்களை 2 சதவீதம் (20 கிராம் உப்பு : 2 லிட்டர் தண்ணீர்) உப்புக் கரைசலில் 24 மணி நேரம் ஊறவைக்க வேண்டும். பின்பு, நெல்லிக்காய்களை உப்புக் கரைசலிலிருந்து வெளியே எடுத்து, 20 சதவீதம் (20 கிராம் ஆலம் : 2 லிட்டர் தண்ணீர்) ஆலம் கரைசலில் 24 மணி நேரம் ஊறவைக்க வேண்டும். பின்பு, நெல்லிக்காய்களை ஆலம் கரைசலிலிருந்து வெளியே எடுத்து, தண்ணீரில் ஒரு கிராம் பொட்டாசியம் மெட்டா பை சல்பேட் போட்டு, 15 நிமிடம் வேக வைக்க வேண்டும். வேகவைத்த நெல்லிக்காய்களைத் தண்ணீரிலிருந்து வெளியே எடுத்து, அதிலுள்ள கொட்டைகளை நீக்கி, சதைப் பகுதியைத் துண்டுகளாக நறுக்கி, தயாரித்து வைத்துள்ள சர்க்கரைப் பாகில் (400 கிராம் சர்க்கரை : 400 மி.லி. தண்ணீர்) போட்டு, ஒரு நாள் ஊறவைக்க வேண்டும்.

இரண்டாவது நாள், நெல்லித் துண்டுகளை சர்க்கரைப் பாகிலிருந்து வெளியே எடுத்துவிட்டு, மறுபடியும் 200 கிராம் சர்க்கரையை, சர்க்கரைப் பாகில் சேர்த்துக் கொதிக்கவைத்து, பின்னர் அதை ஆற வைக்க வேண்டும். ஆறிய சர்க்கரைப் பாகில் நெல்லித் துண்டுகளைப் போட்டு, ஒரு நாள் ஊற வைக்க வேண்டும். மேலே கூறியுள்ள முறையில் மூன்றாவது நாளும், நான்காவது நாளும் நெல்லித் துண்டுகளை சர்க்கரைப் பாகில் ஊற வைக்க வேண்டும். நான்காவது நாளன்று சர்க்கரைப் பாகில் சிட்ரிக் அமிலம் (5 கிராம்) சேர்க்க வேண்டும். நான்கு நாட்கள் கழித்து, நெல்லித் துண்டுகளை, மேலும் ஏழு நாட்கள் வரை சர்க்கரைப் பாகில் ஊறவிட வேண்டும். இதனால் சர்க்கரைப் பாகு நெல்லித் துண்டுகளுக்குள் நன்றாக உட்புகுந்துவிடும். நெல்லித் துண்டுகளுக்கு நல்ல இனிப்புச் சுவை கிடைத்துவிடும். ஏழு நாட்கள் கழித்து, நெல்லித் துண்டுகளை வெளியே எடுத்து, வெதுவெதுப்பான நீரில் இலேசாக அலசி நன்றாக உலர்த்த வேண்டும். உலர்ந்த பின்பு நெல்லித் துண்டுகளை நன்கு பொடி செய்த சர்க்கரை மற்றும் மக்காச் சோள மாவில் (1:1 விகிதம்) புரட்டி எடுக்க வேண்டும். பின்பு நெல்லித் துண்டுகளை பாலித்தீன் பைகளில் பொட்டலம் கட்ட வேண்டும். நெல்லி கேண்டிக்கு மக்களிடையே நல்ல வரவேற்பு உள்ளது. அதிக அளவில் விற்பனையாகிறது.

உலர் நெல்லிக்காய் துருவல் / நெல்லி சுபாரி

தேவையான பொருட்கள்

நெல்லிக்காய் துருவல் = 1 கிலோ
எலுமிச்சை சாறு = 40 மி.லி

இஞ்சிச் சாறு	=	40 மி.லி
மிளகுப் பொடி	=	20 கிராம்
உப்பு	=	30 கிராம்
சீரகப் பொடி	=	4 கிராம்

செய்முறை:

நெல்லிக்காய்களை சுத்தமான தண்ணீரில் நன்றாகக் கழுவி, கொட்டையை நீக்கிவிட்டு தசைப் பகுதியைத் துருவல் செய்ய வேண்டும். பிறகு, மற்ற எல்லாப் பொருட்களையும் துருவலுடன் சேர்த்து நன்றாகக் கலக்க வேண்டும். பின்பு அந்தக் கலவையைத் தட்டுகளில் சீராகப் பரப்பி, வெயிலில் அல்லது மின் உலர்த்தியில் நன்றாகக் காயவைக்க வேண்டும். காய்ந்த பிறகு, அந்தக் கலவை நெல்லித் துருவல் / நெல்லி சுபாரி ஆகும்.

நெல்லி மிட்டாய் - 1

தேவையான பொருட்கள்

நெல்லிக்காய்கள்	=	1 கிலோ
சீனி	=	1 கிலோ

செய்முறை:

நெல்லிக் காய்களை தண்ணீரில் நன்றாகக் கழுவி இட்லிப் பாத்திரத்தில் வைத்து, இரண்டு நிமிடம் வேகவைக்க வேண்டும். வேகவைத்த நெல்லிக்காய்களை சிறியத் துண்டுகளாக நீளவாக்கில் வெட்டிக்கொள்ள வேண்டும். வேகவைத்துள்ள நெல்லிக் காய்களில் நீர் நிறைந்திருக்கும். இந்த நீரை வெளியேற்றுவதற்கு ஏதுவாக நெல்லிக் காய்களைக் காற்றில் உலரவைக்க வேண்டும்.

ஒரு கிலோ சீனியை இரண்டு சமபாகங்களாகப் பிரித்து, ஒரு பகுதியை (அரைக் கிலோ) நெல்லிக்காயுடன் கலந்துகொள்ள வேண்டும். மறுநாள் அதை எடுத்துப் பார்க்கும்போது, நெல்லிக் காயிலுள்ள நீர் வெளியேறி, சீனியில் கலந்து சீனிக்கரைசலாக மாறியிருக்கும்.

மீதியுள்ள அரைக் கிலோ சீனியை மூன்று பகுதிகளாகப் (167 கிராம்) பிரித்துக்கொள்ள வேண்டும். மறுநாள், நெல்லித்துண்டுகளை பாத்திரத்திலிருந்து வெளியே எடுத்துவிட்டு, சீனிக் கரைசலுடன் மூன்றில் ஒரு பகுதி (167 கிராம்) சீனியைப் போட்டு, சீனி கரையும் வரையில் அடுப்பில் வைத்து சூடு பண்ண வேண்டும். சீனி கரைந்த பிறகு அடுப்பிலிருந்து இறக்கி, சீனிக்கரைசலில் நெல்லித் துண்டுகளைப் போட்டு ஊறவைக்க வேண்டும்.

இரண்டாம் நாள், நெல்லித்துண்டுகளைப் பாத்திரத்திலிருந்து வெளியே எடுத்துவிட்டு, பாத்திரத்தில் இரண்டாவது பகுதி சீனியைப் போட்டு, அது கரையும் வரை பாத்திரத்தை அடுப்பில் வைக்க வேண்டும். பிறகு சீனிக் கரைசலில் நெல்லித்துண்டுகளைப் போட்டு ஊறவைக்க வேண்டும்.

மூன்றாம் நாளன்று நெல்லித்துண்டுகளைப் பாத்திரத்திலிருந்து வெளியே எடுத்துவிட்டு, கடைசியாக உள்ள மூன்றாவது பகுதி சீனியைப் பாத்திரத்தில் போட்டு, அது கரையும் வரை பாத்திரத்தை அடுப்பில் வைத்திருக்க வேண்டும். பிறகு, பாத்திரத்தில் உள்ள சீனிக் கரைசலில் நெல்லித்துண்டுகளைப் போட்டு ஊறவைக்க வேண்டும். ஒரு வாரம் கழித்து நெல்லித்துண்டுகளை வெளியே எடுத்து, ஓடும் நீரில் கழுவி, மின்உலர்ப்பானில் உலர்த்த வேண்டும். உலர்த்தப்பட்ட நெல்லித்துண்டுகளில் சீனிப்பொடியைக் கலந்து டப்பாக்களில் அடைத்துப் பாதுகாப்பாக வைக்க வேண்டும். இதுதான் நெல்லி மிட்டாய் -1 ஆகும்.

நெல்லி மிட்டாய் - 2

தேவையான பொருட்கள்:

நெல்லிக் காய்கள்	=	1 கிலோ
சீனி	=	1 கிலோ
தண்ணீர்	=	1.5 லிட்டர்

செய்முறை:

நெல்லிக்காய்களை தண்ணீரில் நன்றாகக் கழுவி, இட்லிப் பாத்திரத்தில் வைத்து இரண்டு நிமிடம் வேக வைக்க வேண்டும். வேக வைத்த நெல்லிக்காய்களை சிறிய துண்டுகளாக நீளவாக்கில் நறுக்கிக்கொள்ள வேண்டும். தண்ணீரில் சீனியைக் கரைத்து கொதிக்கவைக்க வேண்டும். பிறகு, அதில் நெல்லித் துண்டுகளைப் போட்டு மிதமான சூட்டில் வேக வைக்க வேண்டும்.

ஆரம்பத்தில் சீனிக்கரைசலின் அளவு 40 சதவீதமான இருக்கும். இந்தக் கரைசலின் அளவு 70 சதவீதமாக வரும் வரை அடுப்பில் வைத்திருக்க வேண்டும். சீனிக் கரைசலின் அளவு 70 சதவீதமாக (கம்பி பதம்) வந்தவுடன், அடுப்பிலிருந்து இறக்கி, நெல்லித் துண்டுகளை மட்டும் தனியாகப் பிரித்தெடுத்து, நீரில் அலசி, மின்உலர்ப்பானில் உலர்த்த வேண்டும். உலர்த்தப்பட்ட நெல்லித் துண்டுகளில் சீனிப் பொடியைக் கலந்து, பிறகு அதை டப்பாக்களில் நிரப்பிப் பாதுகாப்பாக வைக்க வேண்டும். இதுதான் நெல்லி மிட்டாய்-2 ஆகும்.

நெல்லிக்காய் ஊறுகாய்
தேவையான பொருட்கள்:

நெல்லிக்காய் துண்டுகள்	=	1 கிலோ
உப்புத்தூள்	=	40 கிராம்
வெந்தயம் (வறுத்துப் பொடி செய்தது)	=	10 கிராம்
மஞ்சள் தூள்	=	10 கிராம்
கடுகு	=	அரைத் தேக்கரண்டி
நல்லெண்ணெய்	=	350 மில்லி லிட்டர்.

செய்முறை:

நெல்லிக்காய்களைத் தண்ணீரில் நன்றாகக் கழுவி, பிறகு நீராவியில் சிறிது நேரம் வேகவைக்க வேண்டும். வேகவைத்த நெல்லிக் காய்களிலிருந்து கொட்டைகளை நீக்கிவிட்டு, தசைப் பகுதியை சிறிய துண்டுகளாக நறுக்கிக்கொள்ள வேண்டும்.

வாணலியில் 100 மி.லி நல்லெண்ணெயை விட்டு கடுகைத் தாளித்து, அதில் உப்பு தவிர மற்ற பொருட்களைப் போட்டு வதக்க வேண்டும். பின்பு அதில் உப்பைச் சேர்த்து வதக்க வேண்டும்.

இவ்வாறு வதக்கப்பட்ட நெல்லிக்காய் துண்டுகளை கிருமி நீக்கம் செய்யப்பட்ட கண்ணாடிக் குப்பிகளில் போட்டு, மீதி நல்லெண்ணெயை சூடுபண்ணி நெல்லித்துண்டுகள் மீது ஊற்ற வேண்டும். இப்போது நெல்லிக்காய் ஊறுகாய் தயார். ஊறுகாய் குப்பிகளைச் சுத்தமான மல் துணி கொண்டு மூடி வைக்க வேண்டும்.

தேன் நெல்லி
தேவையான பொருட்கள்

நெல்லிக்காய்கள்	=	1 கிலோ
தேன்	=	1 கிலோ
சர்க்கரை	=	1 கிலோ
தண்ணீர்	=	1.40 லிட்டர்

பொட்டாசியம் மெட்டாபைசல்பேட் 0.5 கிராம்.

நன்கு முற்றின நெல்லிக்காய்களை சுத்தமான நீரில் நன்றாகக் கழுவி, இட்லிப் பாத்திரத்தில் வைத்து 10 நிமிடங்கள் ஆவியில் வேக வைக்க வேண்டும். வெந்த நெல்லிக் காய்களை வெளியே எடுத்து, பெரிய

தட்டில் பரப்பி ஆற வைக்க வேண்டும். ஆறிய நெல்லிக் காய்கள் மீது முள்கரண்டியால் குத்தி துளைகள் போட வேண்டும்.

சர்க்கரையைத் தண்ணீரில் கரைத்துக் காய்ச்ச வேண்டும். பாகுபதம் வரும் வரை காய்ச்ச வேண்டும். அத்துடன் பொட்டாசியம் மெட்டா பைசல்பேட்டைச் சேர்க்க வேண்டும். இந்த சர்க்கரைப் பாகில் வேகவைக்கப்பட்ட நெல்லிக் காய்களை போட்டு ஒரு நாள் முழுவதும் ஊறவைக்க வேண்டும். அப்போது நெல்லிக் காய்களிலுள்ள நீர் வெளியேறி சர்க்கரைப்பாகில் சேர்ந்துவிடும். சர்க்கரைபாகு நீர்த்துவிடும். நீர்த்த சர்க்கரைப் பாகை அடுப்பில் வைத்து சூடு பண்ண வேண்டும். அப்போது அதிலுள்ள நீர் ஆவியாக வெளியேறிவிடும். சர்க்கரைப் பாகு மறுபடியும் கெட்டியானப் பதத்திற்கு வந்துவிடும். இந்தப் பாகில் நெல்லிக் காய்களைப் போட்டு மறுபடியும் ஊறவைக்க வேண்டும். இவ்வாறு பலமுறை செய்யும் போது நெல்லிக் காய்களிலுள்ள நீர்ச்சத்து முழுமையாக வெளியேறிவிடும். அத்தகைய நீர்ச்சத்து இல்லாத நெல்லிக் காய்கள் நீண்ட காலம் கெடாமல் இருக்கும். நெல்லிக்காய்களை சர்க்கரைப் பாகிலிருந்து வெளியே எடுத்து, சுத்தமான கண்ணாடிப் பாட்டிலில் நிரப்பி, நெல்லிக்காய்கள் முழுவதும் மூழ்கும் வரையில் பாட்டிலில் தேனை ஊற்ற வேண்டும். ஒரு வாரம் வரை நெல்லிக்காய்கள் தேனில் ஊற வேண்டும். இவ்வாறு தேனில் ஊறிய நெல்லிக்காய்கள்தான் 'தேன் நெல்லி' என்பதாகும்.

வெற்றிக்கதை

விருது நகர் மாவட்டம் அருப்புக் கோட்டை நகரில் வசித்து வரும் திரு.எஸ்.நவிராஜன், மதிப்பு கூட்டப்பட்ட நெல்லிப் பண்டங்களைத் தயாரித்து விற்பனை செய்து, நல்ல வருமானம் ஈட்டி வருகின்றார். அவரது வெற்றிக்கதை வருமாறு:

பொற்கொல்லர் குடும்பத்தில் பிறந்து வளர்ந்த நவிராஜன், தனது குலத்தொழிலை வாழ்வாதாரமாகக் கொண்டு அருப்புக் கோட்டையில் வசதியாக வாழ்ந்து வருகிறார். அவர், "மக்களுக்கு பயன்படும் வகையில் வேறு ஏதாவது தொழிலை சமூக அக்கறையோடு குறைந்த இலாபத்தில் செய்ய வேண்டும்" என்பது பற்றி அவரது இளமைக் காலம் முதல் ஆலோசித்து வந்துள்ளார். ஒரு சமயத்தில் அவருக்கு உணவுப் பொருட்கள் பதப்படுத்தும் தொழில் செய்ய வேண்டும் என்ற ஆர்வம் ஏற்பட்டது. ஆனால், அதைப் பற்றிய படிப்பும், பயிற்சியும் இல்லாத காரணத்தினால், அதைச் செய்வது பற்றி தயங்கிக்கொண்டிருந்தார். அந்தச் சமயத்தில், அருப்புக்கோட்டை வேளாண்மை அறிவியல்

நிலையத்தில் "உணவுப் பொருட்கள் பதப்படுத்தல் பற்றிய பயிற்சி" நடத்தப்படுவது பற்றி தெரிய வந்தது. உடனடியாக அந்த ஒரு மாத காலப் பயிற்சியில் சேர்ந்து, பல்வேறு விதமான மதிப்புக் கூட்டப்பட்ட உணவுகள் தயாரிப்பது பற்றி, செய்முறை விளக்கத்துடன் அறிந்து கொண்டார். பல்வேறு வணிகரீதி உணவு உற்பத்திக் கூடங்களுக்குப் பட்டறிவு பயணம் மேற்கொண்டு நல்ல அனுபவம் பெற்றார். அதன் அடிப்படையில், பழங்களில் அதிக அளவில் நேரடியாக உண்ண முடியாததும், சந்தையில் அதிக அளவு மதிப்புக் கூட்டப்பட்ட பொருட்களாக விற்பனையில் இல்லாததுமான நெல்லிக் காய்களை மதிப்புக் கூட்டி விற்பனை செய்வது என்று முடிவு செய்தார்.

நெல்லி பண்டங்கள் குறித்து சந்தை ஆய்வு மேற்கொண்டபோது, "தேனில் ஊறவைத்த நெல்லிக்காய் மற்றும் நெல்லிக்காய் சுபாரி ஆகியவைகளுக்கு அதிக விற்பனை வாய்ப்புகள் இருப்பது" பற்றி அறிந்துகொண்டார். உடனடியாக அவைகளை சிறிய அளவில் வீட்டிலேயே தயாரித்து. அக்கம்பக்கத்தில் உள்ளவர்களுக்கு குறைந்த லாபத்தில் விற்பனை செய்துவந்தார். இவரது தேன் நெல்லி மற்றும் நெல்லி சுபாரி ஆகியவைகளின் தரம் மிகவும் உயர்வாக இருந்தபடியால் அவைகளின் விற்பனை அதிகரித்தது. அதனால் அவைகளின் உற்பத்தியை அதிகரித்தார். அதன் மூலம் அதிக வருமானம் ஈட்டி வருகிறார். அவரது நெல்லி தயாரிப்புகளை எஸ்.என்.ஆர். இயற்கை உணவு என்றப் பெயரில் விற்பனை செய்து வருகிறார். இப்போது நெல்லிக்காய்களை மதிப்புக் கூட்டுதல் செய்வது மூலம் மாதம் சுமார் ரூ 10,000 வரை சம்பாதித்து வருகிறார்.

நெல்லிக்காய்களை மதிப்புக் கூட்டுவது பற்றிய நவிராஜனின் வெற்றிக்கதை எல்லா நெல்லி விவசாயிகளுக்கும் நல்லதொரு படிப்பினை ஆகும். நெல்லிக் காய்களை மதிப்புக் கூட்டுதல் மூலம் தான் நெல்லிக்காய்களுக்கு நல்ல விலை பெற முடியும். நெல்லிக்காய்களை மதிப்புக் கூட்டுதல் என்பது காலத்தின் கட்டாயம்.

நெல்லிக் கொட்டை நீக்கும் கருவி

தமிழ்நாட்டில் நெல்லி நல்லதொரு பணப்பயிராகப் பயிரிடப்படுகிறது. ஆண்டுதோறும் சுமார் 1.80 இலட்சம் நெல்லிக் காய்கள் விளைவிக்கப்படுகின்றன. இத்தகைய விளைச்சலுக்கேற்ப நெல்லிக்காய்களின் பயன்பாடுகள் அதிகரிக்க வேண்டும். நெல்லிக் காய்கள் அதிகத் துவர்ப்பும், அதிகப் புளிப்பும் கொண்டவைகளாக இருப்பதால், அவைகள் நேரடியாக உண்ணுவதற்கு உகந்தவைகளாக இல்லை. எனவே, நெல்லிக்காய்களைப் பதப்படுத்தி மக்கள் விரும்பி

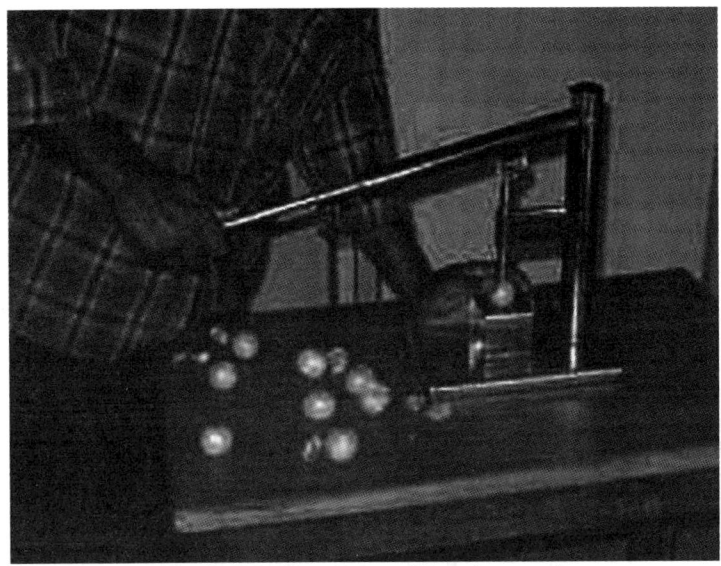

நெல்லிக் கொட்டை நீக்கும் கருவி

உண்ணுவதற்கு உகந்த உணவுப் பண்டங்களாகவும், இன்சுவை பானங்களாகவும் தயாரிக்க வேண்டும். இவ்வாறு தயாரிக்கும் போது, அவைகளின் விலை மதிப்பு கூடுகிறது. அதனால் கூடுதல் இலாபம் கிடைக்கிறது. இதற்கு முதலில் நெல்லிக்காயில் உள்ள கொட்டையை நீக்க வேண்டும். நெல்லிக்காய்களைக் கையால் நசுக்கி கொட்டையை நீக்கும்போது அதிக அளவு பழச்சாறு மற்றும் தசைப் பகுதி விரயமாகிவிடுகிறது. இத்தகைய விரயத்தைத் தடுப்பதற்கும், நெல்லிக் கொட்டையை எளிதில் நீக்குவதற்கும் ஏதுவாக நல்லதொரு கருவி ஒன்றை தமிழ்நாடு வேளாண்மைப் பல்கலைக்கழகத்தின் அறுவடை பின்செய்நேர்த்தி தொழில்நுட்ப மையம் உருவாக்கியுள்ளது.

இக்கருவியின் சிறப்பியல்புகள்

1. இக்கருவி தனி நபர் இயக்குவதற்கு ஏதுவாக இருக்கிறது.
2. இக்கருவியை இயக்குவதற்கு மின்சாரம், எரிபொருள் எதுவும் தேவையில்லை.
3. இந்தக் கருவியைக் கொண்டு ஒரு மணி நேரத்தில் 530 நெல்லிக் காய்களில் விதை நீக்கம் செய்திட முடியும்.
4. நெல்லிக்காய்களிலிருந்து 90.65 சதவீதம் அளவுக்கு பழக்கூழ் கிடைக்கிறது. இது மிகவும் சிறப்பான செயல் திறன் ஆகும்.
5. இக்கருவியின் விலை ரூ.2000 / மட்டுமே.

இக்கருவியின் அமைப்பு மற்றும் செயல்பாடு

இக்கருவியில் கீழ்க்கண்ட உபகரணங்கள் உள்ளன.

1. நெல்லிக்காயைத் துளையிடும் கம்பி.
2. நெல்லிக்காயை வைப்பதற்கான சிறிய மேடைப் பகுதி. அதன் நடுவில் சிறிய துவாரம் இருக்கிறது.
3. நீண்ட கைப்பிடி.
4. இக்கருவியில் காய் வைக்கும் பகுதியும், துளையிடும் கம்பியும் துருப்பிடிக்காத எஃகு உலோகத்தினால் செய்யப்பட்டுள்ளன. (அவை உணவுத் தரம் கொண்டவை)
5. இக்கருவியின் எல்லாப் பாகங்களும் துருப்பிடிக்காத வகையில் மின் முலாம் பூசப்பட்டுள்ளன.

நெல்லிக் கொட்டையை நீக்கும் முறை

நெல்லிக்காயை வைப்பதற்கான மேடையில் உள்ள துவாரத்தில் நெல்லிக்காயை சரியாகப் பொருத்தி வைக்க வேண்டும். பிறகு நீண்ட கைப்பிடியை மேல் நோக்கி இயக்கி, துளையிடும் கம்பியை கீழ்நோக்கிச் செலுத்த வேண்டும். அவ்வாறு செலுத்தும்போது, நெல்லிக்காயிலுள்ள கொட்டை கீழ் நோக்கித் தள்ளப்பட்டு, நடுவில் உள்ள துளை வழியாக வெளியேற்றப் படுகிறது. இவ்வாறாக ஒவ்வொரு நெல்லிக்காயையும் இக்கருவில் வைத்து கொட்டையை நீக்க வேண்டும். இக்கருவி மூலம் நெல்லிக் கொட்டையை நீக்கும்போது சாறு விரயமாவதில்லை. தசைப்பகுதி சேதமடைவதில்லை. இந்தக் கருவி கிடைக்கும் முகவரி:

பேராசிரியர் மற்றும் தலைவர்
அறுவடை பின்செய்நேர்த்தி தொழில்நுட்ப மையம்.
வேளாண்மைப் பொறியியல் கல்லூரி மற்றும் ஆராய்ச்சி நிலையம்
தமிழ்நாடு வேளாண்மைப் பல்கலைக்கழகம், கோயம்புத்தூர் 641 003
தொலைபேசி 0422 6611268, 0422 6611340

நெல்லி கொட்டை நீக்கும் இயந்திரம்

நெல்லிக் காய்களிலிருந்து கொட்டையை நீக்குவதற்கு மின்சக்தி மூலம் இயங்கும் இயந்திரத்தை தமிழ்நாடு வேளாண்மைப் பல்கலைக்கழகம் வடிவமைத்துள்ளது. அந்த இயந்திரம் பற்றிய விபரங்கள் வருமாறு:

செயல் திறன்: 100 கிலோ நெல்லிக் காய்கள் / மணி

மின்மோட்டார் சக்தி: 2 குதிரைச் சக்தி

கொட்டை நீக்கும் திறன் : 95 சதம்

வேலை ஆள் தேவை: ஒரு ஆள்

இயந்திரத்தின் விலை : ரூ 60,000/- (மாறுதலுக்கு உட்பட்டது)

நெல்லிக் காய்களுக்கு குறைந்தளவு சேதாரம் (5 சதம் வரை) ஏற்படுகிறது அதிக அளவு கொட்டை நீக்கும் திறன் கொண்டுள்ளது. இந்த இயந்திரத்தை வாங்குவதற்கு தொடர்பு கொள்ள வேண்டிய முகவரி:

ஆராய்ச்சி இயக்குனரகம்
தமிழ்நாடு வேளாண்மை பல்கலைக்கழகம்
கோயம்புத்தூர் - 641 003
தொலைபேசி: 04226611527

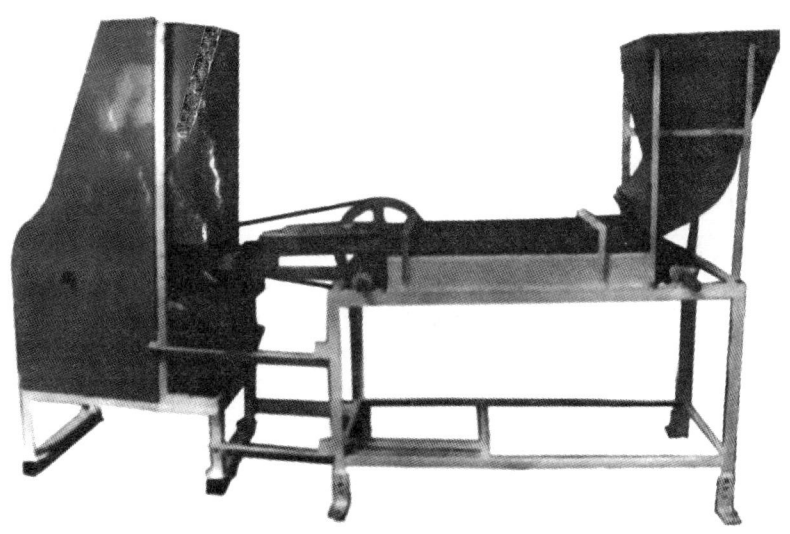

நெல்லிக்கொட்டை நீக்கும் இயந்திரம்

21. நெல்லி சாகுபடி வெற்றிக்கதைகள்

மதிப்புக் கூட்டினால் நெல்லியில் மகத்தான வெற்றி

திரு. P. ராஜேந்திரன், முன்னோடி நெல்லி விவசாயி, நெல்லிப்பண்ணை, கொசவம்பாளையம். வாவிப்பாளையம் அஞ்சல். கேத்தனூர் வழி, பல்லடம் – 641 671, கோவை மாவட்டம். அலைபேசி 9842217569, 9843017555

திரு. P. ராஜேந்திரன், கடந்த 25 வருடங்களாக நெல்லி விவசாயம் செய்து வருகின்றார். நெல்லி விவசாயத்தில் கொடிகட்டிப் பறக்கும் இவரது வெற்றிக் கதை இதோ.

திரு. ராஜேந்திரனின் சொந்த ஊர் கரூர் மாவட்டம் ஆண்டிப் பாளையம். இவரது குடும்பம் விவசாயத்தை விட்டுவிட்டு வேறு தொழிலுக்குப் போய்விட்ட குடும்பம். வியாபாரம் செய்து பெரிய ஆளாக வேண்டும் என்பது இவரது சின்ன வயது ஆசை. எனவே, கையிலிருந்த காசைப் போட்டு டெலிவிஷன் கடை போட்டார். வியாபாரம் நன்றாக நடந்தது. அதனால் பரமத்தி வேலூர், பல்லடம் ஆகிய இரண்டு ஊர்களில் டெலிவிஷன் கடைகளைத் திறந்தார். வியாபாரம் நன்கு நடந்துவந்தது.

அந்தச் சமயத்தில் அவருக்குத் திருமணம் நடந்தது. 10 ஏக்கர் நிலம் சீதனமாகக் கிடைத்தது. அது ஒரு மேட்டுக் காடு. எனவே, அதை விற்றுவிட்டு, அந்தப் பணத்தைக் கொண்டு வியாபாரத்தை விரிவுபடுத்த விரும்பினார். அந்தச் சமயத்தில், செய்தித்தாளில் நெல்லி விவசாயம் பற்றிய கட்டுரை ஒன்றைப் படித்தார். வறட்சியிலும் நெல்லி நன்றாகப் பயிராகும் என்று அதில் எழுதியிருந்தது. அதைப் படித்த அவர், நிலத்தை விற்கும் எண்ணத்தை விட்டுவிட்டு, நெல்லி விவசாயம் செய்யலாம் என்று முடிவு செய்தார். தோட்டக்கலைத்துறை மற்றும் வேளாண்மைத்துறை அலுவலர்களை அணுகி, நெல்லி விவசாயம் பற்றிய எல்லாத் தகவல்களையும் விசாரித்துத் தெரிந்துகொண்டார். அனைவரும் நெல்லி விவசாயம் பற்றி நல்ல விதமாகத்தான் சொன்னார்கள். அத்தகைய தகவல்களின் அடிப்படையில் கொசவம்பாளையத்தில், தனக்கு சீதனமாகக் கிடைத்த பத்து ஏக்கர் நிலத்தில் நெல்லி விவசாயத்தைத் தொடங்கினார்.

முதலில் 550 அடி ஆழமுள்ள ஆழ்துளைக் கிணறைப் போட்டு மின்சார இணைப்பை வாங்கிவிட்டார். அப்போதும் அநேகர்

அவரிடம் வியாபாரத்தில் எடுத்த காசை விவசாயத்தில் விட்டுவிட வேண்டாம். நிலத்தை காற்றாலை கம்பெனிக்குக் கொடுத்தால் அதிகப் பணம் கிடைக்கும் என்று ஆசை வார்த்தைகள் கூறினார்கள். பலர் பகடி பேசினார்கள். ஆனால், அவர் மசியவில்லை. விவசாய வேலையை ஆரம்பித்துவிட்டார்.

தோட்டக்கலைத்துறை, வனத்துறை மற்றும் தனியார் நாற்றுப் பண்ணைகளிலிருந்து 4500 நெல்லிக் கன்றுகளை வாங்கினார். பத்து ஏக்கரில் 4300 நெல்லிக் கன்றுகளை நடவுசெய்தார். மீதமுள்ள 200 கன்றுகளை பாடுவாசி கன்றுகளுக்குப் பதிலாக நடுவதற்காக வைத்துக் கொண்டார். எல்லாக் கன்றுகளும் நல்ல மகசூல் தரும் நவீன பெரு நெல்லி ரகங்களின் கன்றுகளாகும்.

இயற்கை விவசாய முறையில் நெல்லிப் பயிரை சாகுபடி செய்ய வேண்டும் என்று ஆரம்பத்திலேயே இவர் முடிவு செய்து விட்டார். 10 அடிக்கு 10 அடி என்ற இடைவெளியில், இரண்டரை அடி நீளம், அகலம், ஆழமுள்ள குழிகளை எடுத்தார். குழி ஒன்றுக்கு 20 கிலோ தொழு உரம், ஒரு கிலோ வேப்பம் புண்ணாக்கு வீதம் போட்டு, நெல்லிக் கன்றுகளை நடவு செய்தார். சொட்டு நீர்ப் பாசனம் அமைத்து நெல்லிச் செடிகளுக்கு நல்ல முறையில் பாசனம் செய்துவந்தார். நெல்லிச் செடிகள் வாடாமல் வதங்காமல் தளதளவென்று செழித்து வளர்ந்தன. சரியான சமயத்தில் கவாத்து செய்தல், களை எடுத்தல் ஆகியவைகளைத் தவறாமல் செய்துவந்தார். பருவ மழை தொடங்குவதற்கு முன்பு முறையாக உரங்களைப் போட்டு வந்தார். வருடத்திற்கு இரண்டு முறை உரங்களைப் போட்டார். மரம் ஒன்றுக்கு 10 கிலோ ஆட்டு எருவையும், 10 கிலோ தொழு எருவையும் கலந்து போட்டார்.

நட்ட மூன்றாவது வருடத்தில் நெல்லிச் செடிகள் காய்க்கத் தொடங்கிவிட்டன. முதல் பறிப்பில் பத்து ஏக்கரில் 25 டன் நெல்லிக் காய்கள் கிடைத்தன. அவைகளை ஒட்டன்சத்திரம் சந்தையில் கிலோ 20 ரூபாய் என்று விற்பனை செய்தார். அதில் 4 லட்சம் ரூபாய் வருமானம் கிடைத்தது. ஐந்தாம் ஆண்டில் பத்து ஏக்கரில் 100 டன் காய்கள் கிடைத்தன.

எல்லாப் பயிர்களையும் போலவே நெல்லிப் பயிருக்கும் நல்ல விலை தொடர்ந்து கிடைக்கவில்லை. சில சமயங்களில் விலை மிகவும் குறைவாகக் கிடைத்தது. அந்தச் சமயங்களில் நெல்லிக்காய்களை வருகின்ற வழியிலுள்ள ஊர்களிலுள்ள மக்களுக்கு இலவசமாகக் கொடுத்துள்ளார்.

அந்தச் சமயத்தில், இயற்கை விவசாய விஞ்ஞானி நம்மாழ்வார் இவரது நெல்லித் தோட்டத்திற்கு வந்தார். தோட்டத்தைச் சுற்றிப்

பார்த்துவிட்டு ஆச்சரியப்பட்டார். அப்போது அவரிடம் நெல்லிக் காய்களுக்கு நல்ல விலை சீராகக் கிடைப்பதில்லை என்பதைக் கூறினார். அதற்கு அவர், “நெல்லிக்காய்களை மதிப்புக் கூட்டினால் நல்ல விலை கிடைக்கும்” என்று கூறினார். அவர் கூறியபடி நெல்லிக்காய்களை மதிப்புக்கூட்டும் வேலையைச் செய்ய ஆரம்பித்தார். கோயம்புத்தூர் தமிழ்நாடு வேளாண்மைப் பல்கலைக்கழகத்தில், நெல்லி மிட்டாய், நெல்லி வத்தல், நெல்லி ஊறுகாய், நெல்லிச் சாறு போன்றவைகளைத் தயாரிப்பது பற்றி பயிற்சி எடுத்துக்கொண்டார். வங்கியிலிருந்து கடன் வாங்கி, நெல்லிச்சாறு தயாரிக்கின்ற நிறுவனத்தை ஆரம்பித்தார். மதிப்புக் கூட்டுதலுக்கு மாறியது மூலம் மகத்தான லாபம் கிடைத்தது என்று ராஜேந்திரன் கூறினார். நெல்லிக்காய்களிலிருந்து தினந்தோறும் 100 லிட்டர் நெல்லிச் சாறு தயாரித்து, பாட்டில்களில் அடைத்து ஊர் ஊராகச் சென்று விற்று வந்தார். விவசாயக் கண்காட்சிகளில் அரங்கம் அமைத்து விற்பனை செய்தார். வியாபாரம் சூடுபிடிக்கத் தொடங்கியது. செய்தித்தாள், வானொலி, தொலைக் காட்சி ஆகியவைகளில் தொடர்ச்சியாக விளம்பரங்கள் செய்தார். அவைகளின் பயனாக ஆர்டர்கள் வந்து குவிந்தன. அதிநவீன இயந்திரங்களை வாங்கி உற்பத்தித் திறனை அதிகப்படுத்தினார். கேரளா, ஆந்திரா, கர்நாடகா ஆகிய அண்டை மாநிலங்களுக்கும் மலேசியா, சிங்கப்பூர், துபாய் வியட்நாம் ஆகிய அயல் நாடுகளுக்கு நெல்லிச் சாறை அனுப்பிவைத்தார்.

விவசாயத்தில் கிடைத்த வருமானத்தை விவசாயத்தில் மூதலீடு செய்வதென்று முடிவுசெய்தார். அதன் காரணமாக திண்டுக்கல் மாவட்டம் ஸ்ரீராமபுரம் கிராமத்தில் 150 ஏக்கர் நிலத்தை வாங்கி அதிலும் நெல்லிச் சாகுபடியை ஆரம்பித்தார். இப்போது இவரிடம் மொத்த 160 ஏக்கர்களில் நெல்லி பயிர் இருக்கிறது. வருடத்திற்கு சராசரியாக 1600 டன்கள் (16 லட்சம் கிலோ) நெல்லிக்காய்கள் கிடைக்கின்றன. அவைகளிலிருந்து சாறு எடுத்து விற்பனை செய்து வருகின்றார். அதன் மூலம் கிடைக்கும் வருமானம் குறித்த தகவல்களையும் சொன்னார்.

நான்கு கிலோ நெல்லிக்காய்களிலிருந்து ஒரு லிட்டர் சாறு எடுக்கலாம். ஒரு வருடத்தில் சராசரியாக 4 லட்சம் லிட்டர் நெல்லிச் சாறு உற்பத்தி செய்கின்றார். ஒரு லிட்டர் 120 ரூபாய் என்ற விலையில் விற்கிறார். ஒரு வருடத்தில் 4 கோடியே 80 லட்சம் ரூபாய் வருமானம் கிடைக்கிறது. எல்லாச் செலவும் போக, ஒரு வருடத்தில் 1 கோடியே 20 லட்சம் ரூபாய் நிகர வருமானம் கிடைக்கிறது. காயாக விற்பனை செய்தால் இதில் பாதி அளவுக்குகூட வருமானம் கிடைத்திருக்காது என்று ராஜேந்திரன் தெரிவித்தார்.

மதிப்புக் கூட்டுதல் மூலம்தான் இத்தகைய மகத்தான லாபம் கிடைத்துள்ளது. விலை கிடைக்கவில்லையே என்று மனம் தளராமல் முயற்சி எடுத்ததற்குக் கிடைத்த வெற்றி இது. இந்த வெற்றிக்கு வழிகாட்டியவர் நம்மாழ்வார் ஐயா அவர்கள். அதனால் நம்மாழ்வார் ஐயா ஆரம்பித்துள்ள வானகம் பண்ணைக்குப் பக்கத்தில், அவரது நினைவாக 60 ஏக்கர் நிலத்தை வாங்கியுள்ளார். அந்த நிலத்திலும் நெல்லி சாகுபடி செய்யவுள்ளார். அங்கும் நெல்லிக் கோய்களை மதிப்புக் கூட்டுதல் வேலையை விரிவுபடுத்தவுள்ளார். இதற்காக இவரது மகளை உணவு பதப்படுத்துதல் பற்றிய படிப்பைப் படிக்க வைத்துள்ளார். இவரது அனைத்து முயற்சிகளும் வெற்றி பெறுவதாக!

வெற்றிக்கதை - 2

பெருநெல்லி தந்த பெருஞ்செல்வம்

திரு.கே.கதிரேசன், ஸ்ரீ கிருஷ்ணா பழப்பண்ணை
கானப்பாடி அஞ்சல், வடமதுரை வழி, வேடசந்தூர் வட்டம்,
திண்டுக்கல் மாவட்டம், அலைபேசி 9443466801.

குபேரனுக்கு பெரும் செல்வத்தை அள்ளித் தந்த பெருநெல்லி பற்றி புராணத்தில் கூறப்பட்டுள்ளது. அந்தக் குபேரனைப் போலவே பெருநெல்லியைப் பயிரிட்டு பெருஞ் செல்வந்தரான கானப்பாடி கதிரேசனின் வெற்றிக் கதை வருமாறு:

கதிரேசனின் தந்தை கிருஷ்ணசாமி, கானப்பாடி கிராமத்திலுள்ள தனது பண்ணையில் சப்போட்டா பழப்பயிரை 3 ஏக்கரிலும், புளிய மரப் பயிரை 3 ஏக்கரிலும் பயிரிட்டிருந்தார். சப்போட்டா பயிர் நல்ல மகசூல் தந்தது. சப்போட்டா பழங்களுக்கு நல்ல விலையும் கிடைத்து வந்தது. அதைப் பார்த்த அக்கம் பக்கத்து விவசாயிகளும் சப்போட்டா பயிரை சாகுபடி செய்ய ஆரம்பித்தார்கள். அவர்களுக்குத் தேவைப்பட்ட சப்போட்டா கன்றுகளை கதிரேசனின் தந்தை தனது பண்ணையில் உற்பத்தி செய்து கொடுத்துள்ளார்.

ஒரு காலகட்டத்தில் பண்ணை நிர்வாகம் கதிரேசனிடம் ஒப்படைக்கப்பட்டது. அப்போது, பண்ணையிலிருந்த புளிய மரங்கள் நல்ல மகசூல் தரவில்லை என்பதை அறிந்த கதிரேசன், அவைகளை அகற்றிவிட்டு வேறு ஒரு பழப் பயிரைப் பயிரிடுவது பற்றி ஆலோசித்து வந்தார். அந்தச் சமயத்தில், நவீன வேளாண்மைப் பத்திரிகையில் பெரு நெல்லிச் சாகுபடி பற்றிய கட்டுரையைப் படிக்க நேரிட்டது. அதன் அடிப்படையில் 3 ஏக்கரில் இருந்த புளிய மரங்களை அகற்றிவிட்டு, பெருநெல்லிப் பயிரிட்டார் கதிரேசன்.

நவீன வேளாண்மை கட்டுரையில் கூறப்பட்டிருந்த நாற்றுப் பண்ணைகளுக்கு நேரில் சென்று, நெல்லிக் கன்றுகளைப் பார்வையிட்டு, தரமான கன்றுகளை வாங்கி வந்தார். ஏக்கருக்கு 200 கன்றுகள் வீதம் 3 ஏக்கரில் 600 கன்றுகளை நடவுசெய்தார். நான்கு நெல்லி ரகக் கன்றுகளைக் கலந்து நடவு செய்தார். அவைகளில் என் ஏ 7 கன்றுகள் 75, சாக்கையா கன்றுகள் 75, கிருஷ்ணா கன்றுகள் 25, காஞ்சன் கன்றுகள் 25 இருக்கும்படி நடவுசெய்தார்.

நெல்லிச் சாகுபடிக்கு மணல் கலந்த செம்மண் நிலம் உகந்தது என்றும், நிலத்தில் நல்ல வடிகால் வசதி இருப்பது அவசியம் என்றும் இவர் கூறுகிறார். இரண்டு அடிக்கு இரண்டு ஆடி அளவுள்ள குழிகள் எடுத்து, அதில் வண்டல் கலந்த களிமண் மற்றும் மக்கிய தொழு உரம் போட்டு நெல்லிக் கன்றுகளை நடவு செய்தார். முதல் மூன்று வருடங்களில் நெல்லிக் கான்றுகளுக்கு இடையில் தானிய வகைப் பயிர்களை சாகுபடி செய்து உபரி வருமானம் ஈட்டியுள்ளார்.

நெல்லி நடவு செய்த ஒரு வருடத்திற்குப் பிறகு மரத்தில் உள்ள கிளைகளில் நுனிப்பகுதியை ஒரு அடி விட்டு வெட்டி, கவாத்து செய்வது மூலம் மரங்கள் உயரமாக வளர்வது தடுக்கப்படுகின்றன. அதிகக் கிளைகள் வளர்ந்து வருகின்றன. இதன் மூலம் அதிக காய்கள் காய்க்கின்றன.

முதல் இரண்டு வருடங்களில் காய்க்கும் காய்களை வளரவிடாமல் பறித்துவிட வேண்டும். மூன்று ஆண்டுகளுக்குப் பிறகுதான் மரங்களைக் காய்க்க விட வேண்டும். பூக்கள் பூக்கும் காலத்தில், 3 மாதங்கள் தண்ணீர் பாய்ச்சுவதை நிறுத்தி வைத்து, மரங்களுக்கு ஓய்வு கொடுக்க வேண்டும். அப்போது மரத்திலுள்ள இலைகள் உதிர்ந்துவிடும். மரம் உறக்க நிலைக்குச் சென்றுவிடும். மரங்கள் அதிகமாகப் பூப்பதற்கு இந்த உறக்க நிலை அவசியம். நெல்லிப் பூக்கள் அயல் மகரந்தச் சேர்க்கை மூலம்தான் கருத்தரிக்கின்றன. இந்த அயல் மகரந்தச் சேர்க்கை தேனீக்கள் மூலம் நடைபெறுகின்றது. இதற்கு ஏதுவாக ஏக்கருக்கு 5 தேனீப் பெட்டிகள் வீதம் வைத்து, தேனீக்களைப் பராமரித்து வர வேண்டும். நெல்லித் தோட்டத்தின் வேலியோரத்தில் வேப்ப மரங்களை வளர்க்க வேண்டும். நெல்லி மரங்கள் பூக்கும் சமயத்தில் வேப்ப மரங்களும் பூக்கின்றன. வேப்பம் பூக்களை நாடி அதிக எண்ணிக்கையில் தேனீக்கள் வருவதால், நெல்லித் தோட்டத்தில் தேனீக்கள் நடமாட்டம் அதிகரிக்கிறது. அதன் மூலம் நெல்லி பூக்களில் அயல் மகரந்தச் சேர்க்கை நல்ல விதமாக நடைபெறுகிறது. அதிக எண்ணிக்கையில் நெல்லிக்காய்கள் உருவாகின்றன. காய்ப்பு அதிகரிக்கிறது.

3 ஆண்டு வயதுள்ள நெல்லி மரங்களுக்கு மரம் ஒன்றுக்கு 200 கிராம் சூப்பர், 200 கிராம் பொட்டாஷ், 100 கிராம் யூரியா, ஆகியவைகளை 5 கிலோ தொழு உரத்துடன் கலந்து, ஆண்டுக்கு இரண்டு முறை இட வேண்டும். மரத்தைச் சுற்றி இரண்டு அடி தள்ளி 1½ அடி ஆழத்தில் அரை வட்டப் பாத்தி அமைத்து, அதில் உரங்களைப் போட்டு தண்ணீர் பாய்ச்ச வேண்டும். அடுத்த அரைவட்டப் பாத்தியில் இரண்டாவது தவணை உரங்களைப் போட்டு தண்ணீர் பாய்ச்ச வேண்டும். மரத்தின் வயது கூடக்கூட உர அளவுகளை அதிகரிக்க வேண்டும். அப்போதுதான் அதிக மகசூல் கிடைக்கும்.

நடவு செய்த மூன்றாம் ஆண்டில் நெல்லி மரங்கள் காய்ப்புக்கு வந்துவிடும். முதல் அறுவடையில் மரம் ஒன்றுக்கு 25 கிலோ காய் மகசூல் கிடைக்கும். ஒரு ஏக்கரிலுள்ள 200 மரங்களிலிருந்து 5000 கிலோ நெல்லிக்காய்கள் கிடைக்கும். கிலோ ஒன்றுக்கு ரூ 20 என்ற விலை கிடைப்பதால், ஒரு லட்சம் ரூபாய் வருமானம் கிடைக்கும். ஐந்து ஆண்டுகளுக்கு மேல் ஒரு மரம் சராசரியாக 100கிலோ வரை காய்க்கும். அப்போது ஒரு ஏக்கரிலிருந்து 20,000 கிலோ காய்கள் கிடைக்கும். அவைகள் மூலம் நான்கு இலட்சம் ரூபாய் வருமானம் கிடைக்கும். நெல்லி சாகுபடியில் செலவுகள் என்று பார்க்கும்போது, ஆரம்பத்தில் நிலத்தைத் தயார்செய்தல், குழிகள் எடுத்தல், கன்றுகளை நடுதல் ஆகியவைகளுக்கு ஆகும் செலவு ரூ. 8,000/. கன்றுகள் மற்றும் உரங்கள் செலவு ரூ 7,000/. 3 ஆண்டுகளுக்கு பராமரிப்புச் செலவு ரூ.10,000/. ஆக மொத்தச் செலவு ரூ 25,000/. முதல் அறுவடை வருவாய் ரூ.1,00,000/. இதில் செலவு போக, ஏக்கருக்கு ரூ. 75,000/ நிகர வருமானமாகக் கிடைத்துள்ளது. 5 ஆண்டுகளுக்குப் பிறகு இந்த நிகர வருமானம் மூன்று மடங்காக அதிகரித்துள்ளது. அதாவது ஏக்கருக்கு ரூ. 2,25,000 நிகர வருமானமாகக் கிடைத்துள்ளது. கதிரேசன் சாகுபடி செய்துள்ள மூன்று ஏக்கர் நெல்லிச் சாகுபடி மூலம் ஆண்டுதோறும் ரூ. 6,75,000 கிடைத்துள்ளது. இத்தகைய பெரும் வருமானத்தை மூன்று ஏக்கர் நெல்லி சாகுபடி மூலம் ஆண்டுதோறும் பெற்று கதிரேசன் பெரும் செல்வந்தரானார். இந்த வருமானக் கணக்கு 2007 ஆம் ஆண்டுக்கானது.

22. இயற்கை விவசாய முறையில் நெல்லி சாகுபடி

இயற்கை விவசாயம் என்பது?

இயற்கை விவசாயம் என்பது இயற்கை இடுபொருட்களை மட்டும் பயன்படுத்தி செய்யப்படும் பயிர் சாகுபடி முறையாகும். இதில் இரசாயன உரங்கள், இரசாயன பூச்சிக் கொல்லிகள் போன்ற இரசாயன இடுபொருட்களின் பயன்பாடு கிடையாது. எனவே அவைகளின் நச்சு எச்சங்கள் எதுவும் விளைபொருட்களில் காணப்படுதில்லை.

இயற்கை விவசாயத்தில் தொழுஉரம், பசுந்தாள் உரம், உயிர் உரங்கள் போன்ற இயற்கை உரங்களைப் பயன்படுத்தி பயிர் சாகுபடி செய்யப்படுகிறது. உயிரிபூச்சிக்கொல்லிகள், தாவரப்பூச்சிக் கொல்லிகள், விளக்கு பொறிகள் போன்றவைகளைப் பயன்படுத்தி பயிர் பாதுகாப்பு செய்யப்படுகிறது.

இயற்கை விவசாயத்தில் இரை விழுங்கிகள், ஒட்டுண்ணிகள் போன்ற நல்ல பூச்சிகள் கொல்லப்படுவதில்லை. இது இதன் தனிச்சிறப்பு.

இயற்கை விவசாய விளைபொருட்கள் நஞ்சியில்லாதவை. நல்ல சத்தானவை. அதிக சுவையானவை. அவைகளை உண்போர்களின் உடல்நலம் மேம்படுகிறது.

இயற்கை விவசாயம் வளங்குன்றா விவசாயமாகும். இது சுற்றுச் சூழலை மாசுபடுத்துவதில்லை. இதற்கு சான்றளிப்பு பெறமுடியும். இயற்கை விவசாயத்திற்கு இந்திய அரசு முக்கியத்துவமும், முன்னுரிமையும் அளித்து வருகிறது. இயற்கை விவசாயம் மூலம் இந்தியாவில் இரண்டாம் பசுமை புரட்சி ஏற்படக்கூடும் என்ற எதிர்பார்ப்பு உள்ளது.

விளைநிலம் வளமுள்ளதாக இருந்தால்தான் நல்ல விளைச்சல் கிடைக்கும். இயற்கை விவசாயத்தில் மண் வளம் என்பது மண்ணிலுள்ள கரிமச்சத்தைச் சார்ந்தது. மண்ணிலுள்ள கரிமச்சத்தின் அளவுதான் மண்வளத்தை நிர்ணயிக்கும் அளவுகோல் ஆகும். மண்ணில் குறைந்தபட்சம் ஒரு சதவீதம் கரிமச்சத்து இருப்பது இயற்கை விவசாயத்திற்கு அவசியம். ஆனால், தமிழ்நாட்டு மண்ணில் 0.41 சதவீதத்தில்தான் கரிமச்சத்து இருக்கிறது.

பசுமைப் புரட்சிக்குப் பின்னர் இந்திய விவசாயத்தில் இரசாயன உரங்களின் பயன்பாடு அதிகரித்துவிட்டது. இயற்கை உரங்களின்

பயன்பாடு குறைந்துவிட்டது. அதன் விளைவாக இந்திய மண்ணில் கரிமச்சத்து அளவு குறைந்துவிட்டது. எனவே, மண்ணில் கரிமச்சத்தை அதிகரிப்பதற்கு ஆவன செய்ய வேண்டும்.

மண்ணிலுள்ள கரிமச்சத்தின் அளவை அதிகரிப்பதற்கு இயற்கை உரங்களை அதிக அளவில் பயன்படுத்த வேண்டும். அவைகள் மண்ணில் மக்கி, கரிமச் சத்தாக மாறிவிடும். அதன் பயனாக மண்ணில் கரிமச்சத்து அளவு அதிகரித்துவிடும்.

இயற்கை உரங்களை இடுவதால் மண்ணின் இயற்பியல் தன்மைகள் மேம்படுகின்றன. மண் நல்ல பொலபொலப்புத் தன்மை பெறுகிறது. அதனால் பயிர்களின் வேர்கள் மண்ணுக்குள் எளிதில் இறங்க முடிகிறது. மழைநீர் அதிக அளவில் மண்ணுக்குள் இறங்க முடிகிறது. மண்ணில் தண்ணீரைத் தக்க வைத்துக்கொள்ளும் ஆற்றல் அதிகரிக்கிறது. அதனால் பயிர்கள் அதிக நாட்கள் வாடாமல், வதங்காமல் வளர முடிகிறது. மண்ணின் கார அமிலத் தன்மை சமச்சீராகிறது. மண்ணில் நுண்ணுயிர்களும், மண்புழுக்களும் பல்கிப் பெருகுகின்றன. மண்ணில் கரிமச்சத்து அளவு அதிகரிக்கும்போது, மண்வளமும், மண்நலமும் அதிகரிக்கின்றன. பயிர் விளைச்சலும் அதிகரிக்கிறது.

இன்று இயற்கை விவசாயம் செய்வதற்கு பலவகை இடு பொருட்கள் இருக்கின்றன. அவைகளைப் பண்ணைகளில் தயாரிப்பதற்கான வழி முறைகளும் வந்துள்ளன. அவைகள் மூலம் இன்று இயற்கை விவசாயத்தை வெற்றிகரமாகச் செய்திட முடியும்.

இயற்கை விவசாயத்தில் தொழுஉரம், மக்கின பண்ணைக்கழிவு உரம், மண்புழு உரம், ஊட்ட மேற்றிய தொழுஉரம், உயிர் உரங்கள் மூலம் உர மேலாண்மை செய்ய வேண்டும். பஞ்சகாவ்யா, ஜீவாமிர்தம், **ஈஎம்** எனும் திறன்மிகு நுண்ணுயிரி போன்றவைகளைப் பயன்படுத்தி மண்ணில் நுண்ணுயிரிகளைப் பல்கிப் பெருகிடச் செய்ய வேண்டும். பல பயிர்கள் வளர்ப்பு, மூடாக்கு போடுதல், வண்டல் மண் இடுதல் ஆகியவை மூலம் விளை நிலத்தை வளப்படுத்த வேண்டும். இவைகள் மூலம் இரசாயன உரங்களைத் தவிர்த்திட முடியும். இயற்கை விவசாயத்தை வெற்றிகரமாகச் செய்திட முடியும்.

இயற்கை முறை நெல்லி விவசாயம்

நெல்லிக்கனி உண்ணும் கனியாகவும், மருந்துக் கனியாகவும் இருப்பதால், நெல்லிப் பயிரை இயற்கை விவசாய முறையில் சாகுபடி செய்வது உத்தமம். இயற்கை விவசாய முறையில் விளைவிக்கப்படும் நெல்லிக்கனிகள் நல்ல சத்துள்ளவைகளாகவும், அதிக சுவையானதாகவும் உள்ளன. அவைகள் பார்ப்பதற்கு பளபளப்பாகவும், கெட்டியாகவும் உள்ளன. அவைகள் நஞ்சில்லாதவைகள். ஆகவே, ஆரோக்கியமானவைகள். அவைகள் மக்களால் விரும்பி வாங்கப்படுகின்றன. ஆயுர்வேத மருந்துகள்

தயாரிப்பதற்கு அவைகள் அதிக அளவில் பயன்படுத்தப்படுகின்றன. அவைகளின் தேவை நாளுக்கு நாள் அதிகரித்துவருகிறது. அவைகளுக்கு நல்ல விலையும் கிடைத்து வருகிறது. எனவேதான், ஏராளமான விவசாயிகள் இயற்கை விவசாய முறையில் நெல்லி சாகுபடி செய்வதற்கு முன்வருகின்றனர்.

நெல்லி சாகுபடிக்கு இயற்கை உரங்களே போதும். இரசாயன உரங்கள் தேவையில்லை. பெரும்பாலான விவசாயிகள் நெல்லிப் பயிருக்கு இரசாயன உரங்கள் போடுவதில்லை. நெல்லி மரம் இலையுதிர் மரம். ஆண்டுதோறும் ஏக்கருக்கு 4 டன் அளவுக்கு நெல்லி இலைகள் உதிர்ந்துவிழுகின்றன. இவைகள் மண்ணில் மக்கி இயற்கை உரமாக மாறிவிடுவதால், நெல்லிப் பயிருக்கு அதிக அளவு உரங்கள் தேவைப்படுவதில்லை. இருப்பினும் ஆண்டுக்கு இரண்டு முறை, ஆறு மாத இடைவெளியில் மரம் ஒன்றுக்கு 5 கிலோ தொழு உரம் அல்லது 3 கிலோ மண்புழு உரம் இடுவது நன்மை பயக்கும். காய்ப்பு அதிகரிக்கும். தொழு உரத்துடன் உயிர் உரங்களைச் சேர்த்து, ஊட்ட மேற்றிய உரமாக இடுவது உத்தமம்.

உதவி புரியும் உயிர்உரங்கள்

பயிர்களின் வளர்ச்சிக்கும், விளைச்சலுக்கும் 18 பயிரூட்டங்கள் தேவைப்படுகின்றன. அவைகள் யாவும் மண்ணிலும், விண்ணிலும் உள்ளன. ஆனால், அவைகள் பயிர்களால் நேரடியாகப் பயன்படுத்த முடியாத வடிவங்களில் உள்ளன. அவைகளைப் பயிர்களால் பயன் படுத்தக் கூடிய வடிவங்களுக்கு மாற்றித் தரக்கூடிய ஆற்றல் படைத்த பல நுண்ணுயிரிகள் இப்போது இனங்கண்டறியப்பட்டுள்ளன. அவைகள் ஆய்வுக் கூடங்களில் இனப்பெருக்கம் செய்யப்பட்டு, உயிர் உரங்கள் என்ற பெயரில் விவசாயத்தில் பயன்படுத்தப்படுகின்றன.

விண்ணிலிருந்து தழைச்சத்தைப் பிரித்துத் தரும் அசோஸ் பைரில்லம், மண்ணிலுள்ள மணிச்சத்தைக் கரைத்தும் தரும் பாஸ்போ பாக்டீரியா, சாம்பல் சத்தைக் கரைத்து தரும் பொட்டாஷ் பாக்டீரியா, துத்தநாகச்சத்தை கரைத்துத் தரும் ஜிங்க் சால்யுபிலைசர் ஆகிய நுண்ணுயிர்கள் இப்போது உயிர் உரங்களாகக் கிடைத்துவருகின்றன. இவை தவிர, வேம் எனும் வேர் உட்பூசணம், பயிர்களின் வேர்களுக்கு எட்டாத தூரத்தில், மண்கண்டத்தில் இருக்கின்ற பயிரூட்டங்களை எடுத்துவந்து பயிர்களுக்குக் கொடுக்கிறது. இதன் பயனாக மண்ணிலுள்ள எல்லா பயிரூட்டங்களும் பயிர்களுக்குக் கிடைக்கின்றன. எனவே, இத்தகைய உயிர்உரங்களை இயற்கை விவசாயத்தில் கட்டாயம் பயன்படுத்த வேண்டும்.

உயிர்உரங்களிலுள்ள நுண்ணுயிர்கள் உயிர் வாழ்வதற்கும், இனப்பெருக்கம் செய்வதற்கும் அவைகளுக்கு உணவு தேவைப்படுகிறது.

இயற்கை உரங்கள்தான் நுண்ணுயிர்களுக்கான உணவுகள் ஆகும். எனவே, இயற்கை உரங்களை அதிக அளவில் நிலத்தில் போட்டு, நுண்ணுயிரிகளுக்கு உணவு அளிக்க வேண்டும். இது மிகவும் அவசியம்.

மூடாக்குப் போட வேண்டும்

நுண்ணுயிரிகள் பல்கிப் பெருகிடுவதற்கு, அவைகளுக்கு உணவு மட்டும் போதாது, உகந்த உறைவிடமும் வேண்டும். மண்தான் நுண்ணுயிர்களின் உறைவிடமாகும். நுண்ணுயிர்கள் பல்கிப் பெருகிடுவதற்கு ஏதுவாக மண்ணில் ஈரம், இருட்டு, காற்று, மிதமான வெப்பம் ஆகியன இருக்க வேண்டும். இவைகள் மண்ணில் கிடைப்பதற்கு மண்மீது மூடாக்குப் போட வேண்டும். இதற்கு வைக்கோல், சோளத் தட்டை, கரும்புத் தோகை, நிலக்கடலை ஓடுகள், தென்னை நார்க்கழிவு போன்றவைகளை மண்மீது 15 செ.மீ உயரத்திற்குப் பரப்பிப் போட வேண்டும். இதுதான் மூடாக்குப் போடுதல் என்பதாகும்.

இத்தகைய மூடாக்கு மண்மீது நேரடியாக வெயில் விழுவதைத் தடுத்துவிடுகிறது. அதன் பயனாக மண்ணில் இருட்டு ஏற்படுகிறது. மண் வெப்பமடைவதில்லை. மண்ணில் மிதமான வெப்பம் பராமரிக்கப் படுகிறது. மண்ணிலுள்ள ஈரம் ஆவியாகாமல் தக்க வைக்கப்படுகிறது. மண்ணில் போதிய அளவு காற்றும் காணப்படுகிறது. மூடாக்குப் போடுவது மூலம் நுண்ணுயிரிகள் பல்கிப் பெருகிடுவதற்குத் தேவைப்படும் சாதகமான சூழ்நிலைகள் மண்ணில் தோன்றுகின்றன. எனவே, மூடுக்குப் போடுவதை இயற்கை விவசாயத்தில் கட்டாயம் கடைப்பிடிக்க வேண்டும்.

இயற்கை உரங்களைப் பண்ணைகளில் தயாரிக்க வேண்டும்

இயற்கை விவசாயத்திற்கு இயற்கை உரங்கள் இன்றியமையாதவை. அவைகளைப் பண்ணையிலேயே தயாரிக்க வேண்டும். வெளியிலிருந்து வாங்குவதைத் தவிர்க்க வேண்டும். பண்ணையில் கிடைக்கும் கால்நடைக் கழிவுகள் (சாணம், கோமியம், தீவனக் கழிவுகள்), இலைச் சருகுகள், கரும்புத்தோகை, நிலக்கடலை ஓடுகள், வைக்கோல், தென்னை நார்க்கழிவு போன்றவைகளை எருக்குழியில் சேகரம் செய்து, மக்க வைத்து இயற்கை உரங்களாக மாற்ற வேண்டும். இவைகளை முழுமையாகவும் விரைவாகவும் மக்கவைப்பதற்கு வேஸ்ட் டீகம்போஸர் எனும் நுண்ணுயிரிக் கலவையைப் பயன்படுத்த வேண்டும். இது விலை மலிவானது. ஒரு பாட்டில் விலை ரூ 20 மட்டுமே. எளிதில் கிடைக்கிறது. இயற்கை உரங்களை 5 டன்/ ஏக்கர் என்ற அளவில் தவறாமல் பயன்படுத்த வேண்டும்.

இயற்கை உரங்களைப் பயன்படுத்துவது மூலம் கீழ்க்கண்ட நன்மைகள் கிடைக்கின்றன.

1. மண்ணின் நீர்ப்பிடிப்புத்திறன் 30 சதம் அதிகரிக்கிறது.
2. மண்ணில் நீர் உட்புகும் திறன் மணிக்கு 1.68 செ.மீ லிருந்து 4.50 செ.மீ ஆக அதிகரிக்கிறது.
3. மண்ணின் நேர்மின் அயனி பரிமாற்றத் திறன் 20 சதம் அதிகரிக்கிறது.
4. மண்ணில் கரிமச்சத்து 2 சதவீதம் அளவுக்கு அதிகரிக்கிறது.
5. மண்ணில் மண்புழுக்கள் மற்றும் நுண்ணுயிரிகள் 30 முதல் 40 சதம் வரை அதிகரிக்கிறது.
6. மண்ணின் கட்டமைப்பு மேம்பட்டு, மண் அரிமானம் தடுக்கப்படுகிறது.
7. மண்ணின் பருமஅடர்த்தி குறைந்து, பயிர் வளர்ச்சிக்கு ஏற்றச் சூழல் உருவாகிறது.
8. மண்இறுக்கம் குறைந்து, மண் பொலபொலப்புத் தன்மை பெறுகிறது.

மண்புழுக்களை அதிகரிக்க வேண்டும்

உழவனின் உற்ற நண்பன் என்று அழைக்கப்படும் மண்புழுக்கள், மண்ணை வளப்படுத்தக்கூடியவை. **எம் மண்ணாயினும் நன் மண்ணாக்குகின்றவை.** எனவே, மண்ணில் மண்புழுக்களின் எண்ணிக்கையை அதிகரிக்க வேண்டும். மழை பெய்த 3 வது நாளில் ஒரு சதுரமீட்டர் பரப்பளவும், ஏர்முனை ஆழமும் உள்ள மண்கண்டத்தில் 6-க்கும் அதிகமான மண்புழுக்கள் இருக்க வேண்டும். இது வளமான மண்ணிற்குரிய அளவுகோல். மாட்டுச் சாணம்தான் மண்புழுக்கள் பெரிதும் விரும்பும் உணவாகும். நெல்லி மரத்தைச் சுற்றியுள்ள வட்டப் பாத்தியில் மாட்டுச் சாணத்தைப் பரப்பிப் போட்டு வைத்தால், அங்கு மண்புழுக்கள் பல்கிப் பெருகிவிடும்; மண் வளமடைந்து விடும்.

மண்புழுவின் ஆயுட்காலம் ஒரு வருடம். ஒரு வருட காலத்தில் ஒரு மண்புழு சுமார் 250 மண்புழுக்களை உருவாக்குகிறது. மண்புழுக்கள் நாள்தோறும் மண்ணைக் குடைந்துகொண்டிருப்பதால், மண் இறுக்கம் குறைந்து, பொலபொலப்பாகி விடுகிறது. வேர்கள் வேகமாக வளர முடிகிறது. வேர் வளர்ச்சி அதிகரிக்கிறது.

மண்புழுக்கள் மண்ணில் போடும் துளைகள் வழியாகத் தண்ணீர் மண்ணுக்குள் உட்புகும் அளவு அதிகரிக்கிறது. மண்ணில் அதிக அளவு தண்ணீர் தக்க வைக்கப்படுகிறது. பயிர்கள் வாடாமல் வதங்காமல் வளர முடிகிறது.

மண்ணில் காற்றோட்டம் அதிகரிக்கிறது. அதனால் வேர்கள் நன்கு சுவாசம் செய்ய முடிகிறது. மண்ணில் ஈரமும், காற்றும் சீராகக்

கிடைப்பதால் நுண்ணுயிரிகள் பெருக்கம் அதிகரிக்கிறது; மண் வளம் அதிகரிக்கிறது.

மண்புழு உரம் பயன்பாடு

மண்புழுக்களைப் பயன்படுத்தி பண்ணைக் கழிவுகளை மண்புழு உரம் எனும் இயற்கை உரமாகத் தயாரிக்கலாம். இதற்கான தொழில் நுட்பங்களும், நல்ல ரக மண்புழுக்களும் இப்போது கிடைக்கின்றன. மண்புழு உரம் தயாரிப்பதற்கான செய்முறைப் பயிற்சிகளை வேளாண் அறிவியல் நிலயைங்கள் அளித்து வருகின்றன. மண் புழுக்களும் வழங்கப்படுகின்றன. விவசாயிகள் மண்புழு உரத்தைத் தங்கள் பண்ணையில் தயாரிக்க வேண்டும். விலைக்கு வாங்கக் கூடாது.

மண்புழு உரம் மண்ணின் தரத்தை மேம்படுத்துகிறது. கார அமிலத் தன்மையை சீர் செய்கிறது. பயிரூட்டங்களைக் குறிப்பாக நுண்ணூட்டங்களை நல்ல முறையில் தருகிறது. மண்ணின் ஈரத் தன்மையை அதிகரிக்கச்செய்கிறது. அதனால் பயிர்களுக்கு அதிக நாட்கள் தண்ணீர் கிடைக்கிறது. பயிர்கள் வாடாமல் வதங்காமல் வளர்கின்றன.

மண்புழு உரம் மண்ணில் கரிமச்சத்தை அதிகரிக்கிறது. அதனால் மண்வளம் அதிகரிக்கிறது. பயிர் வளர்ச்சியும் மகசூலும் அதிகரிக்கின்றன. இயற்கை விவசாயத்தில் மண்புழு உரம் கட்டாயம் பயன் படுத்தப்படவேண்டும்.

பல பயிர்கள் வளர்ப்பு முறை

மகாராஷ்டிரா மாநில இயற்கை விவசாய வித்தகர் ஸ்ரீ பாத தபோல்கர் அனுபவ பூர்வமாகக் கண்டறிந்த முறைதான் பல பயிர்கள் வளர்ப்பு முறை. இது வளமிழந்து மலடாகிப் போய்விட்ட மண்ணுக்கு புத்துயிர் ஊட்டி புதுவாழ்வு தரக்கூடிய நல்லதொரு தொழில் நுட்பமாகும்.

இந்தப் பல பயிர்கள் வளர்ப்பு முறையில் கீழ்க்கண்ட 20 பயிர்கள் பயிரிடப்படுகின்றன.

1. தானியப் பயிர்கள் நான்கு:

1. நாட்டுச் சோளம், 2. நாட்டுக் கம்பு, 3. தினை, 4. சாமை

2. பயறு வகைப் பயிர்கள் நான்கு:

1. உளுந்து, 2. பாசிப் பயறு, 3. தட்டைப் பயறு, 4. கொள்ளு

3. எண்ணெய் வித்துப் பயிர்கள் நான்கு:

1. நிலக்கடலை, 2.எள், 3. சூரியகாந்தி, 4. ஆமணக்கு

4. பசுந்தாள் உரப் பயிர்கள் நான்கு:

1. சணப்பு, 2. தக்கைப் பூண்டு, 3. சித்தகத்தி, 4. கொளிஞ்சி

5. மசாலாப் பயிர்கள் நான்கு:

1. கொத்தமல்லி, 2. கடுகு, 3. வெந்தயம், 4. சோம்பு

இந்த 20 பயிர்களின் விதைகளைத் தலா 2 கிலோ வீதம் மொத்தம் 40 கிலோ விதைகளை ஒரு ஏக்கர் நிலத்தில் விதைத்துவிட வேண்டும். இவைகள் வளர்ந்த பிறகு, 20வது நாளில் மடக்கி உழுதுவிட வேண்டும். இரண்டாவது முறை மீண்டும் விதைத்து 45வது நாளில் மடக்கி உழுதுவிட வேண்டும். மூன்றாவது முறை விதைத்து 90 நாட்கள் வளரவிட்டு, அப்படியே மண்ணில் மடக்கி உழுதுவிட வேண்டும். இவ்வாறு மூன்று முறை 20 பயிர்களை விதைத்து மண்ணில் மடக்கி உழுதுவிட்டால், நிலம் வளமடைந்துவிடும்.

இப்பயிர்கள் யாவும் ஒருங்கே வளரும்போது நிலம் முழுவதும் அடர்ந்து, களைச்செடிகளை வளரவிடாமல் அமுக்கிவிடுகின்றன. இப்பயிர்களை மண்ணில் மடக்கி உழும்போது, அவைகள் மண்ணில் மக்கி கரிமச்சத்தாக மாறி, மண்ணை வளப்படுத்துகின்றன. மண், இறுக்கம் குறைந்து பொலபொலப்புத் தன்மை பெறுகிறது. மண்ணில் நீர் உட்புகும்திறன் அதிகரிக்கிறது. மண்ணின் நீர் சேமிப்புத் திறன் அதிகரிக்கிறது. இத்தகைய மண்ணில் நுண்ணுயிரிகளும் மண் புழுக்களும் பல்கிப் பெருகிவிடுகின்றன. மண்வளமும், மண் நலமும் அதிகரிக்கிறது. பயிர் வளர்ச்சியும், மகசூலும் அதிகரிக்கின்றன.

இயற்கைமுறை நெல்லி சாகுபடியில் மணிச்சத்து மேலாண்மை

நெல்லி மரங்களில் பெண்பூக்கள் அதிக எண்ணிக்கையில் பூப்பதற்கு மண்ணில் ஈரப்பதம் குறைவாகவும், மணிச் சத்து அதிகமாகவும் இருக்க வேண்டும். எனவே, அதற்கு ஏதுவாக நெல்லி சாகுபடியில் நீர் மேலாண்மை மற்றும் மணிச்சத்து உரமேலாண்மை செய்திட வேண்டும்.

நெல்லிக்கு அதிக காய்ச்சலும், குறைந்த பாய்ச்சலும் கிடைக்கும் வகையில் பாசனம் செய்ய வேண்டும். மண்ணில் குறைந்த அளவு ஈரம் இருக்கும் படி செய்ய வேண்டும். இதை எவ்வித சிக்கலும் இல்லாமல் எளிதாகச் செய்துவிடலாம். ஆனால் மணிச்சத்து உரமேலாண்மை என்பது மிகவும் சிக்கலானது. அது பற்றி சற்று விளக்கமாகப் பார்க்கலாம்.

நெல்லி உட்பட எல்லாப் பயிர்களும் மணிச்சத்தை, நீரில் கரையும் வடிவத்தில்தான் உட்கிரகிக்க முடியும். சூப்பர் பாஸ்பேட், டிஏபி உரங்களில் மணிச்சத்து நீரில் கரையும் வடிவத்தில் உள்ளது. இந்த உரங்களைப் பயிர்களுக்குப் போடும்போது அவைகளில் உள்ள

மணிச்சத்தில் 20 சதவீதம் மட்டுமே பயிர்களுக்கு கிடைக்கிறது. மீதமுள்ள 80 சதவீத மணிச்சத்து நீரில் கரையா வடிவ மணிச்சத்தாக மாறிவிடுகிறது. அதனால் அந்த 80 சதவீத மணிச்சத்தை பயிர்களால் உட்கிரகிக்க முடிவதில்லை. அதனால் அந்த 80 சதவீத மணிச்சத்து பயிர்களுக்குப் பயன்படாமல் மண்ணில் தங்கிவிடுகிறது. பாஸ்போ பாக்டீரியா எனும் உயிர்உரத்தைப் பயன்படுத்தும்போது, அதிலுள்ள நுண்ணுயிரிகள் மண்ணில் உள்ள கரையாத வடிவ மணிச்சத்தை கரையும் வடிவ மணிச்சத்தாக மாற்றி பயிர்களுக்கு கிடைக்கச் செய்கின்றன.

இத்தகைய அரிய ஆற்றல் முள்ளங்கிச் செடிகளிடமும் உள்ளது என்று சீன விவசாயிகள் பட்டறிவு மூலம் கண்டறிந்துள்ளார்கள். அவர்கள் நெல் தரிசில் முள்ளங்கிச் செடிகளை வளர்த்து மடக்கி உழுது விடுகிறார்கள். முள்ளங்கிச் செடிகள் மண்ணிலுள்ள கரையா வடிவ மணிச்சத்தைக் கரைத்து உட்கிரகித்து, தனக்குள் தக்க வைத்துக் கொள்கின்றன. அவைகளை மண்ணில் மடக்கி உழுத பின்பு, அவைகள் மக்கி, அவைகளிலுள்ள கரையும் வடிவ மணிச்சத்தை வெளியே விடுகின்றன. அந்த மணிச்சத்தை நெல் பயிர் உட்கிரகித்துப் பயனடைகிறது.

இரப்பர் விவசாயிகளும், இரப்பர் மரங்களுக்கிடையில் முள்ளங்கிச் செடிகளை வளர்த்து மண்ணிலுள்ள கரையாத வடிவ மணிச்சத்தைக் கரைத்து, இரப்பர் மரங்களுக்கு கிடைக்கச் செய்கின்றனர்.

இந்தத் தொழில்நுட்பத்தை நெல்லி சாகுபடியிலும் கடைப் பிடிக்கலாம். நெல்லி மரத்தைச் சுற்றியுள்ள வட்டப்பாத்தில் 20 முள்ளங்கிச் செடிகளை வளர்த்து 30வது நாளில் அவைகளைப் பிடுங்கி, மண்ணில் புதைத்துவிட வேண்டும். அவைகள் மண்ணில் மக்கி, அவைகளிலுள்ள கரையும் வடிவ மணிச்சத்தை வெளியே விடும். அந்த மணிச்சத்தை நெல்லி மரம் உட்கிரகித்துக்கொள்ளும். அதன் மூலம் நெல்லிப் பயிருக்கு அதிக அளவு மணிச்சத்து கிடைக்கும். பெண்பூக்கள் அதிக எண்ணிக்கையில் பூக்கும், அதிக காய்கள் காய்த்திடும். இந்தத் தொழில் நுட்பத்தை நமது நெல்லி விவசாயிகள் கட்டாயம் கடைப்பிடிக்க வேண்டும்.

இயற்கைமுறை நெல்லி சாகுபடியில் நுண்ணூட்டச்சத்துகள் மேலாண்மை

நெல்லி மரங்களில் போரான், துத்தநாகம் மற்றும் இரும்புச் சத்துகள் பற்றாக்குறை பரவலாகக் காணப்படுகிறது. அதன் விளைவாக நெல்லிக்காய்கள் சுருங்கி அழுகிவிடுகின்றன. காய் மகசூல் குறைந்து விடுகிறது. இந்த நுண்ணூட்டச் சத்துக்களின் குறைபாடுகளை நிவர்த்தி செய்வதற்கு கீழ்க்கண்ட இயற்கை முறையைக் கடைப்பிடிக்க வேண்டும்.

எருக்கு இலைகளில் அதிக அளவு போரான் சத்து அடங்கியுள்ளது. புளிய இலைகளில் அதிக அளவு துத்தநாகச் சத்து உள்ளது. முருங்கை

இலைகளில் அதிக அளவு இரும்புச் சத்து இருக்கிறது. இந்த மூன்று தாவர இலைகளைப் பறித்து வந்து நெல்லி மரத்திற்கு தழையுரமாகப் போடுவது மூலம் அந்த இலைகளில் அடங்கியுள்ள நுண்ணூட்டங்களை நெல்லி மரத்திற்கு கிடைக்கச் செய்யலாம். அதன் மூலம் இந்த நுண்ணூட்டங்களின் பற்றாக் குறைகளை நிவர்த்தி செய்திடலாம். இந்த மூன்று தாவர இலைகளைத் தலா 10 கிலோ / மரம் என்ற அளவில் ஆண்டுக்கு இரண்டு முறை போட வேண்டும். நல்ல பலன் கிடைக்கும்.

மாதம் ஒருமுறை 20 லிட்டர் தண்ணீரில் 600 மி.லி பஞ்சகவ்யாவைக் கரைத்து, அந்தக் கரைசலைப் பாசன நீரில் கலந்து நெல்லி மரத்திற்கு கொடுத்து வரவேண்டும். பஞ்சகவ்யாவிலுள்ள நுண்ணுயிரிகள் மண்ணிலுள்ள நுண்ணூட்டச் சத்துகளை கரைத்துக்கொடுக்கும். நுண்ணூட்டச்சத்து குறைபாடு நீங்கிவிடும். காய் அழுகல் நோய் குணமாகிவிடும். காய் மகசூல் அதிகரித்துவிடும்.

நெல்லிக்கு இயற்கைமுறை பயிர் பாதுகாப்பு

இயற்கைமுறை நெல்லி சாகுபடியில் இரசாயன பூச்சிக் கொல்லிகளின் பயன்பாடு தடைசெய்யப்பட்டுள்ளது. இதற்கு பல காரணங்கள் உள்ளன. அவைகள் வருமாறு:

1. நெல்லிக்கனிகள் உணவுக் கனிகளாகவும், மருந்துக் கனிகளாகவும் பயன்படுத்தப்படுகின்றன. அவைகள் மீது கொடிய விஷமுள்ள இரசாயனப் பூச்சிக்கொல்லிகளைத் தெளிக்கும்போது, அவைகளின் நச்சு எச்சங்கள் நெல்லிக்கனிகள் மீது படிந்து காணப்படுகின்றன. அத்தகைய நெல்லிக்கனிகளை உண்பவர்களுக்கு உடல் உபாதைகள் ஏற்படுகின்றன. பல சமயங்களில் உயிர் இழப்பும் ஏற்படுகிறது.

2. நெல்லிப் பயிரைத் தாக்கும் பூச்சிகளை அழிப்பதற்கு இரசாயனப் பூச்சிக்கொல்லிகளைத் தெளிக்கும்போது அவைகள் நெல்லிப் பூச்சிகளை மட்டுமல்லாமல் அவைகளை அழிக்கக்கூடிய எதிரிப் பூச்சிகளையும் சேர்த்து அழித்துவிடுகின்றன. அதன் விளைவாக நெல்லித் தோட்டத்தில் எதிரிப்பூச்சிகள் இல்லாத சூழ்நிலை ஏற்பட்டுவிடுகிறது. எதிரிப் பூச்சிகள் இல்லாத நெல்லி தோட்டத்திற்குள், தீமை செய்யும் பூச்சிகள் எளிதாக நுழைந்துவிடுகின்றன. அங்கு நிரந்தரமாகக் குடிகொண்டு, பல்கிப் பெருகிவிடுகின்றன. அப்போது, அவைகளை அழிக்க முடியாத மோசமான நிலமை ஏற்பட்டுவிடுகிறது. அவைகளால் நெல்லிப் பயிரில் பெரும் சேதங்கள் ஏற்பட்டுவிடுகின்றன.

3. இரசாயனப் பூச்சிக்கொல்லிகள் நெல்லித்தோட்டத்தில் வாழ்ந்து வரும் தேனீக்களையும் கொன்றுவிடுகின்றன. நெல்லி சாகுபடியில் தேனீக்களின் பங்களிப்பு இன்றியமையாதது. நெல்லிப் பயிரில் அயல் மகரந்தச் சேர்க்கை மூலம்தான் பெண்பூக்கள் கருத்தரித்து கனிகள்

உற்பத்தியாகின்றன. அயல் மகரந்தச் சேர்க்கை தேனீக்கள் மூலம் தான் நடைபெறுகிறது. இரசாயனப் பூச்சிக்கொல்லிகளைத் தெளிக்கும்போது, தேனீக்கள் கொல்லப்படுவதால் அயல் மகரந்தச் சேர்க்கை தடைபடுகிறது. பூக்கள் கருத்தரித்து கனிகளாவது தடைபடுகிறது, காய்ப்பு குறைந்துவிடுகிறது. எதிரிப் பூச்சிகளையும், தேனீக்களையும் கொல்லாமல் நெல்லிப் பயிரைத் தாக்கும் பூச்சிகளை மட்டும் கட்டுப்படுத்துவதற்கான இயற்கை முறை பூச்சிக் கட்டுப்பாடு தொழில் நுட்பங்கள் இப்போது கண்டுபிடிக்கப்பட்டுள்ளன. அவைகள் வருமாறு:

1. உயிரியல் பூச்சிக் கட்டுப்பாடு

"முள்ளை முள்ளால் தான் எடுக்க வேண்டும்" என்பதற்கிணங்க, நெல்லிப் பயிரைத் தாக்கும் பூச்சிகளை, அவைகளின் எதிரிப் பூச்சிகளைக் கொண்டு அழிக்க முடியும். இதற்கான எதிரிப்பூச்சிகள் இப்போது இனங்கண்டறியப்பட்டுள்ளன.

நெல்லி மரத்தைத் தாக்கக்கூடிய அசுவிணிப் பூச்சிகள், தத்துப் பூச்சிகள், மாவுப் பூச்சிகளைத் தின்று அழிக்கக் கூடிய இரை விழுங்கிப் பூச்சிகளான பொறி வண்டுகள், பச்சைக் கண்ணாடி இறக்கைப் பூச்சிகள், சிர்பிட் ஈக்கள் ஆகியன இயற்கையாகவே நெல்லித் தோட்டங்களில் வாழ்ந்துவருகின்றன. அவைகளைப் பல்கிப் பெருகிடச் செய்ய வேண்டும். அதற்கு இரசாயனப் பூச்சிக் கொல்லிகளைப் பயன் படுத்தாமல் இருந்தாலே போதும், அவைகள் தானாகவே பெருகிவிடும்.

தட்டைப் பயறு, மக்காச் சோளம், சூரியகாந்தி, செண்டு மல்லி போன்ற மஞ்சள் நிறப் பூக்கள் பூக்கும் பயிர்களை நெல்லித் தோட்டத்தில் ஆங்காங்கே வளர்க்க வேண்டும். வரப்பு ஓரங்களிலும், அவைகளை வளர்க்க வேண்டும். அப்போது இரை விழுங்கிய பூச்சிகள் அதிகமாக நெல்லித் தோட்டத்திற்குள் வந்துவிடும்.

கட்டாயம் வேண்டும் தட்டைப் பயறு செடிகள்

நெல்லிப் பயிரைத் தாக்கும் பூச்சிகளைத் தின்று அழிக்கக்கூடிய இரை விழுங்கிப் பூச்சிகளான பொறி வண்டுகள், பச்சைக் கண்ணாடி இறக்கைப் பூச்சிகள், சிர்பிட் ஈக்கள் போன்ற எதிரிப்பூச்சிகளை நெல்லித் தோட்டத்திற்குள் வரவழைப்பதற்கு தட்டைப்பயறு செடிகளை நெல்லித் தோட்டத்தில் ஆங்காங்கே ஊடுபயிராகவும், தோட்டத்தைச் சுற்றி வரப்புப் பயிராகவும் வளர்க்க வேண்டும். இந்தத் தட்டைப் பயறு செடிகளைக் கறுப்பு நிற அசுவிணிப் பூச்சிகள் அதிக அளவில் தாக்கும். ஆனால், அவைகள் நெல்லிப் பயிரைத் தாக்குவதில்லை. இந்த கறுப்பு நிற அசுணிப் பூச்சுகளைத் தின்பதற்கு பொறி வண்டுகள், பச்சைக் கண்ணாடி இறக்கைப் பூச்சிகள், சிர்பிட் ஈக்கள் போன்ற இரை விழுங்கிப் பூச்சிகள் நெல்லித் தோட்டத்திற்குள் வந்து விடுகின்றன. தட்டைப்பயறு

செடிகளில் இருக்கின்ற கருப்பு அசுவிணிப் பூச்சிகளைத் தின்று தீர்த்த பிறகு, இந்த இரை விழுங்கிப் பூச்சிகள் நெல்லிப் பயிரில் இருக்கின்ற தீமை செய்யும் பூச்சிகளான பச்சை நிற அசுவிணிப் பூச்சிகளையும், மாவுப் பூச்சிகளையும் தின்று அழித்து விடுகின்றன. அதன் பயனாக நெல்லிப்பயிர் பூச்சித் தாக்குதல்களிலிருந்து பாதுகாக்கப்படுகிறது.

2. உயிரிப் பூச்சிக்கொல்லிகள்

நெல்லிப் பயிரைத் தாக்கும் பூச்சிகளைக் கட்டுப்படுத்துவதற்கு கீழ்க்கண்ட உயிரி பூச்சிக்கொல்லிகளைப் பயன்படுத்த வேண்டும்.

அ) **வெர்டிசிலியம் லகானி:** இந்த உயிரி பூச்சிக்கொல்லி அசுவிணி, தத்துப்பூச்சி, வெள்ளை ஈ, மாவுப் பூச்சி போன்றவைகளை நல்ல முறையில் கட்டுப்படுத்தக்கூடியது.

ஆ) **பிவேரியா பேஸியானா :** இந்த உயிரி பூச்சிக்கொல்லி துளைப்பான்கள், வெட்டுப்புழுக்கள், வேர்புழுக்கள், இலை தத்துப்பூச்சிகள், வெள்ளை ஈக்கள், அசுவிணிப் பூச்சிகள், இலைப் பேன்கள், மாவுப் பூச்சிகள் போன்றவைகளைக் கட்டுப்படுத்தக் கூடியது.

இ) **மெட்டாரைசியம் அனிசோப்பிலே :** இந்த உயிரி பூச்சிக்கொல்லி வேர்ப்புழு, துளைப்பான்கள், வெட்டுப்புழுக்கள், தத்துப்பூச்சிகள், கரையான்கள் போன்றவைகளைக் கட்டுப்படுத்தக்கூடியது.

ஈ) **பேசிலோமைசிஸ் லிலாசினஸ் :** இந்த உயிரி பூச்சிக்கொல்லி நூற்புழுக்களைக் கட்டுப்படுத்தக்கூடியது.

இந்த உயிரி பூச்சிக்கொல்லிகள் திட வடிவத்திலும், திரவ வடிவத்திலும் கிடைக்கின்றன. பூச்சிகளைக் கட்டுப்படுத்துவதற்கு திட வடிவ உயிரி பூச்சிக்கொல்லிகளை 1-1.5 கிலோ / ஏக்கர் என்ற அளவிலும், திரவ வடிவ பூச்சிக்கொல்லிகளை 1-1.5 லிட்டர் / ஏக்கர் என்ற அளவிலும் பயன்படுத்த வேண்டும். இவைகளில் பேசிலோமைசிஸ் லிலாசினஸ் என்பது நூற்புழு கொல்லியாகும். நூற்புழுக்கள் மண்ணில் வாழக்கூடியவை. எனவே, நூற்புழுக்களை அழிப்பதற்கு பேசிலோமைசிஸ் லிலாசினஸ் ஏக்கருக்கு 2-3 கிலோ என்ற அளவில் மண்ணில் இட வேண்டும். இதை மண்ணில் இடும்போது, 50 கிலோ தொழு உரத்துடன் கலந்து இட வேண்டும், இது மிகவும் அவசியம்.

3. தாவரப் பூச்சிக்கொல்லிகள்

வேப்பங்கொட்டைச் சாறு, வேப்ப இலைச்சாறு, வேப்ப எண்ணெய்க் கரைசல், புகையிலைச் சாறு, அரளி விதைச் சாறு, வசம்பு பொடி சாறு ஆகியவைகள், தாவரப் பூச்சிக்கொல்லிகளாகப் பயன்படுத்தப்படுகின்றன. இவைகளை விவசாயிகளே தயாரித்துக் கொள்ள முடியும்.

4. பொன்னீம் எனும் இயற்கை பூச்சி விரட்டி

சென்னை இலயோலா கல்லூரியின் பூச்சியியல் ஆய்வுத் துறை பொன்னீம் எனும் இயற்கைப் பூச்சி விரட்டியைத் தயாரித்துவருகிறது. இந்தப் பூச்சி விரட்டி 45% புங்கம் எண்ணெய், 45% வேப்ப எண்ணெய் மற்றும் 10% சோப்புக் கரைசல் (ஒட்டுந்திரவம்) ஆகியவைகளைக் கலந்து தயாரிக்கப்படுகிறது. இதை விவசாயிகளும் தயாரிக்க முடியும்.

பொன்னீம், பயிர்களுக்குத் தீங்கு செய்யும் பூச்சிகளின் புழுக்களை கொல்லக்கூடியது. பூச்சிகள் பயிர்கள் மீது முட்டை யிடாமல் தடுக்கக் கூடியது. பயிர் இலைகளைப் பூச்சிகள் உண்ணாமல் தடுக்கக்கூடியது. இத்தகைய பல நல்ல பண்புகளைக் கொண்டது பொன்னீம். இதை இயற்கை விவசாயத்தில் பயன்படுத்துவது சாலச் சிறந்தது.

300 மி.லி பொன்னீமை, 10 லிட்டர் தண்ணீரில் கலந்து பயிர்கள் மீது தெளிக்க வேண்டும். இதற்கு 10 லிட்டர் கொள்ளவு கொண்ட தெளிப்பானில் முதலில் 300 மி.லி பொன்னீமை ஊற்ற வேண்டும். அதன் பிறகு 10 லிட்டர் தண்ணீரை ஊற்ற வேண்டும். இப்படிச் செய்தால் பொன்னீம் தண்ணீரில் நன்றாகக் கலந்துவிடும். பிறகு, ஒரு குச்சியைக் கொண்டு ஒருமுறை நன்றாகக் கலக்கிவிட வேண்டும்.

அசுவிணி, தத்துப் பூச்சி, படைப்புழு, காய் துளைப்பான், தண்டு துளைப்பான் போன்ற பூச்சிகளைப் பொன்னீம் நன்கு கட்டுப் படுத்துகிறது. இது இயற்கை விவசாயத்திற்கு ஏற்றது.

நீம் அசால் : இது வேம்பு சார் இயற்கைப் பூச்சிக்கொல்லியாகும். இதை ஈஐடி பாரி (இந்தியா) லிமிட்டெட் நிறுவனம், ஜெர்மனி தொழில்நுட்பத்தின் மூலம் தயாரித்துவருகிறது. வேப்பங்கொட்டை பருப்பிலிருந்து பிழிந்தெடுக்கப்படும் அசாடிராக்டின் எனும் வேதியத்தைக் கொண்டு நீம் அசால் தயாரிக்கப்படுகிறது. இது நல்லதொரு இயற்கை பூச்சிக்கொல்லியாகும்.

தாவரப் பூச்சிவிரட்டி

தாவரங்களுக்குத் தனியான மணம் உண்டு. இந்த மணத்தைக் கொண்டுதான் பூச்சிகள் பயிர்களை இனங்கண்டறிந்து தாக்குவதற்கு வருகின்றன. தாவரப் பூச்சி விரட்டியானது தாவரங்களின் மணத்தை மாற்றி வேறு விதமான மணத்தை பயிர்களில் ஏற்படுத்துகிறது. அதன் விளைவாக பூச்சிகள் பயிர்களை அண்டாமல் விரட்டப்படுகின்றன.

தாவரப் பூச்சிக் கொல்லி தயாரிப்பு

சோற்றுக்கற்றாளை இலை, எருக்கு இலை, நொச்சி இலை, வேப்ப இலை, ஆடா தோடா இலை ஆகிய ஐந்து இலைகளை, தலா 2 கிலோ வீதம் எடுத்துக்கொண்டு, துவையல் போன்று மசிய அரைத்துக்

கொள்ள வேண்டும். அதை 15 லிட்டர் பசு மாட்டு கோமியத்தில் கரைத்து, பெரிய மண்பானை அல்லது பிளாஸ்டிக் பீப்பாயில் ஊற்றி 15 நாட்கள் ஊறவைக்க வேண்டும். பிறகு, இந்தக் கரைசலை வடிகட்டி எடுத்து 10 லிட்டர் தண்ணீருக்கு ஒரு லிட்டர் கரைசல் என்ற அளவில் கரைத்து பயிர்கள் மீது தெளிக்க வேண்டும். அதன் மூலம் பயிர்களைப் பூச்சிகள் அண்டாமல் விரட்டப்படும். பயிர்கள் பூச்சித் தாக்குதல்களிலிருந்து பாதுகாக்கப்படும்.

பொறிகள் : தீமை செய்யும் பூச்சிகளை அழிப்பதற்கு மஞ்சள் நிற ஒட்டும் பொறி, நீல நிற ஒட்டும் பொறி, விளக்குப் பொறி, இனக் கவர்ச்சிப் பொறி ஆகிய நான்கு விதமான பொறிகள் உள்ளன. அவைகளை நெல்லித் தோட்டத்தில் அமைத்து பூச்சிகளைக் கவர்ந்து அழித்து கட்டுப்படுத்தலாம்.

இயற்கைமுறை பயிர்நோய் கட்டுப்பாடு

நெல்லிப் பயிரைத் தாக்கும் நோய்களை இயற்கை முறையில் கட்டுப்படுத்துவதற்கு கீழ்க்கண்ட உயிரி நோய்தடுப்பான்களைப் பயன்படுத்த வேண்டும்.

1. சூடோமோனாஸ் ஃபுளோரசன்ஸ் (பாக்டீரியா)
2. டிரைக்கோடெர்மா விரிடி (பூஞ்சாணம்)
3. டிரைக்கோடெர்மா ஹர்சியானம் (பூஞ்சாணம்)
4. பேசிலஸ் சப்டிலிஸ் (பாக்டீரியா)

இந்த உயிரி நோய்தடுப்பான்கள் திட வடிவத்திலும், திரவ வடிவத்திலும் கிடைக்கின்றன. திடவடிவ நோய் தடுப்பான்களை 1-1.5 கிலோ / ஏக்கர் என்ற அளவிலும், திரவ வடிவ நோய் தடுப்பான்களை 1-1.5 லிட்டர் / ஏக்கர் என்ற அளவிலும் பயன்படுத்த வேண்டும். இவைகளைப் பயிர்கள் மீது தெளிக்கலாம். மண்ணிலும் இடலாம். இவைகளை மண்ணில் இடும்போது, மக்கிய தொழுவுரம் அல்லது மண்புழு உரத்துடன் கலந்துதான் இட வேண்டும். தனியாக மண்ணில் இடக்கூடாது.

இவைகளில் டிரைக்கோடெர்மர் விரிடி எனும் உயிரி நோய் தடுப்பான் பயிர் இலைகள் மீது அதிக நாட்கள் உயிரோடு இருப்பதில்லை. எனவே, பயிர் இலைகளில் காணப்படும் நோய்களை டிரைக்கோடெர்மா விரிடியால் சரிவர கட்டுப்படுத்த முடிவதில்லை. அதனால் பயிர்கள் மீது தெளிப்பதற்கு டிரைக்கோடெர்மா விரிடி பரிந்துரைக்கப்படுவதில்லை. மண்ணில் இடுவதற்கு மட்டும் தான் இது பரிந்துரைக்கப்படுகிறது.

டிரைக்கோடெர்மா விரிடியை மண்ணில் இடுவதற்கு முன்பு, அதை மக்கிய தொழு உரத்துடன் கலந்துகொள்ள வேண்டும். இது மிகவும் அவசியம். ஏனெனில், தூள் வடிவத்தில் இருக்கும் விரிடியை நேரடியாக மண்ணில் இடும்போது, தேவையான உணவு கிடைக்காமல் அதிலுள்ள நுண்ணுயிர்கள் இறந்துவிடக்கூடும். அதை மக்கிய தொழு உரத்துடன் கலந்து இடும்போது, சிறிது காலம் தொழு உரத்தை உணவாக உட்கொண்டு அதிலுள்ள நுண்ணுயிர்களால் உயிர்வாழ முடிகிறது. பின்னர், மண்ணிலுள்ள கரிமப் பொருட்களை உட்கொண்டு அவை பல்கிப் பெருகிவிடுகின்றன. பயிர் நோய்களைத் தடுக்கும் வேலைகளைச் சிறப்பாகச் செய்கின்றன. இதை மண்ணில் இடும்போது, வேர்களுக்கு வெகு அருகில் இட வேண்டும்.

சுக்கு அஸ்திரா:

இது ஒரு சிறந்த பூஞ்சாணக் கொல்லி. இது பயிர்களைத் தாக்கும் பூஞ்சாள நோய்களைக் கட்டுப்படுத்தக்கூடியது. இந்த சுக்கு அஸ்திரா இயற்கை வேளாண் வித்தகர், பத்மஸ்ரீ சுபாஷ் பாலேக்கரின் கண்டுபிடிப்பு. இயற்கை விவசாயத்தில் பயிர் நோய்களைக் கட்டுப்படுத்துவதற்கு இது சாலச் சிறந்தது.

சுக்கு அஸ்திரா தயாரிப்பு முறை:

சுக்குத்தூளை 200 கிராம் எடுத்துக்கொண்டு, அதை 2 லிட்டர் நீரில் கலந்து, பாதியாகச் சுண்டும் வரை நன்றாகக் காய்ச்ச வேண்டும். இது சுக்குத்தூள் நீர் என்பதாகும். பசும்பால் அல்லது எருமைப் பாலை 5 லிட்டர் எடுத்து அதை தாமிரம் தவிர்த்த பிற பாத்திரத்தில் விட்டு கொதிக்க வைக்க வேண்டும். பால் மீது படிந்திருக்கும் ஆடையை அகற்றிவிட வேண்டும். பால் ஆறிய பிறகு, அதனுடன் சுக்குத் தூள் நீரைக் கலக்க வேண்டும். இதுதான் சுக்கு அஸ்திரா. இதை 200 லிட்டர் தண்ணீரில் கலந்து, நோய்வாய்பட்ட பயிர்கள்மீது தெளிக்க வேண்டும். பயிர் நோய்கள் குணமாகிவிடும். இதை 21 நாட்கள் வரைதான் சேமித்து வைக்க முடியும். எனவே, இதைத் தயாரித்த 21 நாட்களுக்குள் பயன்படுத்திவிட வேண்டும். இது மிகவும் முக்கியம்.

23. இயற்கை நெல்லி விவசாயத்தின் வெற்றிக்கதை

இந்தியாவில் இப்போது இயற்கை விவசாயத்திற்கு முக்கியத்துவமும், முன்னுரிமையும் அளிக்கப்பட்டுவருகிறது. அதற்கிணங்க, அநேக விவசாயிகள் இயற்கை விவசாயத்திற்கு மாறிவருகின்றனர். பல்வேறு பயிர்களை இயற்கை விவசாய முறையில் பயிரிட்டு வருகின்றனர்.

கன்னியாகுமரி மாவட்டத்தில், தெரிசனங்கோப்பு கிராம விவசாயி மணியன், இயற்கை விவசாய முறையில் நெல்லி சாகுபடி செய்து வருகிறார். இதற்கு அங்ககச் சான்று பெற்றுள்ளார். அவரது வெற்றிக் கதை வருமாறு:

நாகர்கோவிலில் இருந்து 12 கிலோ மீட்டர் தூரத்தில் உள்ளது மேல் தெரிசனங்கோப்பு கிராமம். அங்கு தென்னை, பெருநெல்லி சப்போட்டா என பல தோட்டக்கலைப் பயிர்களைச் சாகுபடி செய்து வருகிறார் மணியன். இவர் ஒரு சமயம், பெருநெல்லி சாகுபடி கருத்தரங்கில் கலந்து கொண்டார். அதில் பெருநெல்லி சாகுபடிக்கான தொழில் நுட்பங்களைத் தெரிந்துகொண்ட இவர், உடனடியாக பெருநெல்லி சாகுபடியில் இறங்கிவிட்டார்.

மணியனுக்கு இயற்கை விவசாயத்தில் ஆர்வம் அதிகம். எனவே இயற்கை விவசாய முறையில் நெல்லி சாகுபடி செய்ய வேண்டும் என்று முடிவு செய்துவிட்டார். முதலில் சோதனை அடிப்படையில் இரண்டு ஏக்கரில் இயற்கை விவசாய முறையில் நெல்லியை சாகுபடி செய்து பார்த்தார். இதற்காக நிலத்தைத் தயார் செய்தார். அந்த நிலத்தில் ஒரு வருடத்திற்கு எந்த விவசாயமும் செய்யாமல் சணப்பு பயிரை விதைத்து மடக்கி உழுதார். நிலம் நன்கு பக்குவப்பட்டதும் இரண்டு ஏக்கரிலும் பெரு நெல்லி சாகுபடி செய்தார். அதில் நல்ல மகசூல் கிடைக்கவே, இப்போது ஐம்பது ஏக்கரில் இயற்கை விவசாய முறையில் பெருநெல்லி சாகுபடி செய்துவருகிறார்.

இவர் கடைப்பிடித்து வரும் இயற்கை விவசாய நெல்லி சாகுபடி பற்றி பின்வருமாறு கூறினார்.

நெல்லி சாகுபடிக்கு செம்மண் ஏற்றது. மூன்று அடிக்குக் கீழ் குறுஞ்சரல்கள் உள்ள மண்ணாக இருந்தால் மிகவும் நல்லது. கன்னியாகுமரி மாவட்டத்தில் மே மாதத்திலும், மற்ற மாவட்டங்களில் ஜூலை - ஆகஸ்ட் மாதங்களிலும் நெல்லி நடவு செய்யலாம். இவர் 18

அடிக்கு 18 அடி என்ற இடைவெளியில் ஏக்கருக்கு 130 நெல்லிக் கன்றுகளை நடவு செய்துள்ளார். இத்தகைய நடவு முறையில் பயிருக்கு இடையில் அதிக இடைவெளி இருப்பதால், ஊடுபயிர் சாகுபடி செய்துள்ளார். முதல் இரண்டு ஆண்டுகளில் பயறு வகைப் பயிர்களை ஊடுபயிராகப் பயிர் செய்து உபரி வருமானம் ஈட்டி வந்துள்ளார். பயறு வகைப் பயிர்களை அறுவடை செய்ததும், அதன் செடிகளை நெல்லிக்கு மூடாக்காகப் போட்டுவிட்டார். இப்போது ஊடுபயிராக சப்போட்டா நட்டுள்ளார்.

நெல்லி சாகுபடிக்கு அதிகத் தண்ணீர் உள்ள நிலம் சரிபட்டு வராது. மூன்று அடி ஆழம், மூன்று அடி அகலத்துக்கு குழி எடுத்து, அதில் காய்ந்த இலைச் சருகுகளைப் போட்டு மூட வேண்டும். அதற்குமேல் 10 கிலோ தொழுவுரத்தைப் போட்டு, தோண்டி வைத்திருக்கும் மண்ணைப் போட்டு குழியை மூட வேண்டும். இவ்வாறு தயார் செய்யப்பட்ட குழியில் நெல்லிக் கன்றை நடவு செய்ய வேண்டும். நெல்லிக் கன்றைச் சுற்றி வட்டப் பாத்தி அமைத்து, அதில் ஒரு கிலோ மண்புழு உரம் போட வேண்டும்.

நடவு செய்த முதல் நாள் தண்ணீர் பாய்ச்ச வேண்டும். தொடர்ந்து ஆறு மாதங்களுக்கு, ஒரு நாள் விட்டு ஒரு நாள் பாசனம் செய்ய வேண்டும். ஆறு மாதங்களுக்குப் பிறகு நெல்லிக் கன்றுக்கு வாட்டம் இல்லாமல் அவ்வப்போது தண்ணீர் பாய்ச்சினால் போதும். கன்னியாகுமரி மாவட்டத்தில் அதிக மழை கிடைப்பதால் இவர் நெல்லிக்குத் தனியாகத் தண்ணீர் பாய்ச்சுவதில்லை.

நெல்லி மரங்களில் அயல் மகரந்தச் சேர்க்கை மூலம் காய்கள் காய்க்கின்றன. எனவே, அதற்கு ஏதுவாக காஞ்சன், கிருஷ்ணா, சாக்கையா, என்ஏ7 ஆகிய நான்கு நெல்லி ரகங்களைக் கலந்து நடவு செய்துள்ளார்.

நெல்லி, நடவு செய்த நான்கு மாதங்களிலேயே பூ பூக்க ஆரம்பித்து விடும். அவற்றை உதிர்த்துவிட வேண்டும். மூன்று வருடங்களுக்கு இப்படிச் செய்ய வேண்டும். அதற்குப் பிறகு காய்ப்புக்கு அனுமதித்தால் நெல்லி மகசூல் கூடும். காய்கள் நல்ல ருசியாக இருக்கும். நெல்லியின் ஆயுள்காலம் நாற்பது ஆண்டுகள். ஆனால், ஒவ்வொரு பதினைந்து ஆண்டுகளுக்கு ஒரு முறை காய்ப்பு குறையும். அந்த நேரத்தில் நெல்லி மரத்தின் பக்கக் கிளைகளை வெட்டிவிட வேண்டும். மீண்டும் விரல் தடிமனுக்கு கிளை வந்ததும் காய்க்க ஆரம்பித்துவிடும்.

நெல்லி நடவு செய்த முதல் மூன்று ஆண்டுகளுக்கு மண்புழு உரம் மற்றும் கம்போஸ்ட் உரத்தை மரத்துக்கு இரண்டு கிலோ வீதம், ஆறு மாதங்களுக்கு ஒருமுறை வைக்க வேண்டும். நான்காவது ஆண்டில் மண்புழு உரம் மற்றும் கம்போஸ்ட் உரக் கலவையை மரத்துக்கு

மூன்றுகிலோ வரை மரத்தின் அடிப்பகுதியிலிருந்து ஒன்றரை அடி தள்ளி குழி எடுத்து, அதில் போட்டு மேல் மண்ணைப் போட்டு மூடிவிடவேண்டும். மண்புழு உரத்திலுள்ள பல வகை நுண்ணுயிரிகள் வெயில் பட்டு, செயலிழந்து போவதற்கு வாய்ப்பு உள்ளது. அதனால் மண்ணைப் போட்டு மூடிவிடுவதால் நுண்ணுயிரிகளின் செயல்பாடு முழுமையாக நடைபெறும்

முதல் நான்கு ஆண்டுகளுக்கு இதைப் போல் உரங்களைக் கொடுத்தாலே மண் வளமாகிவிடும். பிறகு எந்த உரமும் தேவைப்படாது. தோட்டத்தில் வளர்ந்துள்ள புல் மற்றும் களைச் செடிகளைப் பிடுங்கி நெல்லிச் செடிகளைச் சுற்றி மூடாக்குப் போட்டுவிட வேண்டும். இதைத் தவிர வேறு எந்தப் பக்குவமும் தேவையில்லை.

நெல்லியைப் பொறுத்தவரையில் சாறுண்ணி, தண்டுத் துளைப்பான் தாக்குதல் அதிகமாக இருக்கும். சாறுண்ணிகள் இலைகளிலுள்ள பச்சையத்தைச் சுரண்டித் தின்றுவிடுவதால், இலைகள் வெளிறிப் போய்விடும். தண்டுத் துளைப்பான் தண்டுக்குள் சென்று தங்கி விடுவதால் காய்ப்பு குறைந்துவிடும். பஞ்சகவ்யா தெளிப்பது மூலம் சாறுண்ணி களையும், தண்டுத்துளைப்பானையும் கட்டுப்படுத்திவிடலாம்.

பொதுவாக பிப்ரவரி முதல் மே வரை மற்றும் ஜூலை முதல் செப்டம்பர் வரை என்று ஆண்டுக்கு இரண்டு முறை காய்களைப் பறிக்கலாம். ஒரு ஏக்கரிலிருந்து சராசரியாக 4 டன் முதல் 5 டன் வரை மகசூல் கிடைக்கும். இயற்கை விவசாய முறை விளைபொருட்களை விற்பனை செய்யும் கடைகளில் குறைந்த பட்சம் கிலோவுக்கு 20 ரூபாயும், அதிகப் பட்சமாக 40 ரூபாயும் கிடைக்கும். ஒரு ஏக்கரிலிருந்து செலவு போக நிகர வருமானமாக ரூ 78,600 வரை கிடைத்துள்ளது.

அங்ககச்சான்று பெற்றுள்ளார்

கன்னியாகுமரி மாவட்டத்தில் இயற்கை விவசாயத்திற்கான அங்ககச்சான்று பெற்றுள்ள முதல் விவசாயி என்ற பெருமையை மணியன் பெற்றுள்ளார். கோயம்புத்தூரில் உள்ள அங்ககச் சான்று வழங்கும் குழுவினர் அளித்துள்ள பயிற்சியில் கலந்து கொண்டு இயற்கை விவசாய முறைகளைக் கற்றுக் கொண்டார். அந்த விவசாய முறைகளைக் கடைப்பிடித்து நெல்லிச் சாகுபடி செய்து அங்ககச் சான்று பெற்றுள்ளார். அங்ககச் சான்று பெறுவது அவசியம் என்று மணியன் கூறுகிறார்.

24. ஒட்டு நெல்லிக் கன்றுகள் உற்பத்தி

நெல்லி மரம், அயல் மகரந்தச் சேர்க்கை மூலம் கருத்தரித்து, விதைகளை உற்பத்தி செய்கின்ற தாவரமாகும். எனவே, விதைகள் மூலம் வளர்க்கப்படும் நெல்லி மரங்களில் தாய் மரங்களின் நல்ல பண்புகள் காணப்படுவதில்லை. அதனால்தான் நெல்லி சாகுபடியில் விதைக் கன்றுகள் பயன்படுத்தப்படுவதில்லை.

நெல்லி சாகுபடிக்கு ஒட்டுக் கன்றுகள்தான் உத்தமம். ஒட்டுச் செடியில் தாய் மரத்தின் நல்ல பண்புகள் மாறாமல் இருக்கும். நல்ல மகசூல் கொடுக்கும். தரமான காய்கள் காய்க்கும். விரைவில் காய்ப்புக்கு வந்துவிடும்.

ஒட்டுக் கட்டுவதற்கு வேர்ச்செடி மற்றும் தாய்ச்செடி என்று இரண்டு விதமான செடிகள் வேண்டும். இந்த இரண்டு செடிகளையும் முறைப்படி ஒன்றாக இணைப்பதுதான் ஒட்டுக் கட்டுதல் என்பதாகும். ஒட்டுக் கட்டிய செடியில் இருக்கும் வேருடன்கூடிய அடிப்பாகம் வேர்ச்செடி எனப்படும். பூத்துக் காய்க்கும் மேல்பாகம் (தண்டு பாகம்) தாய்ச்செடி (தண்டுக்குச்சி) எனப்படும். வேர்ச்செடி என்பது விதை மூலம் உற்பத்திச் செய்யப்படும் விதைக்கன்று ஆகும். தாய்ச்செடி என்பது தாய்மரத்திலிருந்து வெட்டி எடுக்கப்படும் சிறிய கிளைத் தண்டு ஆகும். வேர்ச்செடியும், தாய்ச்செடியும் பென்சில் பருமன் அளவில் ஒன்று போல் இருக்க வேண்டும். அப்போதுதான் ஒட்டுக் கட்டுதல் வெற்றிபெறும். நெல்லிச் செடிகள் பெரும்பாலும் மென் தண்டு முறையில் ஒட்டுக் கட்டப்படுகின்றன. இந்த முறையில்தான் அதிக அளவு நெல்லிச் செடிகளில் குறைந்த காலத்தில் ஒட்டுக் கட்ட முடிகிறது.

வேர்ச்செடிகள் உற்பத்தி

வேர்ச்செடிகள் விதைகள் மூலம் உற்பத்தி செய்யப்படுகின்றன. எனவே, இதற்கு முதலில் நெல்லி விதைகளை உற்பத்தி செய்ய வேண்டும். இதற்கு நெல்லிக்காய்களிலிருந்து விதைகளைப் பிரித்து எடுக்க வேண்டும். விதை உற்பத்திக்கு நாட்டு ரக நெல்லிக்காய்கள் நல்லவை. நன்கு முற்றின பெரிய அளவு நாட்டு ரக நெல்லிக்காய்களைத் தேர்வு செய்து, அவைகளிலிருந்து விதைகளைப் பிரித்து எடுக்க வேண்டும்.

நெல்லி விதைகள் வினையியல் முதிர்ச்சி அடைவதற்கு 22 முதல் 24 வாரங்கள் ஆகும். அந்தத் தருணத்தில் நெல்லிக் காய்கள் மஞ்சள்

நிறம் கலந்த பச்சை நிறத்தில் காணப்படும். சிறிய அளவு மற்றும் மத்திம அளவு நெல்லிக் காய்களை விட பெரிய அளவு நெல்லிக் காய்கள்தான் நல்ல தரமான விதைகளைத் தருகின்றன. எனவே, மஞ்சள் நிறம் கலந்த பச்சை நிறத்தில் காணப்படும் பெரிய அளவு நெல்லிக் காய்களைத் தேர்வு செய்து, அவைகளிலிருந்து விதைகளைப் பிரித்தெடுக்க வேண்டும்.

நெல்லிக்காய்களிலிருந்து விதைகளைப் பிரித்து எடுப்பதற்கு, அவைகளை 20 சதவீத உப்புக் கரைசலில் ஒரு இரவு முழுவதும் ஊற வைத்து, பின்னர் அவைகளை வெயிலில் உலரவைக்க வேண்டும். இந்த முறையை மூன்று நாட்கள் தொடர்ந்து செய்ய வேண்டும். அதன் விளைவாக நெல்லிக்காய்களிலிருந்து கொட்டைகள் பிரிந்து வந்து விடும். இவ்வாறு பிரிக்கப்பட்ட நெல்லிக் கொட்டைகளை வெயிலில் 2-3 நாட்கள் உலர வைத்தால் கொட்டைகள் வெடித்து விதைகள் வெளியே சிதறிவிடும். விதைகள் சிதறாமல் இருப்பதற்கு கொட்டைகளை மெல்லிய துணிப்பைக்குள் போட்டு கட்டி, வெயிலில் காயவைக்க வேண்டும். ஒரு நெல்லிக் கொட்டையிலிருந்து ஆறு விதைகள் வரை கிடைக்கும். 100 கிலோ நாட்டு ரக நெல்லிக் காய்களிலிருந்து ஒரு கிலோ நெல்லி விதைகள் கிடைக்கும். நன்கு முற்றின நெல்லி விதைகள் அடர் பழுப்பு நிறத்தில் காணப்படும்.

விதை சேமிப்பு

நெல்லி விதை இயற்கையிலேயே நீண்ட ஆயுள் கொண்டது. அதாவது, சாதாரண சேமிப்பு முறையிலேயே 12-18 மாதங்கள் வரை நெல்லி விதைகளை சேமித்து வைத்திருக்க முடியும். ஒரு கிலோ நெல்லி விதைக்கு 2.5 கிராம் திரம் மற்றும் 200 மில்லி கிராம் கார்பரில் கொண்டு விதை நேர்த்தி செய்யப்பட்ட விதைகள் 15 மாத சேமிப்புக்குப் பிறகும் 60-70 சதம் முளைப்புத் திறனைக் கொண்டிருக்கின்றன. 700 கேஜ் தடிமனுள்ள பாலித்தீன் பைகளில் விதைகள் அடைத்து, 5 டிகிரி செல்சியஸ் வெப்பநிலையில் சேமித்து வைத்தால், 27 மாதங்கள் வரை விதைகளை சேமித்து வைக்க முடியும்.

விதை நேர்த்தி:

புதிய நெல்லி விதைகளில் காணப்படும் உறக்க நிலையை நீக்குவதற்கு அவைகளை 5 டிகிரி செல்சியஸ் வெப்ப நிலையில், குளிர் பதனப் பெட்டியில் சேமித்து வைக்க வேண்டும். அப்போது 0.5 சதம் பொட்டாசியம் நைட்ரேட் 60 சதவீதக் கரைசலில் நனைக்கப்பட்ட மணலை ஊடகமாகப் பயன்படுத்த வேண்டும். புதிய நெல்லி விதைகளை 10-12 மாதங்கள் வரை சேமித்து வைத்திருந்தால், விதைகளின் உறக்க நிலை தானாகவே நீங்கிவிடும். விதைகள் நன்கு முளைக்க ஆரம்பித்துவிடும்.

விதை விதைப்பு:

25 x 15 செ.மீ அளவுள்ள 200 கேஜ் பாலித்தீன் பைகளில் மண், மணல், தொழு உரம் ஆகியவைகளை 2:1:1 என்ற விகிதத்தில் கலந்த கலவை மண்ணைப் போட்டு நிரப்பி, அதில் நெல்லி விதைகளை விதைக்க வேண்டும். வேம் மற்றும் அசோஸ்பைரில்லம் உயிர் உரங்களை, ஒரு கிலோ நெல்லி விதைக்கு 200 கிராம் என்ற அளவில் 10 சதம் மைதா மாவு பசையுடன் கலந்து விதைகளுக்கு முலாம் பூசி விதைத்தால், நல்ல வீரியமான நெல்லி நாற்றுகள் கிடைக்கும். தொழு உரத்திற்குப் பதிலாக வண்டல் மண்ணைக் கலந்து, பாலித்தீன் பைகளில் இட்டால், நல்ல தடிமனான தண்டுள்ள வேர்ச்செடிகள் கிடைக்கும். ஒரு வருட வயதுள்ள விதைக் கன்றுகளை வேர்ச் செடிகளாகப் பயன்படுத்திக்கொள்ளலாம்.

தாய் நெல்லி மரங்கள் தேர்வு

ஒட்டு நெல்லிக் கன்றுகள் தயாரிப்பதற்குத் தேவைப்படும் தாய்ச் செடிகள் (தண்டு குச்சிகள்), நல்ல நெல்லி மரங்களிலிருந்து வெட்டி எடுக்கப்படுகின்றன. இந்த நெல்லி மரங்கள் தாய் மரங்கள் எனப்படுகின்றன. இந்தத் தாய் மரங்கள், கீழ்க்கண்ட பண்புகளைக் கொண்டிருக்க வேண்டும்.

1. *தாய் மரத்தின் மகசூல் திறன் 100 கிலோ / மரம் / ஆண்டு என்ற அளவுக்கு குறையாமல் இருக்க வேண்டும்.*
2. *இந்த அளவு மகசூல் 4-5 ஆண்டுகள் தொடர்ந்து கிடைத்துக் கொண்டிருக்க வேண்டும்.*
3. *தாய் மரங்களின் வயது 10 முதல் 15 வருடங்கள் வரை இருக்க வேண்டும்.*
4. *நெல்லிக்காய்கள் பெரிய அளவில் பளபளப்பாக இருக்க வேண்டும்.*
5. *பூச்சி நோய் தாக்குதல் இல்லாத ஆரோக்கியமான மரங்களாக இருக்க வேண்டும்.*
6. *பெண் பூக்களின் எண்ணிக்கை அதிகமாக இருக்க வேண்டும்.*
7. *எளிதில் ஒடியும் தன்மை இல்லாத கிளைகள் உள்ள மரங்களாக இருக்க வேண்டும்.*
8. *இலைகள் கரும்பச்சை நிறத்தில் இருக்க வேண்டும்.*

தாய்ச்செடிகளைத் தயார் செய்தல்

தேர்வுசெய்துள்ள தாய் நெல்லி மரங்களிலிருந்து ஒரு வருட வயதுள்ள ஆரோக்கியமான தண்டுக்குச்சிகளை வெட்டி எடுக்க

வேண்டும். தண்டுக்குச்சிகளை வெட்டி எடுப்பதற்கு ஏழு நாட்களுக்கு முன்பு, அதிலுள்ள அனைத்து இலைகளையும் அகற்றிவிட வேண்டும். தண்டுக்குச்சிகள் 15 செ.மீ நீளமும், பென்சில் பருமன் உள்ளவைகளாகவும் இருக்க வேண்டும். தண்டுக்குச்சிகளைக் காலை நேரத்தில் வெட்டி எடுக்க வேண்டும். இத்தகைய தண்டுக்குச்சிகள் சீக்கிரம் காயாது. ஒட்டுப் பிடிப்பு நன்றாக இருக்கும். தண்டுக்குச்சிகளை வெட்டி எடுத்தவுடன், அவைகளை ஈரத்துணியில் சுற்றி, பாலித்தீன் பையினுள்வைத்து ஒட்டுக் கட்டும் இடத்திற்கு எடுத்துச் செல்ல வேண்டும். இவ்வாறு நேர்த்தி செய்யப்பட்ட தண்டுக்குச்சிகளை 3-4 நாட்களுக்குப் பிறகும் ஒட்டுக் கட்டுவதற்கு உபயோகித்துக் கொள்ளலாம். ஒட்டுக் கட்டுவதற்கு ஏதுவாகத் தண்டுக்குச்சியின் அடிப்பகுதியை 4-5 செ.மீ நீளத்திற்கு ஆப்பு வடிவத்தில் சீவித் தயார் செய்ய வேண்டும்.

வேர்ச்செடிகளைத் தயார் செய்தல்

ஒரு வருட வயதுள்ள நெல்லி விதைக் கன்றுகளை வேர்ச் செடிகளாகப் பயன்படுத்த வேண்டும். வேர்ச்செடிகளை 15 செ.மீ உயரத்தில் வெட்டி, அதன் தலைப் பகுதியை நீக்கிவிட வேண்டும். வேர்ச்செடி 15 செ.மீ உயரமும், பென்சில் பருமனும் உள்ளதாகவும் இருக்க வேண்டும். ஒட்டுக் கட்டுவதற்கு ஏதுவாக வேர்ச் செடியின் நுனியின் நடுவில் 4-5 செ.மீ அளவுக்கு கவட்டை (V) வடிவத்தில் வெட்டி, ஒரு பிளவை ஏற்படுத்தித் தயார்செய்ய வேண்டும்.

ஒட்டுக்கட்டுதல்

தண்டுக்குச்சியின் ஆப்பு வடிவ அடிப்பகுதியை வேர்ச் செடியில் உள்ள கவட்டை வடிவப் பிளவுக்குள் நன்றாகப் பொருந்தும்படி சொருகி வைக்க வேண்டும். பின்னர், 1.5 செ.மீ அகலமும், 30 செ.மீ நீளமும் உள்ள 150 கேஜ் தடிமன் கொண்ட பாலித்தீன் பட்டையைக் கொண்டு, ஒட்டுக்கட்டிய பகுதியைச் சுற்றி இறுக்கிக் கட்டிவிட வேண்டும். ஒட்டுக் கட்டிய பகுதிக்குள் காற்றுப் புகாதபடி, பாலித்தீன் பட்டையை நன்றாக இறுக்கிக் கட்ட வேண்டும். இது மிகவும் முக்கியம். ஒட்டுக் கட்டிய பின்னர் 25 செ.மீ நீளமும், 7.5 செ.மீ அகலமும் கொண்ட 150 கேஜ் பாலித்தீன் பையைக் கொண்டு ஒட்டுக் கட்டிய செடிக்குத் தொப்பி போட்டது போல மாட்டி வைக்க வேண்டும். ஒட்டுக் கட்டிய பகுதி முழுவதும் தொப்பிக்குள் இருக்கும்படியும் செடியின் நுனிப் பகுதியை தொப்பி தொடாமல் இருக்கும்படியும் தொப்பியை மாட்டிவைக்க வேண்டும். வெளிக்காற்று தொப்பிக்குள் புகாதபடி, அதன் வாயை இறுக்கிக் கட்டி வைக்க வேண்டும். பாலித்தீன் பையில் சிறிய ஓட்டைகூட இருக்கக் கூடாது. இவ்வாறு செய்வது மூலம் தண்டுக்குச்சியின் நீராவிப் போக்கைக் குறைத்து, ஒட்டு இணைப்பை

விரைவுபடுத்துவதற்குத் தேவையான ஈரப்பதத்தைப் பராமரிக்க முடிகிறது. இவ்வாறு தயார் செய்யப்பட்டுள்ள ஒட்டு நெல்லிக் கன்றுகளை நல்ல நிழலில் வைத்துப் பராமரித்துவர வேண்டும். இதற்கு 50% வெயிலும் 50% நிழலும் கொடுக்கக்கூடிய பச்சைநிற நிழல் வலையைக் கொண்டு பந்தல் அமைத்து, அதன்கீழ் ஒட்டுக்கட்டிய நெல்லிக் கன்றுகள் உள்ள பாலித்தீன் பைகளை வரிசையாக அடுக்கி வைத்து, 30 நாட்கள் வரை பூவாளி மூலம் காலையிலும் மாலையிலும் தண்ணீர் தெளித்து, செடிகளை வாடாதபடி பராமரித்து வரவேண்டும். பின்னர் 60 முதல் 90 வரை நாட்கள் வரை ஒட்டுச் செடிகளை மிதமான வெயிலில் வைக்க வேண்டும். இதுதான் 'ஒட்டுச் செடிகளைக் கடினப்படுத்துதல்' என்பதாகும். இவ்வாறு கடினப்படுத்தப்பட்ட நெல்லிக் கன்றுகளைத் தான் நடவு செய்ய வேண்டும்.

4-5 வாரங்களில் ஒட்டு நன்றாகச் சேர்ந்துவிடும். ஒட்டு நெல்லிக் கன்றுகள் உருவாகிவிடும். ஒட்டுச் செடிகளில் வேர்ச் செடியும், தாய்ச் செடியும் நன்றாக இணைந்துள்ளதா என்பதைச் சோதித்துப் பார்க்க வேண்டும். இதற்கு 100 ஒட்டுச் செடிகளில் இரண்டு செடிகளைத் தேர்வு செய்து, அவைகளிலுள்ள கட்டைப் பிரித்து விட்டு, தண்டுக் குச்சியை இழுத்துப் பார்த்தால், அது கையோடு வரவில்லை என்றால், ஒட்டு நன்றாக இணைந்துள்ளது என்று தெரிந்துகொள்ள வேண்டும். மாறாக தண்டுக் குச்சி கையோடு வந்துவிட்டால், ஒட்டு ஒன்றாகச் சேரவில்லை என்று தெரிந்துகொள்ள வேண்டும். இவ்வாறு ஒட்டுக் கன்றுகளைச் சோதித்துப் பார்ப்பது மிகவும் அவசியமாகும்.

நாற்றுப் பண்ணையிலிருந்து வாங்கிவந்துள்ள ஒட்டு நெல்லிக் கன்றுகளை உடனடியாகத் தோட்டத்தில் நடவு செய்யக்கூடாது. அவைகளைத் தோட்டத்தில் ஓரளவு வெயிலும் நிழலும் விழக்கூடிய இடத்தில் வைத்து, பூவாளி மூலம் தண்ணீர் தெளித்து 15 நாட்கள் பராமரித்தப் பின்னர்தான் குழிகளில் நடவு செய்ய வேண்டும்.

ஒட்டு நெல்லிக் கன்றுகளை உற்பத்தி செய்வது தொழில்நுட்பம் மிகுந்த சிறப்பு பணியாகும். இதை அதிக அனுபமும் நல்ல கைத்திறனும் கொண்ட ஆட்களால்தான் சரியாகச் செய்திட முடியும். மேலும், பல நெல்லி ரகங்களின் தாய் மரங்களைப் பண்ணையில் பராமரித்து வர வேண்டும். ஒட்டுக் கன்றுகள் உற்பத்தி செய்தவற்கு இரண்டு வருட காலம் பிடிக்கும். பாடு வாசிகள் அதிகம் காணப்படும். எனவே, ஒட்டுக் கன்றுகள் உற்பத்தி செய்யும் வேலையை நாற்றுப் பண்ணையாளர்களிடம் விட்டு விட வேண்டும். இந்த வேலையை விவசாயிகள் செய்ய முடியாது.

தரமான நாற்றுப் பண்ணைகளிலிருந்து நெல்லி நாற்றுகளை வாங்கிப் பயிரிட வேண்டும். தமிழ்நாட்டில் தரமான ஒட்டு நெல்லிக் கன்றுகள் கீழ்க்கண்ட நாற்றுப் பண்ணைகளில் கிடைக்கின்றன.

1. ஏந்தல் நாற்றுப் பண்ணை

5 - 1 - 57 மெயின் ரோடு,
பட்டிவீரன்பட்டி - 624 211
தொலைபேசி 04543 268398
உரிமையாளர் : அருண்நாகராஜன்

2. டாரி ஹைடெக் நர்சரி கார்டன்

178, 5 வது தெரு, அருளானந்தம் நகர்
தஞ்சாவூர் - 613 007
தொலைபேசி 04362 - 238959
கைபேசி 9843439909
உரிமையாளர் R. குழந்தைசாமி

3. நீவி கார்டன்ஸ் நாற்றுப் பண்ணை

கொசவம்பாளையம், வாவிபாளையம் அஞ்சல்,
பல்லடம் - 641 671
கைபேசி 9843017555 / 9842217569
உரிமையாளர் - P. ராஜேந்திரன்

4. அன்பு நர்சரி - சித்தையன் கோட்டை

உரிமையாளர் டாக்டர். கு. ராஜேஸ்வரன்,
திண்டுக்கல்
கைபேசி எண். 9443130740
நாற்றுப் பண்ணை கைபேசி 9443130840, 9487142406.

5. தோட்டக்கலைத்துறை நாற்றுப் பண்ணை

தோட்டக்கலைக் கல்லூரி மற்றும் ஆராய்ச்சி நிலையம்
தமிழ்நாடு வேளாண்மைப் பல்கலைக்கழகம்
பெரியகுளம் - 625 604
கைபேசி-6380502066
தொலைபேசி 0454 6231726

25. நெல்லி மரம் சரியாகக் காய்ப்பதில்லை?

நடவு செய்துள்ள நெல்லிக் கன்றுகள் சரியாகக் காய்ப்பதில்லை என்பது நெல்லி சாகுபடியில் காணப்படும் முக்கியமான பிரச்சனையாகும். இதற்கான காரணங்கள் வருமாறு:

1. ஒட்டுக் கன்றுகளுக்கான தண்டுக்குச்சிகள் தரங்குறைந்த தாய் மரங்களிலிருந்து எடுக்கப்பட்டிருக்கலாம்.

ஒரு சில நெல்லி நாற்றுப் பண்ணைகளில் தாய்மரங்கள் போதிய எண்ணிக்கையில் இல்லாமல் இருந்தால், அவைகளுக்குத் தேவைப்படும் தண்டுக்குச்சிகள் போதிய அளவில் கிடைப்பதில்லை. அப்போது அவைகள் அருகிலுள்ள தனியார் நெல்லித் தோட்டங்களில் கவாத்து செய்யும்போது கழிக்கப்படும் கிளைகளை எடுத்து வந்து, அவைகளைத் தண்டுக்குச்சிகளாகப் பயன்படுத்திவிடுகின்றார்கள். அத்தகைய கன்றுகள் சரியாகக் காய்ப்பதில்லை.

2. நெல்லி மரங்களில் ஒரே கிளையில் ஆண் பூக்களும், பெண் பூக்களும் கலந்து காணப்படும். ஆனால், ஒரு சில கிளைகளில் ஆண் பூக்கள் மட்டுமே இருக்கும். பெண் பூக்கள் இருக்காது. அத்தகைய கிளைகளைத் தண்டுக்குச்சிகளாகப் பயன்படுத்தியிருந்தால், அந்தக் கன்றுகள் காய்ப்பதில்லை.

எனவே, தனியார் நெல்லி நாற்றுப் பண்ணையின் நம்பகத் தன்மையை உறுதிப்படுத்திக்கொள்ள வேண்டும். அந்த நாற்றுப் பண்ணைகளுக்கு நேரில் சென்று தாய்மரங்களைப் பார்வையிட வேண்டும். அதன் ரகம் மற்றும் காய்ப்புத் திறன் பற்றிய விபரங்களை கேட்டுத் தெரிந்துகொள்ள வேண்டும். அந்த நாற்றுப் பண்ணையிலிருந்து ஒட்டுக்கன்றுகளை வாங்கிச்சென்றுள்ள விவசாயிகளை நேரில் சந்தித்து, கன்றுகளின் தரம், வளர்ச்சி, காய்ப்பு பற்றிய விபரங்களைக் கேட்டுத் தெரிந்துகொள்ள வேண்டும். இதற்கு செலவு ஆகலாம். இது புத்திக் கொள்முதலுக்கான செலவு ஆகும். இந்தச் செலவு மூலம் பல ஆண்டுகளுக்குப் பின்னர் நெல்லி சாகுபடியில் ஏற்படக்கூடிய பெருத்த நஷ்டத்தைத் தவிர்த்திட முடியும்.

3. நல்ல தரமான ஒட்டு நெல்லிக் கன்றுகளைத் தேர்வுசெய்ய வேண்டும்.

ஒட்டு நெல்லிக் கன்றுகளில் தண்டுக்குச்சியும், வேர்க்குச்சியும் ஒரே பருமனாக இருக்க வேண்டும். சில சமயங்களில் வேர்க்குச்சி பருமனாகவும், தண்டுக்குச்சி சற்றுப் பருமன் குறைந்ததாகவும் இருக்கும். அப்படி

இருப்பது தப்பில்லை. அதைத் தேர்வு செய்யலாம். அதற்கு மாறாக வேர்க்குச்சி பருமன் குறைந்ததாகவும், தண்டுக்குச்சி அதிகப் பருமனாகவும் இருக்கக்கூடாது. அப்படி இருந்தால், அதன் ஒட்டுப் பகுதி காற்றில் சேதம் அடையக் கூடும். எனவே, அதைத் தேர்வுசெய்யக் கூடாது.

4. ஒட்டுக்கட்டி மூன்று மாதங்களுக்கு மேலான கன்றுகளைத் தேர்வுசெய்ய வேண்டும். அவைகளில் தான் ஒட்டு நன்றாகக் கூடி இருக்கும்.

5. ஒட்டுக்கட்டியுள்ள பகுதியிலுள்ள பாலித்தீன் கட்டைப் பிரித்து ஒட்டு நன்றாகக் கூடி இருக்கிறதா என்று சோதித்துப் பார்க்க வேண்டும். இதற்கு தண்டுக்குச்சியை இழுத்துப் பார்க்க வேண்டும். அது கையோடு வந்துவிட்டால், ஒட்டு கூடவில்லை என்று தெரிந்துகொள்ள வேண்டும்.

ஒட்டுக்கட்டிய கன்றுகளை 60 முதல் 90 நாட்கள் வரை வெயிலில் வைத்து கடினப்படுத்தியிருக்க வேண்டும். இவ்வாறு கடினப் படுத்தப்பட்ட நெல்லிக் கன்றுகளைத்தான் நடவு செய்ய வேண்டும்.

நடவு செய்த மூன்றாண்டுகள் கழித்துதான் நெல்லி மரங்கள் காய்ப்புக்கு வரும். அப்போது அவைகள் சரியாகக் காய்க்கவில்லை என்று நஷ்டப்படுவதை விட, ஆரம்பத்திலேயே நன்றாக விசாரித்து நெல்லிக் கன்றுகளை வாங்குவது நல்லது. பெரியகுளத்திலுள்ள தமிழ்நாடு வேளாண்மை பல்கலைக்கழகத்தின் தோட்டக்கலைக் கல்லூரியிலுள்ள நாற்றுப்பண்ணையில் தரமான நெல்லிக் கன்றுகள் கிடைக்கின்றன.

26. நெல்லி மரங்களைப் புதுப்பித்தல்

நெல்லித் தோட்டங்களில் ஒருசில நெல்லி மரங்கள் சரியாகக் காய்க்காமல் இருக்கக் கூடும். விதை போட்டு வளர்த்த நாட்டு ரக நெல்லி மரங்கள், சிறிய காய்களைக் காய்க்கின்றவைகளாக இருக்கலாம். அத்தகைய நெல்லி மரங்களில் அதிக மகசூல் தரக்கூடிய புதிய பெருநெல்லி இரகங்களை மேல்ஒட்டுகட்டுதல் எனும் தொழில் நுட்பம் மூலம் ஒட்டுக்கட்டி அவைகளைப் புதுப்பித்திட முடியும். இரண்டு வருடங்களில் பழைய மரங்களை அதிக மகசூல் தரும் புதிய மரங்களாக மாற்றிவிட முடியும்.

வீட்டுத் தோட்டத்தில் ஒற்றை மரமாக வளர்ந்துள்ள பெருநெல்லி மரம், தன் மகரந்த ஒவ்வாமை காரணமாகக் காய்க்காமல் இருக்கக்கூடும். அந்தப் பெருநெல்லி மரத்தில் 3-4 பெருநெல்லி ரகங்களை ஒட்டுக் கட்டி, அதைக் காய்க்க வைத்திட முடியும்.

மேல் ஒட்டுக்கட்டுதல் தொழில்நுட்பம்

புதுப்பிக்க வேண்டிய நெல்லி மரங்களைத் தரை மட்டத்திலிருந்து இரண்டு அடி உயரத்தில் ரம்பத்தைக் (மரம் அறுக்கும் கைவாள்) கொண்டு சீராக அறுத்துவிட வேண்டும். இதை டிசம்பர் - ஜனவரி மாதத்தில் செய்ய வேண்டும். அறுக்கப்பட்டுள்ள தண்டுப் பகுதி மீது காப்பர் ஆக்ஸிகுளோரைடு (புளூகாப்பர்) பசையைப் பூசி, பூஞ்சாள நோய் தாக்குதலைத் தடுக்க வேண்டும். அறுக்கப்பட்டுள்ள தண்டுப் பகுதியை ஒரு ஈரச்சாக்குத் துணியால் மூடி வைக்க வேண்டும். அதன் மீது அவ்வப்போது தண்ணீர் தெளித்து, அதை ஈரமாக வைத்திருக்க வேண்டும். சில வாரங்களில் அறுக்கப்பட்டுள்ள தண்டுப் பகுதிக்குக் கீழிலிருந்து பல பக்கச்சிம்புகள் துளிர்த்து வரும். அவைகளில் 5-6 நல்ல சிம்புகளைத் தேர்வு செய்து வளரவிட வேண்டும். மற்ற சிம்புகளை ஒட்ட வெட்டிவிட வேண்டும். தேர்வு செய்துள்ள 5-6 சிம்புகளை பென்சில் பருமன் அளவுக்கு வளரவிட வேண்டும்.

நன்றாகக் காய்க்கும் நெல்லி மரங்களிலிருந்து பென்சில் பருமன் உள்ள 5-6 தண்டுக் குச்சிகளை 15 செ.மீ நீளத்தில் வெட்டி எடுத்து தயார் செய்ய வேண்டும். இந்தத் தண்டுக்குச்சிகளைக்கொண்டு புதுப்பிக்க வேண்டிய நெல்லி மரத்தில் வளர்ந்துள்ள புதிய சிம்புகளில் ஒட்டுக்கட்ட வேண்டும். இதை ஜூன்-ஜூலை மாதங்களில் செய்ய வேண்டும். இதற்கு ஆப்பு ஒட்டு முறையைக் கடைப்பிடிக்க வேண்டும். இரண்டு மூன்று

மாதங்களில் இந்த ஒட்டுகள் நன்றாக இணைந்துவிடும். அதற்குப் பிறகு, 5-6 சிம்புகள் புதிய நெல்லிக் கிளைகளாக வளர்ந்துவிடும். இப்போது, பழைய நெல்லி மரம் புதிய நெல்லிமரமாக புதுப்பிக்கப்பட்டிருக்கும். அவைகள் செழித்து வளர்ந்து நல்ல மகசூல் தந்துவிடும்.

வெற்றிக் கதை - 1

மகாராஷ்டிரா மாநிலம் ஜல்கான் நகரிலுள்ள ஜெயின் இரிகேஷன் நிறுவனத்தின் நெல்லித் தோட்டம் வாகோடு கிராமத்தில் உள்ளது. இந்தத் தோட்டத்தில் எட்டு ஏக்கரில் இருந்த நெல்லி மரங்கள் சரியாகக் காய்க்கவில்லை. அவைகள் விதைக்கன்றுகள் மூலம் வளர்க்கப் பட்டுள்ள நாட்டு நெல்லி மரங்களாகும். அவைகளில் என்.ஏ 7, காஞ்சன், கிருஷ்ணா, சாக்கையா ஆகிய புதிய நெல்லி ரகங்களை மேல் ஒட்டு கட்டுதல் தொழில்நுட்பம் மூலம் ஒட்டுக்கட்டி புதுப்பிக்கப்பட்டுள்ளன. இப்போது அவைகள் அதிக மகசூல் தந்துவருகின்றன.

வெற்றிக் கதை - 2

சிவகங்கை மாவட்டம், பிள்ளையார்பட்டி அருகில் உள்ள மருதன்குடி கிராம விவசாயி நாச்சியப்பன் (செல்போன் 9442043190) இவரது தோட்டத்தில் இருந்த சரியாகக் காய்க்காத நூறு நெல்லி மரங்களை மேல் ஒட்டு கட்டுதல் மூலம் காய்க்க வைத்துள்ளார். அவரது வெற்றிக் கதை பற்றி அவர் கூறியது:

"எனது தோட்டத்தில் பயிரிட்டிருந்த என்.ஏ.7 ரக நெல்லிக் கன்றுகளில் 100 கன்றுகள் எப்படியோ மாறிப் போய்விட்டன. நாலு வருடங்களாகியும் அவைகள் சரியாகக் காய்க்கவில்லை. அந்தச் செடிகளை தூரிலிருந்து ஒரு அடிவிட்டு வெட்டி எடுத்துவிட்டு, தூர்ப்பகுதியை V மாதிரி ரெண்டாகப் பிளந்து, நன்றாகக் காய்க்கின்ற மரத்திலிருந்து விரல் பருமன் அளவு உள்ள தண்டுக் குச்சியை வெட்டி எடுத்து, பிளவுக்குள்ளே வைத்து பிளாஸ்டிக் தாளை சுற்றிக் கட்டிவிட்டேன். இப்போது அந்த 100மரங்களும் நன்றாகக் காய்த்துக்கொண்டிருக்கின்றன" என்று சந்தோஷத்துடன் கூறினார்.

சரியாகக் காய்க்காத நெல்லி மரங்களை நன்றாகக் காய்க்க வைப்பதற்கு இந்த மேல்ஒட்டுக்கட்டுதல் நல்லதொரு தொழில் நுட்பமாகும். மா மரங்களில் இந்தத் தொழில்நுட்பம் பெருமளவில் வெற்றிகரமாகக் கடைப்பிடிக்கப்பட்டுவருகிறது என்பது ஈண்டு குறிப்பிடத்தக்கது.

27. நெல்லி வளர்ச்சிக்குப் பாடுபட்ட நல்லோர்கள்

1. திரு.எஸ்.எஸ் மேத்தா (ஸ்ரீகாந்த் சூரஷ்மால் மேத்தா)
காப்பித் தோட்டம் மற்றும் நாற்றுப் பண்ணை உரிமையாளர், சேலம்.

முப்பது ஆண்டுகளுக்கு முன்பு வரை தமிழ்நாட்டில் நெல்லி சாகுபடி சொல்லும்படியாக இல்லை. நெல்லி மரங்கள் காடுகளில் தான் இருந்தன. அவைகளிலிருந்து நெல்லிக்காய்களைப் பறித்து வந்து, மக்கள் பயன்படுத்திவந்தார்கள். தமிழ்நாட்டில் மா, வாழை போன்று, நெல்லி தோட்டப் பயிராகப் பயிரிடப்படவில்லை.

அத்தகைய காலகட்டத்தில், பெரிய நெல்லிக்காய்களை நிறையக் காய்க்கின்ற பெருநெல்லி ரகங்களை வட இந்தியாவிலிருந்து தமிழ்நாட்டுக்குக் கொண்டுவந்து பெருநெல்லி சாகுபடியை நல்ல முறையில் விரிவாக்கம் செய்தார் எஸ்.எஸ் மேத்தா. தனது நாற்றுப் பண்ணையில் பெருநெல்லிக் கன்றுகளை உற்பத்தி செய்து விவசாயிகளுக்கு வழங்கினார். இவ்வாறு தமிழ்நாட்டில் பெருநெல்லி சாகுபடிக்கு பிள்ளையார்சுழி போட்டார் எஸ்.எஸ். மேத்தா.

அந்தச் சமயத்தில் பெரு நெல்லி, தமிழ்நாட்டு விவசாயிகளுக்கு ஒரு புதிய பயிராக இருந்தது. அதன் சாகுபடி முறைகள் அவர்களுக்குத் தெரியவில்லை. எனவே, பெரு நெல்லிப் பயிரைச் சாகுபடி செய்வதற்கான கட்டுக்கோப்பு சாகுபடி முறைகளை விவசாயிகளுக்கு சொல்லிக் கொடுக்க வேண்டிய அவசியம் ஏற்பட்டது. அதற்காக, எஸ்.எஸ் மேத்தா திண்டுக்கல், சேலம், மதுரை ஆகிய ஊர்களில் நெல்லி சாகுபடி கருத்தரங்குகளை நடத்தினார். இந்தக் கருத்தரங்குகளில், இந்திய நெல்லி ஆராய்ச்சியின் முன்னணி விஞ்ஞானிகளான முனைவர் ஆர்.கே. பதக், முனைவர் எச்.பி.சிங், திரு.ஜே.என்.எல். ஸ்ரீ வாஸ்தாவா, முனைவர் இ.இருளப்பன், முனைவர் அன்பு, முனைவர் இ.வடிவேல், திரு.கே. ஆர். தேசிகன் ஆகியோர் கலந்து கொண்டார்கள். பெருநெல்லி சாகுபடிக்கான நவீன தொழில் நுட்பங்களை விவசாயிகளுக்கு விளக்கமாக எடுத்துரைத்தார்கள். அதன் பயனாக தமிழக விவசாயிகளிடம் நெல்லி சாகுபடி பற்றி நல்லதொரு விழிப்புணர்வு ஏற்பட்டது. மேத்தா அவர்களின் நாற்றுப் பண்ணையில், பெரிய நெல்லிக்காய்களுடன் காய்த்துக் குலுங்கிய பெருநெல்லி மரங்களைக் கண்ணாரக் கண்ட தமிழ்நாட்டு விவசாயிகளுக்கு, அவைகள் மீது அளவற்ற ஆசை ஏற்பட்டு விட்டது. அந்தப் பெருநெல்லி மரங்களை பெருமளவில் பயிரிட

வேண்டும் என்ற ஆர்வம் ஏற்பட்டுவிட்டது. அதன் பயனாக தமிழ் நாட்டில் பெருநெல்லி சாகுபடி நன்கு விரிவடைந்தது.

இன்று தமிழ்நாட்டில் பெருநெல்லி நல்லதொரு இலாபகரமான பணப்பயிராகப் பயிரிடப்படுகிறது. இன்று, தமிழ்நாட்டில் 7299 எக்டேர்களில் நெல்லி பயிரிடப்படுகிறது. 1,73,927 டன் நெல்லிக் காய்கள் விளைவிக்கப்படுகிறன. தமிழ்நாட்டில் நெல்லி மகசூல் திறன் 24 டன் / எக்டேர் என்ற அளவில் உள்ளது. இந்தியத் தேசிய அளவில் தமிழ்நாட்டின் நெல்லி மகசூல் திறன்தான் முதலிடத்தில் உள்ளது. இத்தகைய வெற்றிக்கு வித்திட்டவர், சேலம் எஸ்.எஸ்.மேத்தா அவர்கள்.

தமிழ்நாட்டில் பெருநெல்லி ரகங்களை அறிமுகம் செய்து வைத்து அவைகளை அதிகப் பரப்பளவில் பயிரிடச் செய்த எஸ்.எஸ்.மேத்தா அவர்களை தமிழக நெல்லிச் சாகுபடியின் பிதாமகன் என்றால் மிகையாகாது.

பாரம்பரியம் மிக்க வைர வியாபாரக் குடும்பத்திலிருந்து விவசாயத்திற்கு வந்தவர் எஸ்.எஸ்.மேத்தா. அந்த வரலாறு வருமாறு:

1910 ஆம் ஆண்டில் வைர வியாபாரம் செய்வதற்காக குஜராத்திலிருந்து சென்னைக்குக் குடிபெயர்ந்தார்கள் மேத்தா குடும்பத்தினர். இன்றும் சென்னையில் வெற்றிகரமாக வைர வியாபாரம் செய்துவருகின்றனர். ஒரு காலகட்டத்தில் எஸ்.எஸ்.மேத்தா அவர்களின் தந்தை சூரஷ்மால் மேத்தாவுக்கு விவசாயத்தில் ஈடுபட வேண்டும் என்ற எண்ணம் ஏற்பட்டது. அதற்கிணங்க, சேலம் ஏற்காடு மலைப் பகுதியில் ஒரு காப்பித் தோட்டத்தை விலைக்கு வாங்கினார். அந்த காப்பித் தோட்டத்தை கவனிப்பதற்காக எஸ்.எஸ்.மேத்தா 1963 ஆம் ஆண்டில் சேலத்தில் குடியேறினார். ஆரம்பத்தில் காப்பித் தோட்டத்தைப் பராமரிப்பதுதான் இவரது முழுநேர வேலையாக இருந்துவந்தது. பின்னர், காப்பித் தோட்டங்களுக்குத் தேவைப்பட்ட காப்பி நாற்றுகள், ஆரஞ்சு நாற்றுகள், மிளகு நாற்றுகளை உற்பத்தி செய்வதற்காக ஒரு நாற்றுப் பண்ணையை சேலத்தில் ஏற்படுத்தினார். அதில் பல்வேறு பழக்கன்றுகளையும் உற்பத்தி செய்து விற்பனை செய்து வந்தார். காப்பி விவசாயமும், நாற்றுப் பண்ணைத் தொழிலும் நன்றாக நடந்துவந்தன.

அத்தகைய காலகட்டத்தில், எஸ்.எஸ்.மேத்தா நெல்லி சாகுபடியைக் கையிலெடுத்தார். அந்த நிகழ்வு மிகவும் சுவாரஸ்யமானது. அது வருமாறு:

முப்பது ஆண்டுகளுக்கு முன்பு ஒருமுறை மேத்தா தமிழ்நாட்டின் தென்மாவட்டங்களில் பயணம் செய்தபோது, அங்கு ஏராளமான நிலங்கள் தரிசாகக் கிடப்பதைக் கண்டு மனம் வருந்தினார். அந்த நிலங்களில் மரங்களை வளர்க்க முடியும் என்பதை அறிந்து

கொண்டார். அந்த மரங்கள் குறைந்த நீர்த் தேவை கொண்டவை களாகவும், வறட்சியைத் தாங்கி வளரக்கூடியவைகளாகவும் இருக்க வேண்டும் என்பதையும் அறிந்துகொண்டார். அத்தகைய மரத்தைக் கண்டுபிடிப்பதற்கான முயற்சியில் ஈடுபட்டார். அது பற்றி அவர் பலருடன் கலந்து ஆலோசித்து வந்தார். ஆனால் அந்த மரத்தை அவரால் கண்டுபிடிக்க முடியவில்லை. இருப்பினும் அந்த மரத்தைத் தேடும் அவரது முயற்சி தொடர்ந்து கொண்டிருந்தது.

ஒரு டிசம்பர் மாதத்தில் மேத்தா மும்பைக்குச் சென்றிருந்தபோது, அங்குள்ள காய்கனி சந்தையில் பெரிய நெல்லிக்காய்கள் விற்பதைப் பார்த்தார். அவ்வளவு பெரிய நெல்லிக்காய்களை அதற்கு முன்பு அவர் பார்த்தது கிடையாது. தமிழ்நாட்டில் சிறிய நெல்லிக்காய்களைப் பார்த்திருந்த அவருக்கு, அந்தப் பெரிய நெல்லிக்காய்கள் அதிசயமாகத் தெரிந்தன. அந்தப் பெரிய நெல்லிக்காய்கள் வடநாட்டு நெல்லி மரங்களின் காய்கள் என்றும், அந்த ரக நெல்லி மரங்கள் தமிழ்நாட்டில் இல்லை என்றும் அவர் தெரிந்துகொண்டார். அந்த வடநாட்டு நெல்லி மரம்தான், அவர் தேடிக்கொண்டிருக்கும் மரம் என்று அவரது உள்ளுணர்வு உணர்த்தியது. அந்த வட நாட்டு நெல்லி மரங்களை தமிழ்நாட்டில் பயிரிட வேண்டும் என்று மேத்தா விரும்பினார். அதற்கான முயற்சியில் ஈடுபட்டார். மும்பை காய்கனி சந்தையில் விற்கப்பட்ட பெரிய நெல்லிக்காய்களை வாங்கிக்கொண்டு, மேத்தா சேலம் வந்து சேர்ந்தார்.

சேலத்தில் வைத்து, அந்தப் பெரிய நெல்லிக்காய்களிலிருந்து விதைகளை எடுத்து, தனது நாற்றுப் பண்ணையில் விதைத்து பரீட்சார்த்தமாகப் பயிரிட்டுப் பார்த்தார். அந்த விதைகளிலிருந்து முளைத்துவந்த நெல்லிக் கன்றுகள் நன்றாக வளர்ந்துவந்தன. மூன்று ஆண்டுகளில் காய்க்கத் தொடங்கிவிட்டன. பெரிய நெல்லிக்காய்கள் நிறையக் காய்த்தன. அதன் மூலம் வடநாட்டு பெருநெல்லி மரத்தை தமிழ்நாட்டில் பயிரிட முடியும் என்பது தெரியவந்தது. இவ்வாறாக தமிழ்நாட்டில் பெருநெல்லி சாகுபடிக்குப் பிள்ளையார்சுழி போடப்பட்டது. பெரிய நெல்லிக்காய்களை நிறைய காய்க்கக்கூடிய பெருநெல்லிப் பயிரை தமிழ்நாட்டில் பெரிய அளவில் பயிரிட வேண்டும் என்று மேத்தா விரும்பினார். அதற்கான முயற்சிகளை அவர் மேற்கொண்டார்.

அந்தத் தருணத்தில் நெல்லி விஞ்ஞானி, முனைவர் ஆர்.கே.பதக் பல புதிய நெல்லி ரகங்களை உருவாக்கியுள்ளார் என்பதும், அவைகள் பைசாபாத்தில் உள்ள நரேந்திர தேவா வேளாண்மைப் பல்கலைக் கழகத்தில் கிடைக்கின்றன என்பதும் மேத்தாவுக்குத் தெரியவந்தது.

அந்த நேரத்தில் "வறண்ட நில பழப்பயிர்கள் பயிலரங்கத்தில்" பங்கேற்பதற்காக மேத்தா பைசாபாத் செல்ல நேரிட்டது. அப்போது,

முன்னணி நெல்லி விஞ்ஞானியான முனைவர் ஆர்.கேபதக் அவர்களுடன், தமிழ்நாட்டில் என்.ஏ (நரேந்திர ஆன்லா) நெல்லி ரகங்களைப் பயிரிடுவது பற்றி பேசினார். தமிழ்நாட்டில் என்.ஏ.பெருநெல்லி ரகங்களை நல்லமுறையில் பயிரிட முடியும் என்று முனைவர் ஆர்.கே. பதக் திட்டவட்டமாகப் பரிந்துரைத்தார். அந்த நெல்லி ரகங்களை இனப்பெருக்கம் செய்வதற்குத் தேவையான தண்டுக்குச்சிகளையும் கொடுத்து உதவினார். அந்தத் தண்டுக்குச்சிகளைப் பெற்றுக் கொண்டு மேத்தா சேலம் வந்து சேர்ந்தார். அவைகளைப் பயன்படுத்தி, நல்ல தாய் மரங்களைத் தனது நாற்றுப் பண்ணையில் மேத்தா வளர்த்தார். அந்தத் தாய் மரங்களின் மூலம் நரேந்திரா நெல்லி ரகங்களை ஏராளமாக உற்பத்தி செய்து விவசாயிகளுக்குத் தாராளமாக விநியோகம் செய்தார். அதன் பயனாக தமிழ்நாட்டில் பெருநெல்லி சாகுபடி பரப்பளவு அதிகரித்தது. நெல்லிக்காய்களின் உற்பத்தியும் அதிகரித்தது. தமிழ்நாட்டில் சொல்லும்படியாக இல்லாதிருந்த நெல்லி சாகுபடி, எஸ்.எஸ்.மேத்தாவின் முயற்சியால் 1999-2000 ஆம் ஆண்டில் 1200 எக்டேர்களாகவும், 2003-04 ஆம் ஆண்டில் 2143 எக்டேர்களாகவும் 2020-21 ஆம் ஆண்டில் 7299 எக்டேர்களாகவும் அதிகரித்துள்ளது. இத்தகைய வெற்றிகரமான நெல்லி சாகுபடி மூலம் தமிழ்நாட்டில் தங்கப் புரட்சி ஏற்பட்டுள்ளது. இதற்கு காரணகர்த்தாவாக இருந்த எஸ்.எஸ். மேத்தாவை **தங்கப் புரட்சியின் தந்தை** என்று பாராட்டலாம்.

திரு.எஸ்.எஸ் மேத்தா தோட்டக்கலைத் துறையில் 47 ஆண்டு கால அனுபவம் வாய்ந்த தோட்டக்கலை வல்லுநர் ஆவார். தமிழ்நாட்டில் வாழை சாகுபடியின் வெற்றிக்காகப் பாடுபட்ட இவருக்கு **நல்ல வாழை விருது** வழங்கப்பட்டுள்ளது.

நெல்லிப் பயிர் மேம்பாட்டுக்கு இவர் ஆற்றிய அரும்பெரும் பணிகளுக்காக, இவருக்கு **'சமணரிஷி'** விருது வழங்கப்பட்டுள்ளது. இவர் இந்தியத் தோட்டக்கலை கூட்டமைப்பின் செயலாளராகவும், இந்திய நெல்லி சாகுபடியாளர்கள் சங்கத்தின் தலைவராகவும், தமிழ்நாடு பழப் பயிர்கள் சாகுபடியாளர்கள் சங்கத்தின் செயலாளராகவும் இருந்துள்ளார்.

புதிய பயிர் பெருக்க முறைகளை உருவாக்குதல், புதிய பயிர் ரகங்களை இனங்கண்டறிதல் மற்றும் நவீன வேளாண் தொழில் நுட்பங்களை விவசாயிகளிடையே விரிவாக்கம் செய்தல் ஆகியவைகளை இவர் சிறப்பாகச் செய்துள்ளார். இவர் 35 அறிவியல் கட்டுரைகளையும், 5 கையேடுகளையும் எழுதியுள்ளார். விவசாயிகள் மற்றும் விஞ்ஞானிகளின் நன்மதிப்பை இவர் பெற்றிருந்தார். இவர், இந்தியாவிலும், வெளி நாடுகளிலும் அதிகமாகப் பயணம் செய்துள்ளார். சமுதாய நலப் பணிகளில் அதிக அக்கறை கொண்டுள்ள நல்ல சமூகத் தொண்டராக இருந்துள்ளார். இத்தகைய நல்ல மனிதர், கடந்த 22.10.2021 அன்று

இயற்கை எய்திவிட்டார். இவரது இறப்பு நெல்லி விவசாயிகளுக்குப் பெரும் இழப்பு ஆகும்.

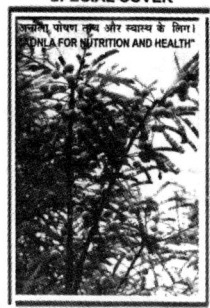

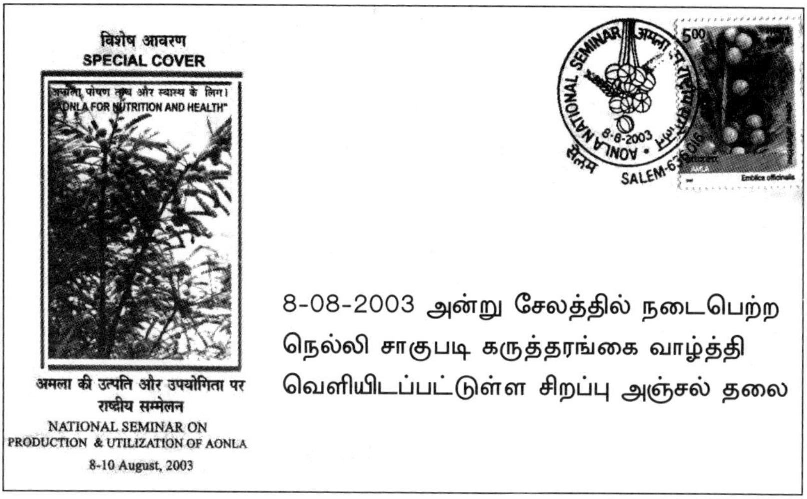

8-08-2003 அன்று சேலத்தில் நடைபெற்ற நெல்லி சாகுபடி கருத்தரங்கை வாழ்த்தி வெளியிடப்பட்டுள்ள சிறப்பு அஞ்சல் தலை

திரு. அருண் நாகராஜன்
ஏந்தல் நாற்றுப் பண்ணை உரிமையாளர்
பட்டிவீரன்பட்டி, திண்டுக்கல் மாவட்டம்.

தமிழ்நாட்டில் 1993 ஆம் ஆண்டு, வட இந்திய பெருநெல்லி இரகங்கள் அறிமுகப்படுத்தப்பட்டபோது, அந்த நெல்லி ரகங்களை அதிக அளவில் துணிந்து பயிரிட்டவர், அருண் நாகராஜன் ஆவார். இவர் நெல்லி சாகுபடியின் செயல்வீரர் ஆவார்.

அருண் நாகராஜன், தமிழ்நாடு வேளாண்மைப் பல்கலைக் கழகத்தில் படித்துப் பட்டம் பெற்ற வேளாண் பொறியியல் பட்டதாரி. திண்டுக்கல் மாவட்டம் பட்டிவீரன்பட்டியைப் பூர்வீகமாகக் கொண்ட இவரது குடும்பம், பாரம்பரியம் மிக்க விவசாயக் குடும்பம் ஆகும். இவரது தந்தை WPAR நாகராஜன் ஒரு முன்னோடி காப்பி சாகுபடியாளர்.

அருண் நாகராஜன் 1993 ஆம் ஆண்டில் இஸ்ரேல் நாட்டுக்குச் சென்று, அங்கு வறண்ட நிலங்களில் கடைப்பிடிக்கப்பட்டு வரும் அதிநவீன வேளாண் தொழில்நுட்பங்களைக் கற்றுக்கொண்டு நாடு திரும்பியிருந்தார். தமது குடும்பத்திற்குச் சொந்தமான ஏந்தல் பண்ணையில், வறண்ட நிலங்களில் எந்தப் பயிரைப் பயிரிடுவது என்பது பற்றி ஆலோசித்துக்கொண்டிருந்தார். அந்தச் சமயத்தில் அவரது தந்தையின் நெருங்கிய நண்பரான திரு. எஸ்.எஸ். மேத்தா,

பெருநெல்லிப் பயிர் பற்றிக் கூறினார். வறண்ட நிலங்களில் பயிரிடுவதற்கு நெல்லிதான் சரியான பயிர் என்று அவர் உறுதிபடக் கூறினார். சேலத்தில் உள்ள அவரது நாற்றுப் பண்ணையிலிருந்து 350 ஒட்டுக் கட்டிய பெருநெல்லிக் கன்றுகளை உடனடியாக அனுப்பிவைத்தார்.

1993ஆம் ஆண்டு நவம்பர் 11 ஆம் தேதியன்று ஏந்தல் பண்ணையில் 350 பெருநெல்லிக் கன்றுகள் நடவு செய்யப்பட்டன. என்.ஏ.7, கிருஷ்ணா, காஞ்சன், சாக்கையா ஆகிய நான்கு நெல்லி ரகங்கள் கலந்து நடப்பட்டன. நெல்லி, அவருக்குப் புதிய பயிராக இருந்தபடியால், தமிழ்நாடு வேளாண்மைப் பல்கலைக்கழகத்தின் தோட்டக்கலை விஞ்ஞானிகளின் ஆலோசனைகளைப் பெற்று, அதன்படி அருண் நாகராஜன் நெல்லி சாகுபடி செய்தார். நெல்லிச் செடிகளை முறைப்படி கவாத்து செய்தார். சொட்டுநீர்ப் பாசனம் அமைத்துப் பாசனம் செய்தார். இயற்கை எருக்களையும், இரசாயன உரங்களையும் ஒருங்கிணைந்த முறையில் பயன்படுத்தினார். தழை, மணி, சாம்பல் சத்துக்களை 750-500-1000 கிராம் / மரம் என்ற அளவில் இரு சம தவணைகளில் பிரித்துப்போட்டார். நெல்லிச் செடிகளைச் சுற்றி அமைந்துள்ள வட்டப் பாத்தியில் மக்கின தென்னை நார்க் கழிவைக் கொண்டு மூடாக்குப் போட்டார்.

நட்ட இரண்டாம் ஆண்டில், நெல்லிச் செடிகள் காய்த்துவிட்டன. அந்த நெல்லிக்காய்கள் அளவில் மிகப் பெரியதாகவும், நல்ல பளபளப்பாகவும் இருந்தன. அத்தகைய பெரிய அளவு நெல்லிக் காய்களைப் பார்த்து அனைவரும் ஆச்சரியப் பட்டார்கள். ஊரெங்கும் அதுவே பேச்சாக இருந்தது.

வறண்ட நிலங்களில் பயிரிடுவதற்கு நெல்லிதான் சரியான பயிர் என்பதை ஏந்தல் பண்ணையில் செழித்து வளர்ந்திருந்த நெல்லி மரங்கள் மூலம் கண்கூடாகக் கண்டு கொண்டார் அருண் நாகராஜன். அதன் அடிப்படையில் மேலும் 10 ஏக்கரில் நெல்லியைப் பயிரிட்டார். அந்தக் காலகட்டத்தில், இந்த அளவுக்கு அதிக நிலப்பரப்பில் நெல்லி பயிரிட்டவர் அருண் நாகராஜன் ஒருவர் மட்டுமே என்பது குறிப்பிடத் தக்கது. நட்ட மூன்றாம் ஆண்டில் இவரது நெல்லி மரங்கள் காய்ப்புக்கு வந்துவிட்டன. நல்ல மகசூல் தந்தன. அந்த மகசூல் ஆண்டுதோறும் அதிகரித்துவந்தது. ஆறாம் ஆண்டில், ஏந்தல் பண்ணையின் சராசரி நெல்லி மகசூல் 40 கிலோ / மரம் என்ற அளவில் இருந்தது. அதிக பட்சமாக 80 கிலோ / மரம் என்ற அளவில் மகசூல் கிடைத்துள்ளது. ஏந்தல் பண்ணையில் வருடத்தில் எட்டு மாதங்கள் நெல்லி மரங்கள் காய்க்கின்றன. நெல்லிக்காய்களுக்கு நல்ல விலை கிடைக்கிறது. இன்று

ஏந்தல் பண்ணையில் நெல்லி நல்லதொரு இலாபகரமான பழப்பயிராக இருந்துவருகிறது என்பது குறிப்பிடத்தக்கது.

வறண்ட நிலங்களில், வளங்குன்றா விவசாயம் செய்வதற்கு நெல்லி தான் சாலச்சிறந்தது என்பது திட்டவட்டமாகத் தெரியவந்துள்ளது. இத்தகைய நல்லதொரு நெல்லி பயிரைப் பற்றிய விழிப்புணர்வை விவசாயிகளிடம் ஏற்படுத்தும்பொருட்டு, நெல்லி சாகுபடி கருத்தரங்கை 2000 ஆம் ஆண்டு நவம்பர் மாதம் திண்டுக்கல்லில் வெற்றிகரமாக நடத்தினார் அருண் நாகராஜன். அதில் 330 விவசாயிகள் பங்கேற்று பலன் அடைந்தனர். அதன் பயனாக தமிழ்நாட்டில் பெருநெல்லி சாகுபடி வேகமாகப் பரவியது. நெல்லி சாகுபடியில் புரட்சி ஏற்பட்டது.

பெருநெல்லி சாகுபடிக்குத் தேவைப்படும் ஒட்டுக் கட்டிய நெல்லிக் கன்றுகளை ஏந்தல் பண்ணையில் தரமான முறையில் உற்பத்திசெய்து விவசாயிகளுக்கு வழங்கிவருகிறார். இந்த ஒட்டு நெல்லிக் கன்றுகளை உற்பத்தி செய்வதற்குத் தேவைப்படும் தாய் மரங்களைத் தமது ஏந்தல் பண்ணையில் நல்ல முறையில் பராமரித்து வருகின்றார். 'ஏந்தல் கோல்டு' என்ற புதிய நெல்லி ரகத்தை உருவாக்கியுள்ளார். இதன் கிளைகள் வலுவானவை. எளிதில் ஒடிவதில்லை. நெல்லி சாகுபடி செய்வதற்கான அனைத்து ஆலோசனைகளையும் அருண் நாகராஜன் வழங்கி வருகின்றார். நெல்லி சாகுபடியாளர்களுக்கு உதவும் பொருட்டு அமைக்கப்படுள்ள இந்திய நெல்லி சாகுபடியாளர்கள் சங்கத்தின் செயலாளராக அருண் நாகராஜன் திறம்பட செயலாற்றிவருகின்றார். தமிழ்நாடு பழப்பயிர்கள் சாகுபடியாளர்கள் சங்கத்தின் தலைவராகவும் இவர் பொறுப்பேற்றுள்ளார்.

இந்திய நெல்லி சாகுபடியாளர்கள் சங்கத்தின் தலைவராக இருந்த, மறைந்த எஸ்.எஸ்.மேத்தாவுடன் இணைந்து, நெல்லி சாகுபடிக்கு ஆக்கமும் ஊக்கமும் அளித்து வந்துள்ளார் அருண் நாகராஜன். நெல்லி சாகுபடி பற்றிய விழிப்புணர்வை விவசாயிகளிடம் ஏற்படுத்துவதற்காக அயராது பாடுபட்டு வந்துள்ள மறைந்த எஸ்.எஸ்.மேத்தா அவர்களை 'நெல்லி பிதாமகன்' என்று அழைத்தால் அது மிகையாகாது என்கிறார், அருண் நாகராஜன்.

திரு.கே.சேவுகப்பெருமாள் (கன்னிகா) வேளாண் விரிவாக்கப் பணியாளர் காளாப்பூர், சிங்கம்புணரி வழி, சிவகங்கை மாவட்டம்

முப்பது ஆண்டுகளுக்கு முன்பு முதன்முதலாக வட இந்திய பெரு நெல்லி ரகங்கள் தமிழ்நாட்டில் பரவலாகப் பயிரிடப்பட்டன. அப்போது, தமிழ்நாட்டு விவசாயிகளுக்குப் பெருநெல்லி ஒரு புதிய

பயிராக இருந்தது. அதன் சாகுபடி முறைகள் அவர்களுக்குத் தெரியவில்லை. அந்தத் தருணத்தில், பெருநெல்லி சாகுபடி பற்றி நல்லதொரு கட்டுரையை நவீன வேளாண்மை எனும் விவசாயப் பத்திரிக்கையில் கன்னிகா என்ற புனை பெயரில் சேவுகப்பெருமாள் எழுதியிருந்தார். பின்னர், இந்தக் கட்டுரை சிறிய புத்தகமாக வெளியிடப்பட்டது. இது, விவசாயிகளிடையே பெரும் வரவேற்பைப் பெற்றது. இந்தப் புத்தகம் நெல்லி சாகுபடியாளர்களுக்கு நல்லதொரு வழிகாட்டியாகப் பயன்பட்டது. இதன் உதவியால் விவசாயிகள் நெல்லி சாகுபடியை நல்ல முறையில் செய்ய முடிந்தது. இந்தப் புத்தகத்தைப் படித்த பின்னர், நெல்லி சாகுபடி செய்ய வந்தவர்கள் அதிகம். நெல்லி சாகுபடியாளர்களை நேரில் சந்தித்து, இவர் பல பட்டறிவு தொழில் நுட்பங்களைச் சொல்லிக் கொடுத்துள்ளார். நெல்லி சாகுபடிக்கான பயிற்சி வகுப்புகளை நடத்தியுள்ளார். செயல்விளக்கப் பண்ணைகளை அமைத்துள்ளார். நல்ல தரமான நெல்லிக் கன்றுகளை நாற்றுப் பண்ணைகளிலிருந்து வாங்குவதற்கு விவசாயிகளுக்கு உதவி செய்துள்ளார். நெல்லி சாகுபடிக்கு சேவுகப்பெருமாள் ஆற்றியுள்ள விரிவாக்கப் பணிகள் பாராட்டுதலுக்குரியவை.

சேவுகப்பெருமாள், காந்திக்கிராமம் கிராமியப் பல்கலைக் கழகத்தில் வேளாண்மைப் படிப்பு படித்தவர். ஸ்பிக் உர நிறுவனத்தில் விவசாயக் களப்பணியாளராகச் சேர்ந்து, 33 ஆண்டுகள் விவசாய விரிவாக்கப் பணியை வெற்றிகரமாகச் செய்து வந்துள்ளார். கிராமப்புற விவசாயிகளுடன் நெருங்கிப் பழகி, அவர்களின் நல்ல நண்பனாகவும், வேளாண் ஆலோசகராகவும் இருந்துள்ளார்.

விவசாயிகளுடன் கலந்துரையாடி, அவர்களின் பட்டறிவு தொழில் நுட்பங்களைத் தெரிந்துகொண்டார். அந்தப் பட்டறிவையும், இவரது படிப்பறிவையும் பயன்படுத்தி ஏராளமான விவசாயக் கட்டுரைகளையும் விவசாயப் புத்தகங்களையும் 'கன்னிகா' என்ற புனைபெயரில் எழுதியுள்ளார். தமிழ்நாட்டில் பயிரிடப்படும் பெரும்பாலான பயிர்களின் சாகுபடி பற்றி இவர் எழுதியுள்ள புத்தகங்கள் விவசாயி களிடையே நல்ல வரவேற்றைப் பெற்றுள்ளன.

விவசாயத்திற்கு அவசியமான தொழு உரம் போதிய அளவு கிடைக்காத காரணத்தால், தொழு உரத்திற்கு மாற்றாக மண்புழு உரம் பரிந்துரைக்கப்படுகிறது. மண்புழு உரத்தை நல்ல முறையில் உற்பத்தி செய்வது பற்றி ஒரு புத்தகத்தை இவர் எழுதியுள்ளார். அந்தப் புத்தகத்தின் உதவியால் அநேக விவசாயிகள் மண்புழு உரத்தை தங்கள்

பண்ணையில் தயாரித்துப் பயன்படுத்தி வருகின்றார்கள். வர்த்தக ரீதியிலான மண்புழு உர உற்பத்திக்கூடங்கள் அமைக்கப்பட்டுள்ளன.

சேவுகப்பெருமாள், சொந்தமாக ஒரு மண்புழு உர உற்பத்திக் கூடத்தை தேனி மாவட்டம் கம்பத்தில் அமைந்துள்ளார். அதில் மண்புழு உரத்தை உற்பத்தி செய்து விவசாயிகளுக்கு வழங்கிவருகிறார். மண்புழு உரம் பற்றிய விழிப்புணர்வை விவசாயிகளிடம் ஏற்படுத்துவதற்கு இவரது புத்தகம் பெரிதும் உதவியுள்ளது என்பது குறிப்பிடத்தக்கது.

சேவுகப்பெருமாள், இப்போது சிவகங்கை மாவட்டம் சிங்கம் புணரியில் உள்ள உழவர் உற்பத்தியாளர் நிறுவனத்தின் சேர்மன் பொறுப்பில் உள்ளார். விவசாய விரிவாக்கப்பணிகளைத் தொடர்ந்து செய்துவருகின்றார்.

28. நிறைவுரை

நெல்லி, இந்தியாவின் சொந்த மரம். தொன்றுதொட்டு இருந்து வரும் பாரம்பரியம் மிக்க மரம். இந்துக்களின் புனித மரம். இமயம் முதல் குமரி வரை எல்லா இடங்களிலும் இருக்கின்ற மரம்.

ஆரம்பக் காலத்தில் நெல்லி மரங்கள் காடுகளில்தான் இருந்தன. இந்தக் காட்டு மரங்களிலிருந்து காய்களைப் பறித்து மக்கள் உண்டு வந்தனர். இன்றும்கூட சுமார் 50 ஆயிரம் டன் நெல்லிக்காய்கள் காட்டு மரங்களிலிருந்து சேகரிக்கப்படுகின்றன.

இந்திய விஞ்ஞானிகளின் அரும்பெரும் முயற்சிகளின் பயனாக, காட்டு மரமாக இருந்த நெல்லி மரம், இப்போது நல்லதொரு தோட்டக்கலை மரமாக மேம்படுத்தப்பட்டுள்ளது. பெரிய நெல்லிக் காய்களை நிறையக் காய்கின்ற நெல்லி ரகங்கள் உருவாக்கப்பட்டுள்ளன. அவைகள் இந்திய நெல்லிச் சாகுபடியில் **தங்கப்புரட்சி** செய்து வருகின்றன.

தமிழ்நாட்டில் மழைப்பொழிவு குறைந்துவருகிறது. மழை பெய்யும் நாட்களும் குறைந்துவருகின்றன. வறட்சிக்காலம் நீடித்து வருகிறது. பாசனநீர்ப் பற்றாக்குறை அதிகரித்துவருகிறது. இத்தகைய இக்கட்டான சூழ்நிலையில் தமிழ்நாட்டிற்கு சரியான பயிர் நெல்லி தான்.

நெல்லி கடினத் தன்மை கொண்டுள்ள தாவரம். வறட்சியைத் தாங்கி வளரக்கூடியது. நெல்லியின் நீர்த்தேவை குறைவு. பயிரிடுவதற்கு எளிதான பயிர். நெல்லி சாகுபடி சிரமம் குறைந்தது. செலவு குறைந்தது. முதல் மூன்று ஆண்டுகள் முறையாகப் பராமரித்தால் போதும், அதற்குப் பிறகு அதிகம் பாடுபட வேண்டியதில்லை. ஓரளவுக்கு பராமரித்தால் போதும். நன்றாக வளர்ந்துவிடும். நல்ல மகசூல் தந்துவிடும். மூன்று ஆண்டுகளில் காய்ப்புக்கு வந்துவிடும். ஐம்பது ஆண்டுகள் வரை நன்றாகக் காய்க்கும்.

நெல்லிக் காய்களின் ஊட்டச்சத்துகள் பற்றியும், மருத்துவக் குணங்கள் பற்றியும் மக்களிடையே விழிப்புணர்வு அதிகரித்து வருகிறது. அதன் பயனாக நெல்லிக்காய்களின் பயன்பாடு அதிகரித்து வருகிறது. நெல்லிக்காய்களுக்கு நல்ல விலை கிடைத்துவருகிறது.

நெல்லிக்காய்களை மதிப்புக் கூட்டுதல் செய்தால் இரட்டிப்பு வருமானம் ஈட்ட முடியும். இயற்கை விவசாய முறையில் சாகுபடி செய்வதற்கு நெல்லி நல்ல பயிர். நெல்லி சாகுபடிக்கு அரசு மானியம் அளிக்கப்படுகிறது.

இத்தகைய நல்லதொரு நெல்லிப் பயிரை வெற்றிகரமாகப் பயிரிடுவதற்கு உதவும் வகையில், இந்த **'வளம் தரும் நெல்லி'** எனும் நூல் வெளியிடப்பட்டுள்ளது. இந்த நூலில், நெல்லிச் சாகுபடிக்கான சீர்மிகு தொழில்நுட்பங்கள் யாவும் விரிவாகவும், விளக்கமாகவும், எளிய தமிழில் எழுதப்பட்டுள்ளன. நெல்லி சாகுபடியாளர்களுக்கு உதவும் பொருட்டு இந்த நூல் வெளியிடப்பட்டுள்ளது. படித்துப் பயன் பெறுவீர். உங்கள் நெல்லி சாகுபடி வெற்றிபெற வாழ்த்துகள்.

29. இணைப்புகள்

இணைப்பு-1
நெல்லி சாகுபடி புள்ளிவிபரங்கள் இந்தியா 2020-21

	மாநிலம்	சாகுபடி பரப்பு (எக்டேர்கள்)	உற்பத்தி (டன்கள்)	உற்பத்தி திறன் (டன் / எக்டேர்)
1.	ஆந்திரப்பிரதேசம்	450	5340	12
2.	அசாம்	1000	19890	20
3.	பீகார்	3440	15660	5
4.	சத்தீஸ்கர்	3640	43800	12
5.	குஜராத்	6680	64900	10
6.	அரியானா	2150	16360	8
7.	இமாச்சலப்பிரதேசம்	2570	2230	9
8.	ஜம்மு காஷ்மீர்	2040	3920	2
9.	ஜார்கண்ட்	300	2350	8
10.	கர்நாடகா	250	1940	8
11.	கேரளா	100	100	1
12.	மத்தியப்பிரதேசம்	26340	397210	11
13.	மகாராஷ்டிரா	1300	10630	8
14.	மணிப்பூர்	110	850	8
15.	மிசோராம்	280	1230	4
16.	நாகாலாந்து	230	2480	11
17.	ஒடிசா	2100	1500	1
18.	பஞ்சாப்	640	9540	15
19.	ராஜஸ்தான்	1670	13210	8
20.	தமிழ்நாடு	7300	173930	24

21.	தெலுங்கானா	180	4670	26
22.	உத்தரப்பிரதேசம்	36700	402630	11
23.	உத்தரகாண்ட்	1000	2390	2
24.	மற்றவை	20	80	4
	மொத்தம்	100480	1196840	12

இணைப்பு-2

நெல்லி சாகுபடி புள்ளிவிபரங்கள் தமிழ்நாடு 2020-21

	மாவட்டம்	சாகுபடி பரப்பு (எக்டேர்கள்)	உற்பத்தி (டன்கள்)	உற்பத்தி திறன் (டன் / எக்டேர்)
1.	அரியலூர்	0	0	0
2.	கோயம்புத்தூர்	281	6463	23
3.	கடலூர்	15	405	27
4.	தர்மபுரி	380	8360	22
5.	திண்டுக்கல்	931	23275	25
6.	ஈரோடு	168	3696	23
7.	காஞ்சிபுரம்	3	60	20
8.	செங்கல்பட்டு	49	980	20
9.	கன்னியாகுமரி	48	1330	384
10.	கரூர்	220	4950	22
11.	கிருஷ்ணகிரி	11	275	25
12.	மதுரை	300	8310	28
13.	நாகப்பட்டினம்	5	110	22
14.	நாமக்கல்	107	2696	25
15.	பெரம்பலூர்	7	151	22
16.	புதுக்கோட்டை	99	2455	27
17.	இராமநாதபுரம்	71	1740	24
18.	சேலம்	89	2052	23

19.	சிவகங்கை	400	10080	25
20.	தஞ்சாவூர்	61	1342	22
21.	தேனி	609	15225	25
22.	நீலகிரி	1	25	25
23.	திருவள்ளூர்	51	1071	21
24.	திருவண்ணாமலை	27	675	25
25.	திருவாரூர்	27	513	19
26.	தூத்துக்குடி	297	6237	21
27.	திருப்பூர்	504	13608	27
28.	திருச்சி	86	1806	21
29.	திருநெல்வேலி	1190	28560	24
30.	தென்காசி	1055	22683	21
31.	வேலூர்	27	648	24
32.	விருதுநகர்	224	5600	25
33.	விழுப்புரம்	75	1650	22
34.	கள்ளக்குறிச்சி	8	212	27
35.	இராணிப்பேட்டை	26	624	24
36.	திருப்பத்தூர்	7	140	20
	மொத்தம்	7299	173927	24

இணைப்பு-3

நெல்லியின் இந்திய மொழிப் பெயர்கள்

	இந்திய மொழி	நெல்லியின் பெயர்கள்
1.	தமிழ் (127)	நெல்லி, நெல்லிக்காய், நாட்டு நெல்லி, காட்டு நெல்லி, தோப்பு நெல்லி, பெருநெல்லி, தானி, தான்டிரி, அமலாகம், அண்ட கோரம், இந்துல்.
2.	தெலுங்கு (33)	அமலகாமு, அமலாகி, உசிரிகா, உசிரி, புல்ல உசிரி, திரிபலாமு, நெல்லி.

3.	மலையாளம் (9)	நெல்லி, நெல்லிக்கா, அமலாகம்.
4.	கன்னடம் (21)	அமலாகா, நெல்லி, நெல்லிக்கா, நெல்லிக்காயி, நிலிகா, சுதி, தாட்ரி, தாடி, தான்யா.
5.	இந்தி (23)	ஆம்லா, ஆமலாகி, ஆம்லிகி, ஆவ்லா, அனுலி, ஆவுரா, அன்ரா, அங்கரா, தாலா.
6.	சமஸ்கிருதம் (41)	அமலாகி, அம்லாகா, ஆதிபலா, அகாரா, அம்லிகா, அமரபல், அமிர்தபல், தாட்ரி, தாட்ரிகா, தாட்ரிபல், பாகுபலி, பஞ்ச சாரா, ஸ்ரீபல், திஷ்யா, திஷ்யபல், உம்ரிதா.
7.	ஒடியா (5)	ஆம்லா, ஆம்லாகி, ஆன்லா, ஒனோலா, அன்டா, கோண்டனா.
8.	பஞ்சாபி (6)	ஆம்லா, ஆம்பல், ஆம்பிலி, ஆவுலா, ஆம்லோபல்.
9.	வங்காளம் (5)	ஆம்லா, ஆம்லாகி, ஆம்ரோ, அம்போலடி, அமுலாடி
10.	குஜராத்தி (5)	அம்லா, ஆம்பல், ஆம்பரி, போஜா, போஜா அமலி, அம்பாலா
11.	மராத்தி (11)	அவ்லி, அவ்லா, அரோலா, பூய் அவாலி.
12.	காஷ்மீரி (4)	ஆம்லா, ஆவ்லா, எம்பிலி.
13.	அசாமி (4)	அமலா, அம்லாகி, அம்லுகி, சோக்மைர் லெய்ன்.
14.	ஆங்கிலம் (3)	ஆன்லா, (ஆவ்லா), இண்டியன் கூஸ்பெர்ரி, மைரோபலன்.
15.	தாவரவியல் பெயர்	எம்பிலிக்கா அஃபிசினாலிஸ் (பில்லாந்தஸ் எம்பிலிக்கா)

அடைப்புக் குறியினுள் கொடுக்கப்பட்டுள்ள எண் அந்த மொழியில் உள்ள நெல்லிப் பெயர்களின் மொத்த எண்ணிக்கையைக் குறிக்கிறது. இந்தப் புள்ளிவிபரப்படி தமிழ் மொழியில்தான் மிக அதிகமாக 127 நெல்லிப் பெயர்கள் உள்ளன.

இணைப்பு-4
தல விருட்சம் நெல்லி

தமிழ்நாட்டில் நெல்லி மரம் தலவிருட்சமாக (கோயில்மரம்) உள்ள கோயில்கள்

	மாவட்டம்	ஊர்	தெய்வத்தின் (மூலவர்) பெயர்	தெய்வம்
1.	தஞ்சாவூர்	சுவாமிமலை	சுவாமிநாதன்	முருகன்
2.	தஞ்சாவூர்	பழையாறை (கீழ்தளி)	சோமேசர்	சிவன்
3.	தஞ்சாவூர்	வடதளி	தர்மபுரீஸ்வரர்	சிவன்
4.	தஞ்சாவூர்	கும்பகோணம்	அபிமுகேஸ்வரர்	சிவன்
5.	தஞ்சாவூர்	திருவிசநல்லூர்	சிவயோகநாதர்	சிவன்
6.	தஞ்சாவூர்	பட்டீஸ்வரம்	துர்க்கை அம்மன்	பார்வதி
7.	திருவாரூர்	திருநெல்லிக்கா	நெல்லி வனநாதர்	சிவன்
8.	கடலூர்	சிவபுரி (திருநெல்லிவாயில்)	உச்சினேஷ்வரர்	சிவன்
9.	கள்ளக்குறிச்சி	கூகையூர்	சுவர்ணபுரீஸ்வரர்	சிவன்
10.	விழுப்புரம்	பூவரசன் குப்பம்	இலட்சுமி நரசிம்மர்	விஷ்ணு
11.	அரியலூர்	ஜெயங் கொண்டம்	கழுகுமலைநாதர்	சிவன்
12.	நாமக்கல்	நைனாமலை	ஸ்ரீவரதராஜப் பெருமாள்	விஷ்ணு
13.	நாமக்கல்	ஆதனூர்	அத்தீஸ்வரர்	சிவன்
14.	நாமக்கல்	ராசிபுரம்	கைலாசநாதர்	சிவன்
15.	திண்டுக்கல்	திண்டுக்கல்	சீனிவாசப் பெருமாள்	விஷ்ணு
16.	திண்டுக்கல்	திண்டுக்கல்	காளகத்தீஸ்வரர்	சிவன்
17.	திண்டுக்கல்	பழனி	தண்டாயுதபாணி	முருகன்
18.	விருதுநகர்	திருத்தங்கல்	கருநெல்லிநாதர் (சொக்கப்பன்)	சிவன்

19.	திருநெல்வேலி	அம்பாசமுத்திரம்	காசிநாதர் (காசிபநாதன்)	சிவன்
20.	திருநெல்வேலி	வீரக்கேரளம் புதூர்	நவநீத கிருஷ்ணன்	விஷ்ணு
21.	திருநெல்வேலி	அத்தாளநல்லூர்	ஆதிமூலப் பெருமாள் (கஜேந்திரவரதர்)	விஷ்ணு
22.	கன்னியாகுமரி	கிருஷ்ணன் கோயில் (நாகர்கோவில்)	கிருஷ்ணன்	விஷ்ணு

இணைப்பு-5

அவ்வையாருக்கு அதியமான் கொடுத்த நெல்லிக்கனி

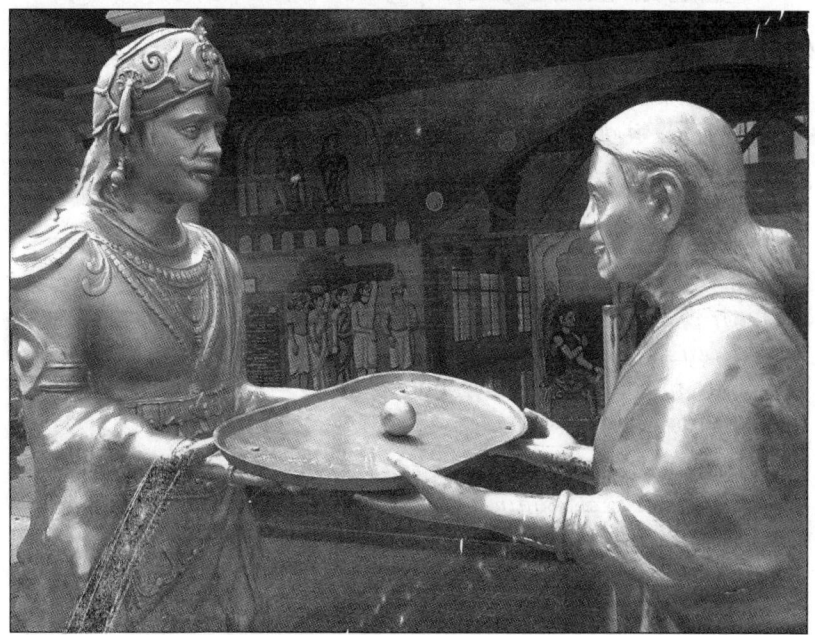

அவ்வைக்கு அதியமான் கொடுத்த நெல்லிக்கனி

தமிழ்நாட்டில் சுமார் 2000 ஆண்டுகளுக்கு முன்பு அதியமான் நெடுமான் அஞ்சி எனும் குறுநில மன்னன் தகடூரை ஆண்டு வந்தான். அவன் கடைஏழு வள்ளல்களில் ஒருவன். தமிழ் மொழி மீது அளவற்ற அன்பு கொண்டவன். அருந்தமிழ்ப் புலவர் அவ்வையார் மீது அதிக மதிப்பு கொண்டவன்.

அதியமான் அஞ்சி ஒருநாள் காட்டுக்கு வேட்டையாடச் சென்றிருந்தபோது, வேடுவர்கள் சிலர் அவனிடம் ஒரு நெல்லிக் கனியைக் கொடுத்து, அதனை உண்பவர் மரணமில்லா பெருவாழ்வு வாழ்வர் என்று கூறினார்கள். அந்த நெல்லிக் கனியை அதியமான் உண்ண வேண்டும் என்று அவர்கள் வேண்டிக் கொண்டார்கள்.

அந்த நெல்லிக் கனியின் காயகல்ப சக்தியை அறிந்த அதியமான், அதனை அவன் உண்ணாமல் அவ்வையாருக்கு உண்ணக் கொடுத்தான். அருந்தமிழ்ப் புலவரான அவ்வையார் அதனை உண்டு, அதிக காலம் உயிர் வாழ்ந்து, தமிழ்மொழி வளர்ச்சிக்குத் தொண்டாற்ற வேண்டும் என்று அதியமான் விரும்பினான்.

அந்த அரியவகை நெல்லிக்கனியைத் தாங்கள் சேகரித்த முறையைப் பற்றி வேடுவர்கள் அதியமானிடம் கூறியது :

உயரமான மலைமீது வளர்ந்துள்ள நெல்லி மரத்தில் பிஞ்சுகள் வரும் தருணத்தில், ஒரே ஒரு நெல்லிப் பிஞ்சை மட்டும் மரத்தில் விட்டு விட்டு, மற்றப் பிஞ்சுகளைப் பறித்து விடுவார்கள். அதன் விளைவாக அந்த நெல்லி மரத்திலுள்ள அனைத்துச் சத்துக்களும் அந்த ஒற்றைப் பிஞ்சுக்கு சென்றுவிடுகின்றன. அந்தப் பிஞ்சின் மருத்துவப் பண்புகள் அதிக வீரியம் பெற்றுவிடுகின்றன. அதற்கு காயகல்ப சக்தி கிடைத்து விடுகிறது. அந்த ஒற்றைப் பிஞ்சு காயாகிக் கனிந்தவுடன் வேடுவர்கள் அதனைப் பறித்து வந்து அதியமானிடம் கொடுத்துள்ளார்கள்.

மரணம் இல்லாத வாழ்வை தரக்கூடிய அந்த அற்புத நெல்லிக் கனியை அவர்களது அன்புக்குரிய அரசனான அதியமான் உண்டு, அதிக காலம் ஆட்சி செய்ய வேண்டும் என்று அவர்கள் விரும்பி வேண்டிக் கொண்டார்கள். ஆனால் அதியமான் அந்த நெல்லிக் கனியை அவன் உண்ணாமல் அவ்வையாருக்கு உண்ணக் கொடுத்தான்.

மரணம் இல்லாப் பெருவாழ்வு தரும் அந்த அற்புத நெல்லிக் கனியைத் தான் உண்ணாமல் தனக்கு கொடுத்த அதியமானை வாழ்த்தி அவ்வையார் பாடிய பாடல் வருமாறு:

நீலமணி மிடற்று ஒருவன் போல
மன்னுக பெரும நீயே தொன்னிலைப் போல
பெருமலை விடரகத்து அருமிசை கொண்ட
சிறியிலை நெல்லித் தீங்கனி குறியாது
ஆதல் நின்னகத்து அடக்கி
சாதல் நீங்க எமக்கு ஈத்தனையே

இது புறநானூறு பாடல் எண் 91. இந்தப் பாடலின் பொருள் வருமாறு:

பெரிய மலைமீது வளர்ந்துள்ள சிறிய இலைகளை உடைய நெல்லி மரத்தின் இனிய கனியை உண்பவர் நீண்ட காலம் வாழ்வர் என்ற உண்மையைக் கூறாமல், மனதில் மறைத்து வைத்துக்கொண்டு, எனது சாதல் நீங்குவதற்கு அந்த நெல்லிக் கனியை எனக்கு கொடுத்துள்ள நீ, நீலநிறக் கழுத்தை உடைய கடவுள் (சிவபெருமான்) போல நீடூழி வாழ்க என்று அதியமானை வாழ்த்தி இப்பாடலை அவ்வையார் பாடியுள்ளார்.

இணைப்பு-6

நெல்லி மரங்களை வளர்த்த குபேரனுக்கு செல்வம் சேர்ந்த கதை

குபேரன் மாபெரும் பணக்காரன், செல்வச் சீமான். குபேர சம்பத்து எனப்படும் கோடானுகோடி செல்வத்திற்குச் சொந்தக்காரன். பல நாடுகளுக்கு அதிபதி. கடவுளுக்கே கடன் கொடுக்கும் அளவுக்கு பணவசதி படைத்தவன்.

ஒரு சமயம், குபேரன் தனது செல்வங்களையெல்லாம் இழந்து, சிரம தசையில் இருக்க நேரிட்டது. அப்போது, அவனுக்கு அளவில்லா

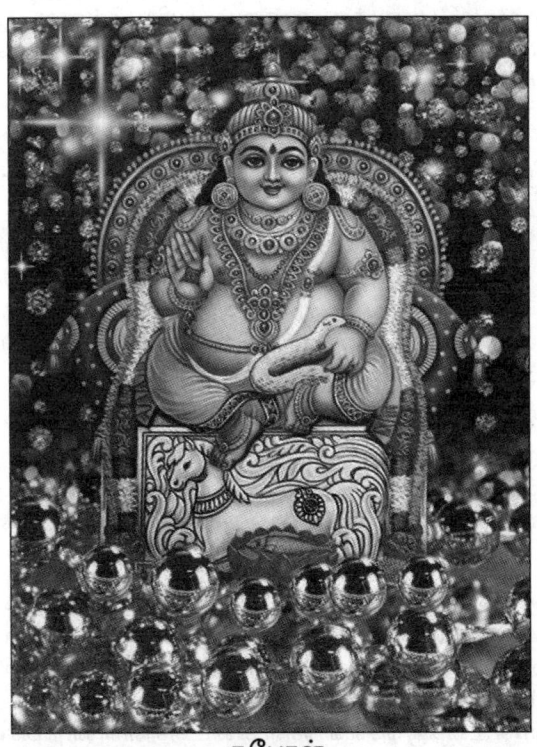

குபேரன்

செல்வங்கள் கிடைப்பதற்கு நெல்லி மரம் உதவி செய்துள்ளது. அது பற்றிய விபரம் இதோ!

ஒரு சமயம் தேவர்களுக்கும், அசுரர்களுக்கும் இடையே நடந்த போரில் தேவர்கள் தோல்வி அடைந்துவிட்டார்கள். அதன் விளைவாக குபேரன் தனது செல்வங்களையும், நாடு நகரங்களையும் இழந்து விட்டான். குபேரன் குசேலன் ஆகிவிட்டான்.

குபேரன் தீவிர சிவபக்தன். செல்வங்களை இழந்த குபேரன் சிவபெருமானிடம் முறையிட்டான். 'தான் இழந்துவிட்ட செல்வங்கள் யாவும் தனக்கு மீண்டும் கிடைக்க வேண்டும்' என்று பிரார்த்தனை செய்தான்.

குபேரனது பிரார்த்தனையை ஏற்றுக்கொண்ட சிவபெருமான், அவன் முன் தோன்றி, "குபேரா! நீ உடனடியாக நூற்றியொரு நெல்லி மரங்களை நட்டு வளர்த்துவிட்டு, என்னிடம் வா" என்று கூறி மறைந்துவிட்டார்.

நெல்லி மரங்களை நட்டு வளர்த்தால் தனக்கு செல்வங்கள் கிடைக்குமா? குபேரனுக்கு ஒன்றும் புரியவில்லை. இருப்பினும் சிவபெருமான் கூறியபடி நூற்றுயொரு நெல்லிக் கன்றுகளை நட்டு வளர்த்தான்.

அன்றாடம் நீர் ஊற்றி, அவைகளை வாடாமல் வதங்காமல் வளர்த்து வந்தான். கண்ணும் கருத்துமாகக் கண்காணித்து வந்தான். அனைத்து நெல்லிக் கன்றுகளும் செழித்து வளர்ந்தன.

நெல்லிக் கன்றுகள் வளரவளர குபேரனிடம் செல்வங்கள் வந்து சேர்ந்தன. இழந்துவிட்ட நாடுகள் ஒவ்வொன்றாகத் திரும்பக் கிடைத்தன. நெல்லி மரங்கள் பூத்துக் குலுங்கின. காய்த்துத் தொங்கின. குபேரன் மீண்டும் செல்வச் சீமானாகிவிட்டான். குபேரன் பிரர்த்தனை பலித்துவிட்டது.

குபேரன் சிவபெருமானிடம் சென்று, "ஈசனே! தாங்கள் கூறியபடி நூற்றியொரு நெல்லி மரங்களை நட்டு வளர்த்தேன். நான் இழந்துள்ள செல்வங்கள் யாவும் எனக்கு மீண்டும் கிடைத்துவிட்டன. நான் மீண்டும் செல்வந்தனாகிவிட்டேன். இது என்ன மாயம்?" என்று வியந்து கேட்டான்.

அதற்கு சிவபெருமான், "குபேரா, நீ நட்டு வளர்த்துள்ள நெல்லி மரங்கள் லட்சுமிதேவி வாசம் செய்கின்ற மரங்களாகும். லட்சுமிதேவி செல்வத்திற்கான தெய்வம். அவள் வாசம் செய்யும் நெல்லி மரங்களை நட்டு வளர்த்துள்ள உனக்கு, லட்சுமி கடாட்சம் கிடைத்துள்ளது. அதன் பயனாக உனக்கு செல்வங்கள் கிடைத்துள்ளன. நீ செல்வந்தனாகி விட்டாய்" என்று விளக்கமளித்தார்.

சிவபெருமான் கூறிய விளக்கத்தை ஏற்றுக்கொண்ட குபேரன், அன்று முதல் நெல்லி மரங்களை மகாலட்சுமியின் அம்சமாகக் கருதி வணங்கி, வழிபட்டு வருகிறான். அதன் பயனாக அவனுக்கு செல்வங்கள் சேர்ந்து கொண்டே இருக்கின்றன. அதன் அடிப்படையில் நெல்லி மரத்தை வணங்கி வழிபட்டுவந்தால் வீட்டில் செல்வம் சேரும் என்ற நம்பிக்கை இந்துக்களிடம் ஏற்பட்டுள்ளது.

இணைப்பு-7

வாலிபம் திரும்பிய சயவன் ரிஷி கதை

முன்னொரு காலத்தில் சயவன் ரிஷி என்ற முனிவர் வாழ்ந்து வந்தார். அவர் தனது தந்தையான பிருகு முனிவரிடமும், பின்னர் பிரம்ம தேவனிடமும் எல்லா வேதங்களையும் கற்றுக்கொண்டார். மூலிகைத் தாவரங்களைப் பற்றி முழுமையாக அறிந்து கொண்டார். கடும் தவம் புரிந்து பல அரிய ஆற்றல்களைப் பெற்றிருந்தார். நீண்ட காலம் தவம் புரிந்து வந்த அவர் வயோதிகப் பருவத்தை எட்டியிருந்தார்.

காலம் செய்த கோலத்தால், அவரது வயோதிகப் பருவத்தில் சுகன்யா என்ற 16 வயது கன்னிகையைத் (அரசகுமாரி) திருமணம் செய்து கொண்டார். இளம் பெண்ணை மணம் முடித்த அவருக்கு புத்திர ஆசை ஏற்பட்டது. தனது இளம் மனைவியுடன் உடல் உறவு கொண்டு புத்திரனைப் பெற விரும்பினார். ஆனால், இளம் மனைவியுடன்உடல்

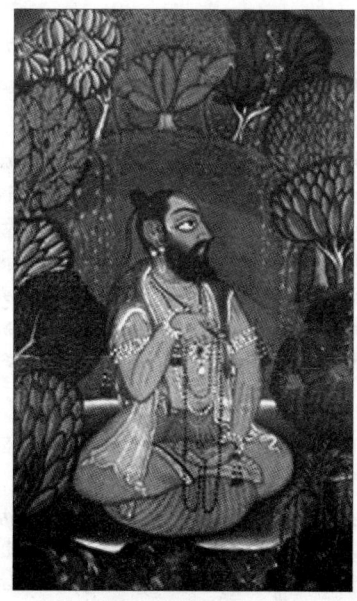

சயவன் ரிஷி

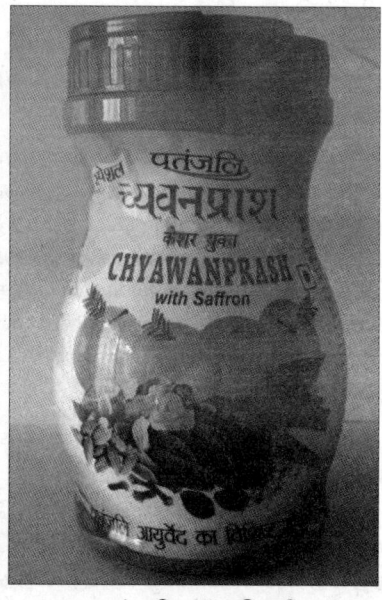

சயவன் பிராஷ் லேகியம்

உறவு கொள்வதற்கு அவருக்கு வாலிபம் தேவைப்பட்டது. இதைப் புரிந்துகொண்ட சயவன் ரிஷி, அதற்கான முயற்சியில் ஈடுபட்டார். தனது மூலிகை மருத்துவ அறிவைப் பயன்படுத்தி வயோதிகம் நீங்கி, வாலிபம் திரும்புவதற்கான லேகியம் ஒன்றைத் தயாரித்தார். நெல்லிக்காய்களுடன் 39 மூலிகைகளைச் சேர்த்து, அந்த லேகியத்தை தயாரித்தார். அதனை ஒரு மண்டலம் உண்ட பின்னர், அவருக்கு வயோதிகம் நீங்கி வாலிபம் திரும்பியது. கட்டிளங் காளையாகத் தோற்றமளித்தார். தனது இளம் மனைவியுடன் உடல் உறவு கொண்டு ஒரு புதல்வனைப் பெற்றெடுத்தார். அவரது புத்திர ஆசை நிறைவேறியது.

சயவன் ரிஷி தயாரித்த நெல்லிக்காய் லேகியம், 'சயவன் பிராஷ்' என்று அழைக்கப்பட்டது. இன்று பல நிறுவனங்கள், இந்த நெல்லி லேகியத்தை தயாரித்து சயவன் பிராஷ் என்ற பெயரில் விற்பன செய்து வருகின்றன. இந்த நெல்லி லேகியம் இன்று மக்களிடையே நல்ல வரவேற்பைப் பெற்றுள்ளது.

இணைப்பு-8

அமலாக்கி ஏகாதேசி விரதம்

வட இந்தியாவில், இந்துக்கள் நெல்லி மரத்தை விஷ்ணு பகவான் மற்றும் மகாலட்சுமி வாசம்செய்யும் தெய்வீக மரமாக வணங்கி வழிபட்டு வருகின்றனர். ஒவ்வொரு வருடமும் பங்குனி மாதத்தில், வளர்பிறை காலத்தில் வரும் ஏகாதேசி, 'அமலாக்கி ஏகாதேசி' என்று அழைக்கப்படுகிறது. அன்றைய தினத்தில் அமலாக்கி ஏகாதேசி விரதம் அனுஷ்டிக்கப்படுகிறது.

அன்றைய தினத்தில் நெல்லி மரத்திற்குப் பட்டாடை, ஆபரணங்கள், மலர் மாலைகள் அணிவித்து அலங்காரம் செய்யப்படும். அந்த நெல்லி மரத்தடியில் அனைவரும் அமர்ந்து விரதம் இருப்பார்கள். பக்திப் பாடல்களைப் பாடி பஜனை செய்வார்கள். மாலையில் விரதத்தை முடித்துவிட்டு, அறுசுவை விருந்துண்டு மகிழ்வார்கள். அமலாக்கி ஏகாதேசி அன்று நெல்லி மரங்களை வணங்கி வழிபட்டால் செல்வம் சேரும். துன்பங்கள் தொலையும். ஆரோக்கியம் அதிகரிக்கும் என்ற ஐதீகம் உள்ளது.

அசுரர்களிடமிருந்து அரசனைக் காப்பாற்றிய அமலாக்கி ஏகாதேசி விரதம்:

முன்னொரு காலத்தில் சித்திரசேனன் என்ற அரசன் ஆட்சி புரிந்து வந்தான். அவன், அமலாக்கி ஏகாதேசி அன்று விரதமிருந்து நெல்லி மரத்தை வணங்கி வழிபட்டு வந்தான். ஆண்டுதோறும் அமலாக்கி ஏகாதேசி விரதத்தை தவறாமல் கடைப்பிடித்து வந்தான்.

ஒருநாள் வேட்டையாட காட்டுக்குச் சென்ற சித்திரசேனன், வழிதவறி, தனது படை வீரர்களைப் பிரிந்து காட்டுக்குள் வெகுதூரம் சென்றுவிட்டான். தனித்து விடப்பட்ட சித்திரசேனன், அங்கிருந்த அசுரர்களிடம் அகப்பட்டுக்கொண்டான். ஆயுதங்கள் இன்றி நிராயுதபாணியாக இருந்த சித்திரசேனன், அசுரர்களைப் பார்த்து பயந்து மயக்கமடைந்து விழுந்துவிட்டான். விழுந்து கிடந்த சித்திரசேனன் உடலிலிருந்து ஒரு தெய்வீக சக்தி வெளிப்பட்டு, அசுரர்களை அடித்துக் கொன்றுவிட்டது.

மயக்கம் தெளிந்து எழுந்த மன்னன், அவனைச் சுற்றி அசுரர்கள் இறந்து கிடப்பதைக் கண்டு ஆச்சரியமடைந்தான். தான் உயிர் பிழைத்திருப்பதைக் கண்டு மகிழ்ச்சி அடைந்தான். அப்போது வானத்திலிருந்து அசரீரி ஒன்று கேட்டது. சித்திரசேன மன்னா! அமலாக்கி ஏகாதேசி விரதத்தை ஆண்டுதோறும் தவறாமல் கடைப்பிடித்து வந்த உனது பக்தியை மெச்சிய விஷ்ணு பகவான், அசுரர்களைக் கொன்று உன்னைக் காப்பாற்றியுள்ளார். நீ நீடுழி வாழ்வாய் என்று கூறியது. இவ்வாறு அமலாக்கி ஏகாதேசி பெருமை பற்றி புராணத்தில் கூறப்பட்டுள்ளது.

இணைப்பு-9

நெல்லிக்காயைத் தின்றுவிட்டு தண்ணீர் குடித்தால் இனிப்பது ஏன்?

நாம் உண்ணும் உணவுகளில் இனிப்பு, கசப்பு, காரம், புளிப்பு, துவர்ப்பு, உவர்ப்பு ஆகிய ஆறு சுவைகள் உள்ளன. இது தான் 'அறுசுவை' எனப்படுகிறது. இந்த ஆறு சுவைகளையும் இனங்கண்டறிந்து நமக்கு உணர்த்தக்கூடிய ஆறு வகை சுவை மொட்டுகள் நமது நாக்கில் உள்ளன. ஒவ்வொரு வகை சுவை மொட்டும் அதற்குரிய சுவையை மட்டும் இனங்கண்டறியும் திறன் கொண்டது. நமது நாவிலுள்ள ஒவ்வொரு வகை சுவை மொட்டும் நாம் உண்ணும் உணவுகளில் உள்ள ஆறு சுவைகளில் அதற்குரிய சுவையை மட்டும் இனங்கண்டறிந்து நமக்கு உணர்த்துகிறது. இவ்வாறுதான் நாம் உணவிலுள்ள வெவ்வேறு சுவைகளை உணர்கிறோம்.

நெல்லிக்காய்களில் புளிப்பு, துவர்ப்பு, இனிப்பு, கசப்பு, உவர்ப்பு ஆகிய ஐந்து சுவைகள் மட்டும் உள்ளன. கைப்பு (காரம்) சுவை இல்லை. நெல்லிக்காயில் சிட்ரிக் அமிலம் அதிக அளவில் உள்ளது. இது புளிப்பு மற்றும் துவர்ப்பு சுவை கொண்டது. நெல்லிக் காயை மென்று தின்னும்போது முதலில் சிட்ரிக் அமிலத்தில் உள்ள புளிப்பு மற்றும் துவர்ப்பு சுவைகள் நமக்குத் தெரிகின்றன. பின்னர் தண்ணீர் குடிக்கும்போது நாவில் உள்ள சிட்ரிக் அமிலம் தண்ணீரில் கரைந்து வயிற்றுக்குள் சென்றுவிடுகிறது. அதன் காரணமாக புளிப்பு மற்றும்

துவர்ப்பு சுவைகள் நாவிலிருந்து நீங்கிவிடுகின்றன. அப்போது நாவில் சுரக்கும் உமிழ் நீரிலுள்ள அமைலேஸ் எனும் நொதி, நெல்லிக் காயிலுள்ள மாவுச்சத்தை சர்க்கரைச்சத்தாக மாற்றித் தருகிறது. அப்போது, அந்த சர்க்கரைச்சத்தின் இனிப்பு சுவையை நாக்கில் உள்ள இனிப்பு சுவை மொட்டுகள் இனங்கண்டறிந்து நமக்கு உணர்த்துகின்றன. அப்போது அந்த இனிப்பு சுவையை நம்மால் உணர முடிகிறது. இது தான் நெல்லிக்காயைத் தின்றுவிட்டு தண்ணீர் குடித்தால் இனிப்பதற்கான அறிவியல் விளக்கமாகும்.

இதற்கான மற்றொரு விளக்கம் ஆயுர் வேதத்தில் கூறப்பட்டுள்ளது. அந்த விளக்கம் வருமாறு:

தண்ணீரின் இயற்கைச் சுவை இனிப்பு. சுவை அறியும் புலனாகிய நமது நாவுக்கு நீரின் இனிப்புச் சுவையை அறியும் சூட்சுமம் போதாது. அதனால்தான் தண்ணீரின் இனிப்புச் சுவையை **அவ்யக்த மதுரம்** அதாவது புலப்படாத இனிப்பு என்று ஆயுர்வேதம் குறிப்பிடுகிறது. தண்ணீரின் புலப்படாத இனிப்புச் சுவையை அறியும் ஆற்றலை நெல்லிக்காய் நமது நாவுக்குத் தருகிறது. நமது நாக்கின் சுவை உணர்வை கூராக்குவது நெல்லிக்காயின் தனிப்பட்ட சக்தி ஆகும். நெல்லிக்காயைத் தின்றவுடன் நமது நாக்கின் சுவை அறியும் திறன் அதிகரிக்கிறது. அதன் மூலம் தண்ணீரின் புலப்படாத இனிப்பு சுவையை (அவ்யக்த மதுரம்) உணரக்கூடிய சக்தி நமது நாக்குக்கு கிடைக்கிறது. இதனால்தான் நெல்லிக்காயைத் தின்றுவிட்டு தண்ணீர் குடித்தால் இனிக்கிறது. இந்த விளக்கத்தைக் கூறியவர், பேராசிரியர் எஸ்.சுவாமிநாதன். ஸ்ரீ ஜயேந்திர சரஸ்வதி ஆயுர்வேதக் கல்லூரி. நசரத்பேட்டை - 600 123 (பூந்தமல்லி அருகே) செல் 9444441771.

இணைப்பு-10

நெல்லி பற்றிய பழமொழிகள்

1. மூத்தோர் சொல்லும், முதுநெல்லிக்கனியும் முன்னே கசக்கும், பின்னே இனிக்கும்.
2. நெல்லிக்கனி தின்று தண்ணீர் குடித்தால் சகோதரனுடன் பேசியது போல, மாங்கனி தின்று தண்ணீர் குடித்தால் மாமியாருடன் பேசியது போல.
3. உள்ளங்கை நெல்லிக்கனி போல.

இந்தப் பழமொழிக்குப் பலரும் சொல்லும் பொருள், 'உள்ளங்கையில் நெல்லிக்கனியை வைத்திருந்தால் அது பளிச்சென்று தெரியும்' என்பதாகும். உள்ளங்கையில் எலுமிச்சம் பழத்தை வைத்திருந்தால்கூட, அதுவும் பளிச்சென்றுதான் தெரியும். பிறகு ஏன் உள்ளங்கை

எலுமிச்சைக் கனி என்று கூறாமல் உள்ளங்கை நெல்லிக்கனி என்று கூறப்படுகிறது. இதற்கான விளக்கம் வருமாறு:

எல்லாப் பழங்களும், நெல்லியைத் தவிர்த்து, உள்ளேயிருந்துதான் அழுகும். ஆனால் நெல்லிக்கனி மட்டும் வெளியிலிருந்துதான் அழுகும். எனவே, மற்ற பழங்களை உள்ளங்கையில் வைத்துப் பார்த்தால், அது நல்லதா? அல்லது அழுகியதா? என்பது தெரியாது. ஆனால், நெல்லிக் காய் மட்டும்தான் பார்த்தவுடனே அது நல்லதா அல்லது அழுகியதா என்பது தெரிந்துவிடும். இதனால்தான் "உள்ளங்கை நெல்லிக்கனி" என்று கூறப்படுகிறது.

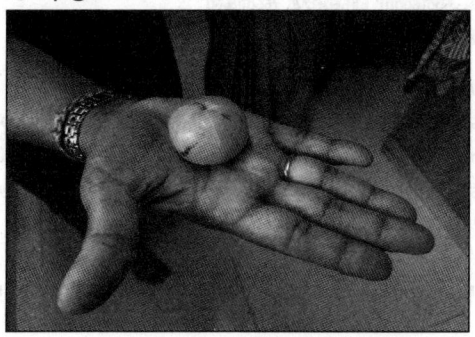

உள்ளங்கை நெல்லிக் கனி

5. **நெல்லியால் நெடும்பகை போகும்.**

இதில் 'நெடும்பகை' என்பது தீராத உடல்நோய் என்று பொருள்படும். நெல்லிக்காயைத் தொடர்ந்து உண்டு வந்தால் உடல் ஆரோக்கியம் அதிகரிக்கும். அதன் பயனாக உடலிலுள்ள தீராத நோய் குணமாகிவிடும் என்பதாகும்.

6. **நெல்லியால் மூப்பனும் மாப்பிள்ளை ஆவான்.**

மனிதர்கள் முதுமை அடைவது இயற்கை என்றாலும், அந்த முதுமையைத் தடுத்து, தாமதப்படுத்தும் வலிமை நெல்லிக்கனிக்கு உள்ளது. நெல்லிக்காயை அன்றாடம் உண்டுவந்தால் மாப்பிள்ளை போன்ற இளமையும், மோகமும் அதிகரிக்கும் என்று கூறப்படுகிறது இது பற்றி தேரையர் எனும் சித்தர் எழுதிய பாடல் வருமாறு:

"மூப்புளகா யந்தணிந்து மோகம் பிறக்குமிள
மாப்பிளை போலேயழகு வாய்க்குமே சேப்புவருங்
கோமய முறுங்கறியை கொள்ளவி ரண்டுபங்கா
யாமலக முண்ணமுறை யால்"

நெல்லி பற்றிய சிறுவர் பாடல்

மருத்துவரிடம் போகாமல்,
மருந்துசீட்டு வாங்காமல்
கருத்தாய் நோய்களைத் தவிர்ப்பதற்கு
காய், காய் நெல்லிக்காய் தின்பாய்

நெல்லி பற்றிய புதுக்கவிதை

கொத்துக் கொத்தாய் காய்த்திருக்கும் நெல்லி மரத்தைக்
கண்டு கொள்ளாமல் பறந்து செல்கின்றன பறவைகள்.
பறவைகள் உண்ணா நெல்லிக் கனிகள்
உப்புக்கரைசலில் ஊறிக்கிடக்கின்றன ஊறுகாயாக.

மா, கொய்யா போன்ற கனிகளைப் பறவைகள் கொத்தி உண்பதுண்டு. ஆனால், நெல்லிக்கனிகளைப் பறவைகள் கொத்துவதில்லை. எனவே, மற்ற பழங்களைப் போன்று நெல்லிக்கனிகளுக்கு பறவைகளால் சேதம் ஏற்படுவதில்லை. இது மிகவும் அனுகூலமான அம்சமாகும்.

நெல்லி பற்றிய விடுகதைகள்

1. எள் போல் பூ பூக்கும், எலுமிச்சை போல் காய் காய்க்கும். அது என்ன?

விடை: *நெல்லி மரம்*

2. கனி காயாகும், உணவுக்குத் துணையாகும். அது என்ன?

விடை: *நெல்லிக்காய் ஊறுகாய்*

நெல்லிக்கனியானது, ஊறுகாயாக மாறி மனிதர்கள் உணவு உண்பதற்குத் துணை போகிறது.

3. மரத்திற்கு கனி; மனிதருக்கு காய்.

மரத்தில் காய்த்துத் தொங்கும் 'நெல்லிக் கனியை' மனிதர்கள் 'நெல்லிக்காய்' என்றுதான் சொல்கின்றனர்.

இணைப்பு-11

தமிழ் இலக்கியங்களில் நெல்லி

தமிழ் இலக்கியங்களில் நெல்லி பற்றி பல பாடல்கள் உள்ளன. இடைக்கழி நாட்டு நல்லூர் நந்தத்தனார் என்னும் புலவர் நெல்லி பற்றி எழுதிள்ள பாடல் வருமாறு:

கமழ்பூஞ் சாரல் கவினிய நெல்லி
அமிழ்து விளை தீம்கனி ஔவைக்கு ஈந்த

உரவுச் சினம் கனலும் ஒளிதிகழ் நெடுவேல்
அரவக் கடல் தானை அதிகனும்

இந்தப் பாடல் சிறுபாணாற்றுப்படையில் உள்ளது. பக்கம் 99 - 103

மணமுள்ள பூக்கள் பூத்துள்ள உயரமான மலையின் சரிவில் காய்த்துள்ள, அமிர்த தன்மை (முதுமை இல்லாத வாழ்வு) கொண்டுள்ள இனிய நெல்லிக்கனியை தான்உண்ணாமல், ஔவைக்குத் தந்துதுள்ள அதியமான் அஞ்சியின் அருஞ்செயலைப் பாராட்டிப் பாடப்பட்டுள்ள பாடல் இது.

2. கண்டராதித்தன் என்னும் புலவர் நெல்லிக்கனியை காதலோடு ஒப்பிட்டு எழுதியுள்ள ஓர் அற்புதமான பாடல் வருமாறு:

புரிமட மரையான் கருநரை நல் ஏறு
தீம்புளி நெல்லி மாந்தி அயலது
தேம்பாய் மா மலர் நடுங்க வெய்து உயிர்த்து
ஓங்கு மலைப்பைஞ்சுனை பருகும் நாடன்

இந்தப் பாடல் குறுந்தொகையில் உள்ள 137-வது பாடல். இதன் பொருள் வருமாறு:

புளிச்சுவை கொண்ட நெல்லிக்கனியை உண்ணும்போது, தொண்டையில் நிற்கும் சுவை வெப்பமூச்சை வெளிவிடும். சிறிது தண்ணீர் குடித்தால், அந்தப் புளிப்புச் சுவை இனிப்புச் சுவையாக மாறிவிடும். அதைப் போல காதல் முதலில் தொண்டையில் சிக்கிய புளிப்பைப் போல ஏற்க முடியாததாக இருக்கும். அதுவே ஏற்க முடிந்தால் இனிக்கும். மிக அருமையான உவமை இது.

✦✦✦